The Surgery-First Orthognathic Approach

With discussion of occlusal plane-altering orthognathic surgery

正颌外科手术优先模式

咬合面与正颌外科

原著 ［韩］Jong-Woo Choi ［韩］Jang Yeol Lee 主译 李自力 刘筱菁

中国科学技术出版社
·北京·

图书在版编目（CIP）数据

正颌外科手术优先模式：咬合面与正颌外科 /（韩）崔钟宇，（韩）李章烈原著；李自力，刘筱菁主译 . —北京：中国科学技术出版社，2024.5
书名原文：The Surgery-First Orthognathic Approach: With discussion of occlusal plane-altering orthognathic surgery
ISBN 978-7-5236-0549-3

Ⅰ. ①正… Ⅱ. ①崔… ②李… ③李… ④刘… Ⅲ. ①口腔正畸学 Ⅳ. ① R783.5

中国国家版本馆 CIP 数据核字 (2024) 第 055648 号

著作权合同登记号：01-2023-2842

策划编辑　王久红　孙　超
责任编辑　王久红
文字编辑　张凤娇
装帧设计　佳木水轩
责任印制　李晓霖

出　　版　中国科学技术出版社
发　　行　中国科学技术出版社有限公司发行部
地　　址　北京市海淀区中关村南大街 16 号
邮　　编　100081
发行电话　010-62173865
传　　真　010-62179148
网　　址　http://www.cspbooks.com.cn

开　　本　889mm×1194mm　1/16
字　　数　366 千字
印　　张　19.5
版　　次　2024 年 5 月第 1 版
印　　次　2024 年 5 月第 1 次印刷
印　　刷　北京盛通印刷股份有限公司
书　　号　ISBN 978-7-5236-0549-3/R·3206
定　　价　218.00 元

（凡购买本社图书，如有缺页、倒页、脱页者，本社发行部负责调换）

译者名单

主　译　李自力　刘筱菁

译　者　（以姓氏笔画为序）

方嘉琨　叶国华　田凯月　刘　玥　刘筱菁

李自力　吴　灵　吴　煜　邱天成　宋凤岐

张　雯　周　洋　侯　磊　徐心雨　薛竹林

内 容 提 要

　　本书引进自 Springer 出版社，是针对错𬌗畸形和颌骨畸形患者的正颌外科手术优先模式的综合指南。著者及其团队在过去 15 年的实践中成功应用手术优先模式并取得了良好效果。该模式打破了传统正颌手术久经考验的原则，即先进行骨矫正手术，不去除牙齿补偿，然后进行正畸调整。本书还针对正畸学中的热点问题矫正咬合面的正颌手术进行了探讨，目前咬合面的手术矫正已用于治疗各种类型的颌面畸形及改善面部比例。本书内容实用、阐释简洁，并配有大量直观展示的插图，可为外科医生提供系统的培训指导，非常适合国内口腔相关医师在正颌外科实践中参考。

译者前言

对于牙颌面畸形，正畸正颌联合治疗是治疗该种疾病最为直接和行之有效的方法。然而，正畸正颌联合治疗是一个复杂的诊疗过程，不仅要满足患者牙齿矫正的需求，还要提高患者面部美观度，使其社交、生活质量得到改善。在传统治疗模式中，患者需要先经历漫长的术前正畸疗程才能进行正颌手术，以改善面型，在此过程中患者常面临社交、生活质量下降等困扰。随着科学技术的不断发展，手术优先模式已成为一种被普遍接受的治疗流程，这种模式通过先进行正颌手术以获得理想的骨骼构型，再进行正畸治疗来解决牙齿问题。

本书汇聚了著者团队多年来手术优先模式的临床经验，以丰富的内容和直观的图示，帮助读者系统了解手术优先模式在正颌手术中的应用范围、设计要点及实际操作过程，有助于提高读者对手术优先模式的认识和掌握。我们引进并翻译这部 *The Surgery-First Orthognathic Approach: With discussion of occlusal plane-altering orthognathic surgery*，希望能够为国内口腔专业的相关医师提供有价值的参考资料，并帮助读者在正颌手术的诊疗过程中获得更好的效果。

北京大学口腔医院
口腔颌面外科一病区主任 （李自力）

原书前言

手术优先模式（surgery-first approach，SFA），也称为正颌外科手术优先模式，是指不经过术前正畸，直接进行正颌外科手术治疗的一种临床治疗方法。SFA 是对传统诊疗模式的革新，建立了颅颌面外科诊疗的新模式。

21 世纪初，几位韩国正畸医生在"功能正畸"理念的驱使下开展了 SFA 的正畸治疗模式，并认为术后正畸比术前正畸更加有效，且更利于咬合功能，他们将这一观点发表在《韩国临床正畸学杂志》上。这篇文章清晰地描述了先手术后正畸的诊疗模式，奠定了手术优先理念的基础。

2006 年起，我们开始与这个治疗小组合作，发现 SFA 对很多病例都有良好的治疗效果。迄今为止，我们用 15 年的临床经验证实了 SFA 的有效和高效，多篇相关结果论著被 SCI 收载。正畸医生 Choi 认为是时候著书立说来分享我们在 SFA 上的理论和临床经验了。

这本书是我们两年来努力合作的结晶。我们希望它能够帮助外科医生和正畸医生理解现代 SFA 治疗的理念并将其用于临床实践，因为这一技术不仅有效，而且带来了正颌外科技术的革新。

作为一名外科医生，我要感谢我的老师 B. Y. Park 教授、D. H. Lew 教授和 Y. O. Kim 教授，他们是带我进入颅颌面外科的领路人。我还要感谢 Y. R. Chen、Philip Chen、L. J. Lou、Sabine Girod、N. C. Gellrich 和 Eduardo Rodriguez，他们使我在正颌外科和颅面外科的手术技巧上有所精进。最后衷心感谢我的人生导师 K. S. Koh 和 J. P. Hong 教授对我的鼎力支持，没有他们就没有我现在的成就。

作为一名正畸医生，我要对 William R. Proffit 医生致以崇高的敬意，他用他的热情和专业精神奠定了手术正畸的基石，这对我影响深远。我要向使用微螺钉种植支抗技术的先驱 Y. C. Park 医生和 H. S. Baik 医生表达最诚挚的谢意，是他们教会我正颌外科技术。在此，我还要感谢延世大学正畸科的教授，以及 K. J. Kim 医生和 T. K. Kim 医生。

Jong-Woo Choi
Seoul, Korea (Republic of)

Jang Yeol Lee
Seoul, Korea (Republic of)

目　录

第1章 手术优先模式的历史与变迁
History and Evolution of the Surgery-First Approach

牙颌面畸形（dentofacial deformity）不仅会导致患者错𬌗，还会影响患者的容貌，这些患者需要通过正畸正颌联合治疗进行矫治。因此，外科医生和正畸医生在治疗过程中应该同时考虑容貌和咬合情况，以达到理想的矫正效果，为每位患者制订最佳的解决方案（图1-1）。虽然咬合关系的恢复应该是正颌外科和正畸治疗的首要目标，但也有患者更为重视容貌的恢复。牙颌面畸形可根据正颌患者的侧貌分为凹面型和凸面型。在此基础上，将其生长方式分为垂直型生长、开张型生长两个亚类。故治疗前需要根据患者个体的侧貌和咬合状态，确定正颌手术的最佳选择。

术前正畸治疗是传统意义上正畸正颌联合治疗的第一步，手术优先模式（surgery-first approach，SFA）或正颌外科手术优先模式（surgery-first orthognathic approach，SFOA）被定义为没有行术前正畸治疗直接进行正颌手术。因此，SFA 不仅是一个挑战现状的概念，而且是颅面外科的一个新模式。传统观念以为，为了克服术后咬合不稳，术前正畸治疗被认为是取得成功、长期稳定的正颌手术结果的关键 [1]。然而，由于牙颌面畸形的根本原因是骨骼不协调，而骨骼不协调是通过正颌外科手术进行矫正的。笔者同意 YuRay Chen 博士关于 SFA 概念的这一表述。那么，为什么牙颌面畸形的根本病因——骨骼畸形不能首先得到纠正呢？这样的做法似乎是合理、合乎逻辑的。但如何克服术后咬合不稳定仍是一个问题。一般来说，这一问题有三种解决方法：首先，韩国团队经常利用 SFA 的方向与术后正畸牙齿移动方向一致的原理 [2]；其次，一些日本团队积极利用术前和术后的正畸，包括牙尖调𬌗和种植钉的使用 [3]；最后，中国台湾团队的 SFA 基于加速移动现象使用骨皮质切除术 [4]。每个团队似乎都以略有不同的概念发展了手术优先模式。

尽管关于谁最先提出 SFA 的概念存在一些争议，但对原文的文献搜索表明，早期的大部分论文都是由韩国学者撰写的。2002 年，韩国正畸医生（再次微笑正畸小组）在《韩国临床正畸学杂志》上发表了 SFA 相关文章，并称之为"功能性正颌外科"（图1-2）。在文章中，作者清楚地提到并描述了SFA，省略了术前正畸。根据笔者的理解，这是现代 SFA 背后的基本概念。

2002 年这项研究的作者认为，可以不采用术前正畸，而是采用基于模拟术前正畸治疗过程牙齿分离情况的虚拟牙科手术，可以实现 SFA。这篇文章已经展示了使用 SFA 概念的几个非常成功的外科临床病例。韩国的正畸组织，如"再次微笑正畸中心"，从 2001 年开始使用 SFA，笔者所在的机构与"再次微笑正畸小组"合作，从 2007 年开始使用 SFA。基于在多个出版物上对虚拟 SFA 手术的可行性测试，我们小组提出了 SFA 概念并展示了临床 SFA 结果。

本章将提出当前的 SFA 概念，讨论在当前文献中发现的有争议的问题，并阐述我们 15 年来使用 SFA 的临床经验。

一、手术优先模式的定义和变迁

SFA 是一种正颌治疗模式，包括正颌手术和

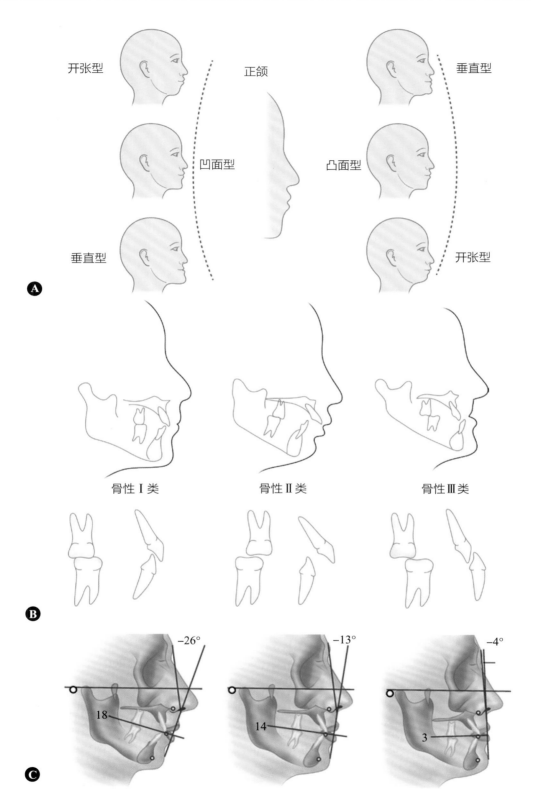

▲ 图 1-1　基于侧貌的牙颌面畸形鉴别诊断，与咬合及面部骨骼相关

A. 不单是上下颌骨的关系，面部的前后高度也决定了面型的不同；B. 咬合直接影响面部侧貌，但是面部侧貌的变化程度可以用自然的牙列代偿来掩盖；C. 在保持咬合关系不变的情况下，咬合面角度也可以极大地改变面部轮廓。因此，外科医生和正畸医生不仅要观察咬合情况，还要观察包括咬合面在内的面型区别。每位患者都需要个性化的治疗计划

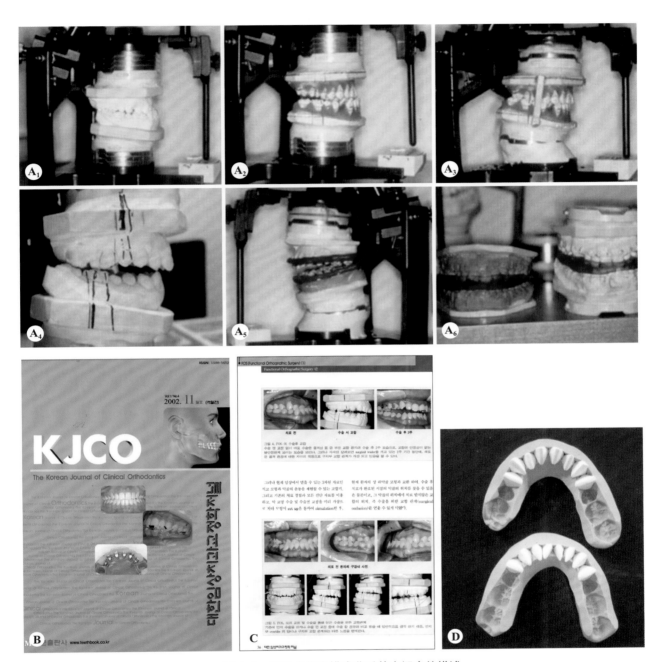

▲ 图 1-2　对手术优先模式背后基本概念的描述

这个牙列模型展示了手术优先模式的概念，包括分离牙齿以模拟手术前的正畸治疗。牙列模型展示了无须术前正畸治疗的手术优先正颌模式 [引自 CO Oh, HB Son. Functional Orthognathic Surgery(1). The Korean Journal of Clinical Orthodontics. 2002; 1(1):32-39.]

术后正畸治疗，而不需要术前正畸治疗 [5]。这一模式与传统正畸正颌治疗模式不同。在过去，一些正颌手术是在没有适当的术前正畸治疗的情况下进行的（图 1-3）。这种情况发生在包括 12～18 个月的术前正畸治疗、正颌手术和术后 6～12 个月的术后正畸治疗的传统模式建立之前 [6]。然而，这种方法不能被认为是符合现代 SFA 概念的 SFA。尽管存在一些争议，有关 SFA 的第一篇论文于 2002 年发表在《韩国临床正畸学杂志》上。这篇文章阐述了 SFA 的概念，并称之为"功能性正颌外科"。这一概念是指没有任何术前正畸治疗的正颌手术和手术后的正畸治疗，治疗过程得到了新的技工室

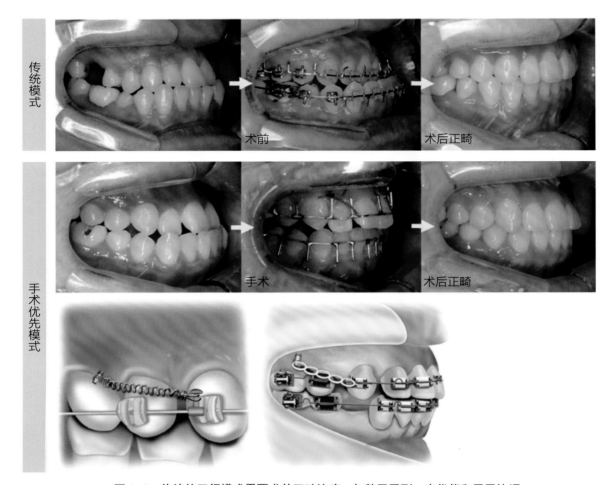

▲ 图 1–3 传统的正颌模式需要术前正畸治疗，如整平牙列、去代偿和牙弓协调

与传统模式不同的是，在手术优先模式（SFA）中，术前不会进行上下牙的去代偿。因此，SFA 将导致预先设计的错𬌗状态在术后正畸治疗中得到纠正。术后牙齿移动的方向与人体自然代偿方向一致。牙列自然代偿（natural dental compensation）方向与术后正畸治疗方向一致。微型螺钉使用方式的演变对术后咬合不稳的快速、有效矫正起着重要作用

工作流程的支持。文中的 SFA 概念，技工室工作并不是简单地估计术前正畸后的咬合状态，而是模拟从牙齿模型中分离出来的每颗牙齿的移动过程。文章中所涵盖的临床病例均使用牙科模型分割牙骨段，从而模拟手术后即刻的咬合状态。牙齿的模型模拟允许外科医生或正畸医生跳过传统的手术前正畸治疗。这一方法是 SFA 在临床中应用的基础。

二、手术优先模式的优缺点

SFA 的出发点是先矫正骨骼异常，然后再矫正牙齿排列位置异常。因此，通过使牙齿适应周围的肌肉或功能，以及新矫正后的骨骼位置，手术后牙齿的移动快速而自然。此外，从患者的角度来看，还有一个很大的好处，那就是通过更早地改善面部外观迅速重返社会生活。然而，由于这项技术与我们长期以来所做的传统治疗方式完全不同，从医生的角度来看，还需要额外的努力。SFA 的优缺点（图 1–5 和图 1–6）可以概括如下。

（一）优点

• 术后正畸方向与天然代偿方向一致。
• 可能缩短总治疗时间。

- 不会在术前正畸期间加重面型恶化。
- 对患者社交生活的干扰降至最低。
- 以患者为中心：面部容貌的早期改善。
- 高效的手术 – 正畸时间表；术后有充足的时间处理颌面骨骼的位置变化。
- 早期纠正睡眠障碍。

> **正颌外科患者术前正畸的目标**
> - 消除或减少由于骨骼畸形造成的牙列代偿。
> - 调整前牙、尖牙、后牙的水平和垂直向位置。
> - 上下颌牙弓形态的协调。
> - 排齐牙齿。

术前正畸过程中牙齿移动的方向与功能代偿方向相反，在去代偿过程中会对周围软组织造成不良影响，这延长了术前正畸的时间。对于患者来说，这种移动会恶化面部美观，增加不适感，影响功能，同时限制牙列代偿（图 1–4）。相反，在 SFA 期间，术后牙列去代偿的方向与牙齿和肌肉适应新的周围骨骼结构的方向是一致的。

这是缩短 SFA 治疗总时间的主要原因之一。另一个影响治疗时间的因素是加速现象，它在手术后可以达到最大化。牙齿移动在术后早期是会加速的，但一段时间过后，这种加速现象会减弱。SFA 还可避免在术前正畸治疗期间影响患者的外貌美观。因此，这种手术可以满足患者早期改善面部容貌的需求，并可以最大限度地减少对其社会生活的干扰。对于正畸医生来说，观察术后骨愈合和颌骨位置变化的时间增加了，为处理可能的术后骨骼复发提供了更大的自由度。

（二）缺点

- 术后咬合的模拟耗费时间。
- 更精细、更复杂的短期正畸程序。
- 需要精准和富有经验的决策。
- 外科弓丝弯制复杂。
- 手术前没有机会拔除智齿。
- 可能需要延长颌间结扎固定的时间。
- 手术后即刻唇部和面部侧貌不完美。
- 由于咬合未完全建立，术后即刻咀嚼困难。

在后面的章节中将提到 SFA 术中咬合的建立，这需要比传统的正颌手术更为精细。因此，我们需要时间来适应这些过程。此外，预测和重现术后可能的牙齿移动过程需要一定的技能和经验；需要制作弯曲的手术钢丝，由于术后咬合不完善，术后护

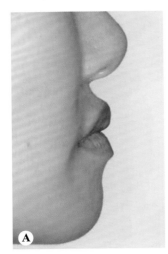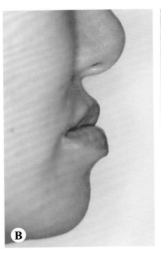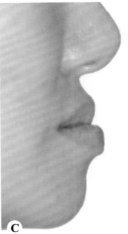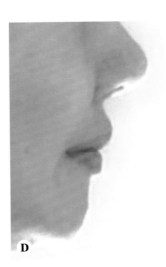

▲ 图 1–4　骨性Ⅲ类牙颌面畸形患者在传统正颌外科手术（术前正畸治疗、正颌手术和术后正畸治疗）中侧貌的变化，在传统的方法中，在术前正畸治疗中需要牙列去代偿，如下切牙的唇倾和上切牙的舌倾，患者不可避免地会遭受面部外观的恶化
A. 初始；B. 术前正畸治疗 5 个月；C. 术前正畸治疗 10 个月；D. 术后

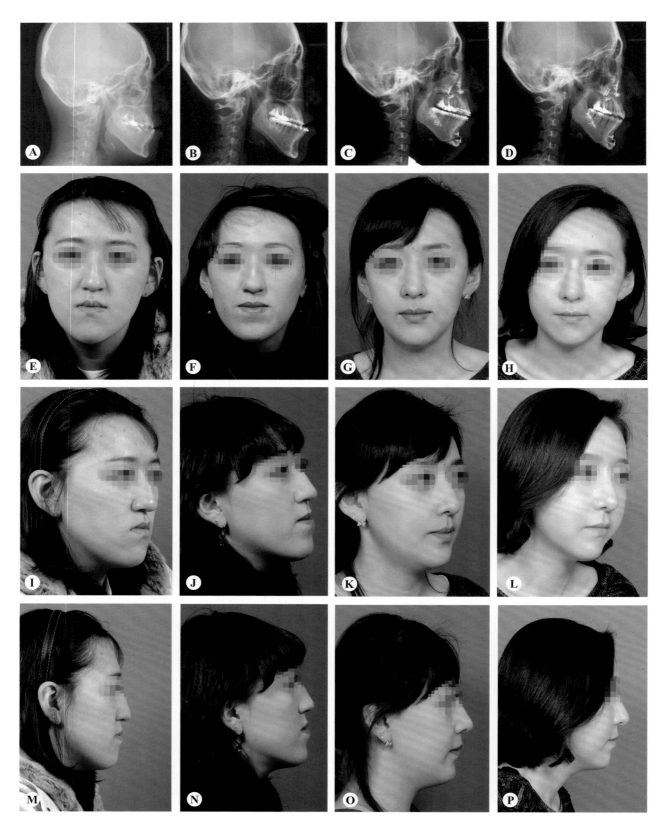

▲ 图 1-5　传统正颌模式有术前正畸治疗

传统的手术方式可以为我们提供稳定的手术结果，但总治疗时间从 18 个月至 30 个月不等。此外，在术前正畸治疗期间，患者将忍受未矫正骨骼位置的牙列去代偿，因此面型恶化

理过程可能会稍长一些。应该在术前充分告知患者，虽然面部外观可以立即得到改善，但手术后的面部轮廓直到牙列去代偿完成才能达到最终的形态。在这一点上，治疗模式的转变是开始，而不是结束。毫无疑问，未来的经验、研究和技术进步将使 SFA 更加舒适和准确。

三、手术优先模式的争议

（一）稳定性

总体而言，在水平面和垂直面上都观察到了良好的稳定性，以我们的经验，下颌位置变化程度与

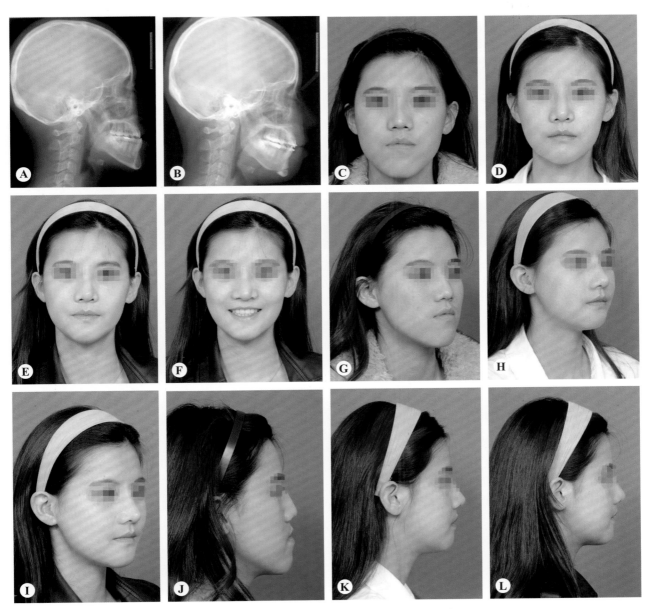

▲ 图 1-6 手术优先正颌模式没有术前正畸治疗

笔者过去 15 年的临床经验表明，虽然手术优先模式在骨骼稳定性方面与传统模式是相似的，但总治疗时间显著减少，特别是在非拔牙病例中。鉴于术后正畸治疗方向与牙列自然代偿方向一致，可以认为是一种功能性正颌外科手术

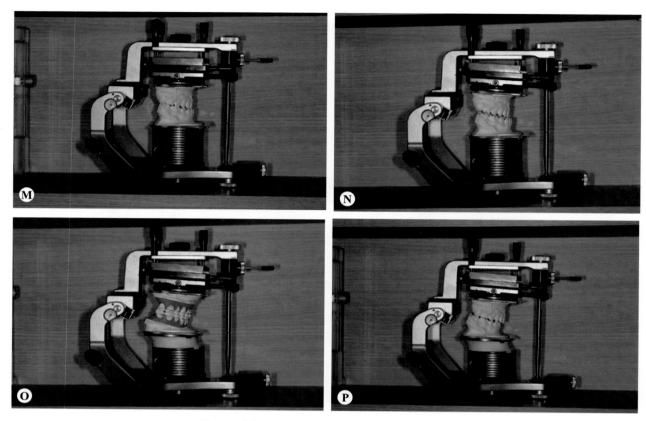

▲ 图 1-6（续）　手术优先正颌模式没有术前正畸治疗

笔者过去 15 年的经验表明，虽然手术优先模式在骨骼稳定性方面与传统模式是相似的，但总治疗时间显著减少，特别是在非拔牙病例中。鉴于术后正畸治疗方向与牙列自然代偿方向一致，可以认为是一种功能性正颌外科手术

复发率高度相关。水平方向上，Ko 等随访发现，B 点 1 年平均复发量是 1.44mm（12.46%）[4]。SFA 与传统治疗相比，Kim 等发现接受传统治疗的患者平均前部复发量是 1.6mm，接受 SFA 治疗的患者平均前部复发量是 2.4mm；Liao 等报道两组均有轻度复发 [7, 8]。根据我们的研究，垂直向和骨骼的稳定性可以基本保持，接受 SFA 治疗的患者的牙齿移动幅度超过了接受传统模式治疗的患者 [9-11]。

（二）治疗总时间

一些学者坚持认为，因为成骨细胞和骨细胞在术后几个月内被激活，局部加速现象（regional acceleration phenomenon，RAP）可以在术后起到促进牙齿移动的作用 [11]。因此，一些外科医生在上颌骨和下颌骨上进行多次皮质切除术来诱发此现象。然而，在我们的经验中也观察到，尽管没有进行皮质切除术，治疗时间也显著缩短 [6]。因此，在我们看来，术后正畸运动方向与牙列自然代偿运动相一致，在减少整体治疗时间方面比 RAP 发挥更重要的作用。因为我们克服了暂时性的术后咬合不稳，所以在引导牙齿移动方面，SFA 模式术后正畸治疗应该比传统方式术前正畸治疗更有效。此外，我们对影响总治疗时间的因素进行了分析，结果表明，拔牙对总治疗时间的影响最大。这项分析还表明，如果正畸医生拔牙，不管是否实施正颌手术，牙齿均可能会松动一段时间。因此，为了最大限度地缩短 SFA 的总治疗时间，如果可能的话，避免拔牙是首选的治疗方式 [12]。

关于 SFA，尽管不同文献的相关描述不同，但可以达成共识的是比传统方法治疗时间更短。总的来说，SFA 平均治疗时间为 14.2 个月（10.2～19.4 个月），传统方法为 20.16 个月（15.7～22.5 个月）[13]。

这可能是由于术后正畸力和新建立的唇舌向牙齿移动方向的适应性力之间的协同作用，缩短了术后正畸的时间。术后肌肉活动、咬合力和咬合压力的暂时性（几周）下降也可能是促进因素[14]。据报道，与传统方法相关的正畸治疗术前持续15～24个月，术后持续7～12个月，正畸医生是治疗时长的关键仲裁者[15]。同样，我们报道的SFA总治疗时间比文献报道的传统正畸治疗方法要短得多，特别是对于不需要拔牙的患者。

（三）适应证和禁忌证

1. SFA的适应证　如果SFA后可以建立理想咬合来模拟术后正畸牙齿移动，从理论上讲，所有的外科病例都可以用SFA治疗。

然而，在某些情况下，使用SFA矫正是不合适的。因此，了解SFA的禁忌证是必要的。

2. SFA的禁忌证

(1) 上前牙严重拥挤。腭侧异位的上侧切牙可能会严重影响术后即刻咬合。

(2) 上切牙严重代偿唇倾。在这种情况下，由于前牙的深覆盖，手术后立即获得满意的美学效果可能变得较为困难。

(3) 上颌第二磨牙过度萌出。严重的下颌前突，上颌和下颌第二磨牙完全没有咬合，会导致上颌第二磨牙过度萌出。如果萌出量过大，对术后咬合产生干扰可能会影响术后的稳定性。

(4) 上下尖牙间宽度不协调。下颌前突常导致舌的功能性移位，当舌的位置下降，下前牙之间会产生空隙。这可能导致手术后咬合时上下尖牙宽度不协调，导致术后殆干扰，影响颌骨稳定性。

(5) 术后前牙反殆。在骨性Ⅱ类或Ⅲ类牙颌面畸形手术后会发生部分前牙反殆。这可能会阻碍切牙术后的功能性适应，使得术后正畸治疗非常困难。

(6) 面部不对称患者的非对称横向牙列代偿。在面部不对称患者中，严重的水平不对称可能导致左右后牙的不对称横向代偿。在这种情况下，SFA的终末咬合关系可能会存在单侧后牙咬合或尖牙的过度侧向代偿，导致不对称面型矫正不完善。

（徐心雨　译）

参考文献

[1] Obwegeser HL. Orthognathic surgery and a tale of how three procedures came to be: a letter to the next generations of surgeons. Clin Plast Surg. 2007;34(3):331-55.

[2] Choi JW, Lee JY, Yang SJ, Koh KS. The reliability of a surgery-first orthognathic approach without presurgical orthodontic treatment for skeletal class Ⅲ dentofacial deformity. Ann Plast Surg. 2015;74(3):333-41.

[3] Sugawara J, Aymach Z, Nagasaka DH, Kawamura H, Nanda R. "Surgery first" orthognathics to correct a skeletal class Ⅱ malocclusion with an impinging bite. J Clin Orthod. 2010;44(7):429-38.

[4] Ko EW, Lin SC, Chen YR, Huang CS. Skeletal and dental variables related to the stability of orthognathic surgery in skeletal class Ⅲ malocclusion with a surgery-first approach. J Oral Maxillofac Surg. 2013;71(5):e215-23.

[5] Choi JW, Bradley JP. Surgery first orthognathic approach without presurgical orthodontic treatment: questions and answers. J Craniofac Surg. 2017;28(5):1330-3.

[6] Jeong WS, Choi JW, Kim DY, Lee JY, Kwon SM. Can a surgery-first orthognathic approach reduce the total treatment time? Int J Oral Maxillofac Surg. 2017;46(4):473-82.

[7] Kim JY, Jung HD, Kim SY, Park HS, Jung YS. Postoperative stability for surgery-first approach using intraoral vertical ramus osteotomy: 12-month follow-up. Br J Oral Maxillofac Surg. 2014;52(6):539-44.

[8] Liao YF, Chen YF, Yao CF, Chen YA, Chen YR. Long-term outcomes of bimaxillary surgery for treatment of asymmetric skeletal class Ⅲ deformity using surgery-first approach. Clin Oral Investig. 2019;23(4):1685-93.

[9] Jeong WS, Lee JY, Choi JW. Large-scale study of long-term anteroposterior stability in a surgery-first orthognathic approach without presurgical orthodontic treatment. J Craniofac Surg. 2017;28(8): 2016-20.

[10] Jeong WS, Lee JY, Choi JW. Large-scale study of long-term vertical skeletal stability in a surgery-first orthognathic approach without presurgical orthodontic treatment: part Ⅱ. J Craniofac Surg. 2018;29(4):953-8.

[11] Yaffe A, Fine N, Binderman I. Regional accelerated phenomenon in the mandible following mucoperiosteal flap surgery. J Periodontol. 1994;65(1):79-83.

[12] Jeong WS, Choi JW, Kim DY, Lee JY, Kwon SM. Corrigendum to "Can a surgery-first orthognathic approach reduce the total treatment time?". Int J Oral Maxillofac Surg. 2017;46(9):1203.

[13] Peiro-Guijarro MA, Guijarro-Martinez R, Hernandez-Alfaro F. Surgery first in orthognathic surgery: a systematic review of the literature. Am J Orthod Dentofacial Orthop. 2016;149(4):448-62.

[14] Uribe F, Adabi S, Janakiraman N, Allareddy V, Steinbacher D, Shafer D, et al. Treatment duration and factors associated with the surgery-first approach: a two-center study. Prog Orthod. 2015;16:29.

[15] Luther F, Morris DO, Hart C. Orthodontic preparation for orthognathic surgery: how long does it take and why? A retrospective study. Br J Oral Maxillofac Surg. 2003;41(6):401-6.

第2章 手术优先模式的手术治疗目标及临床流程

Surgical Treatment Objectives and the Clinical Procedure for the Surgery-First Approach

正颌外科手术有三个主要目标（图2-1）。第一是恢复正常的口腔颌面部结构与功能，这种功能性恢复包括恢复正常的颌骨位置、恢复髁突的生理位置及建立理想的咬合关系；第二是恢复美观，颌骨的位置异常、不对称及不协调会导致外观不佳，正颌外科手术可以恢复面部的美观，而这正是患者寻求手术治疗最主要的目标；第三是改善社会心理问题，因长期牙颌面畸形而引起的面部美观欠佳会造成患者自尊心下降，这使得通过正颌外科手术改善心理状态成为非常有意义的目标[1-5]。因此，在确定正颌外科患者的手术治疗目标时，应综合考虑这三个方面。

一、外科医生与正畸医生的沟通

颌面外科医生与正畸医生之间的沟通和讨论对正颌外科手术设计至关重要。在传统手术矫治中的角色分配一般为：正畸医生设计并完成术前正畸治疗，以实现理想的咬合关系，并由正畸医生决定术前正畸治疗完成的时机。而在正颌外科手术期间，通常是由颌面外科医生根据正畸医生推荐的最终咬合关系来确定颌骨的适当位置，并制订详细的手术方案。

然而，手术优先模式（SFA）与传统手术模式稍有不同，需要从治疗一开始即确定最终的咬合关系和颌骨位置。换言之，理想的咬合关系和颌骨位置应同时确定，这就需要外科医生和正畸医生之间的详细沟通。

首先，医生需要确定SFA是否适宜。这可能取决于是否可以准确、轻松地预测最终的术后咬合关系，是否可以通过手术实现这种预测，以及在术后骨段愈合和固定期间是否可以良好地管理这样的咬合关系。最终的决定应在考虑该过程是否会干扰术后稳定性后由正畸医生做出。

与传统的正颌外科流程一样，最终咬合关系的确定过程包括两部分：一是主要由正畸医生设计的咬合模拟和预测；二是主要由外科医生确定的颌骨位置。这两部分不应脱节，因此需要在病例开始时就建立外科医生和正畸医生之间系统的沟通。

二、手术优先模式的治疗流程

一般而言，传统正颌外科手术模式和SFA的流程之间没有巨大的差异。最大的差异在于，SFA的术前正畸治疗是在患者口腔之外进行模拟；而传统手术模式下的术前正畸治疗直接在患者口内进行，基于牙列模型以建立终末咬合关系并反映在正颌手术方案中（图2-2）。

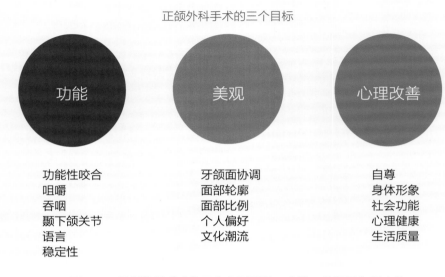

▲ 图 2-1　正颌外科手术的三个主要目标：功能、美观及心理改善

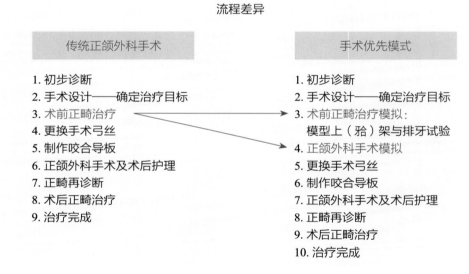

▲ 图 2-2　传统正颌外科手术与手术优先模式的流程差异

最大的差异在于传统模式下的术前正畸治疗过程被手术优先模式中的模拟术前正畸治疗替代

三、手术治疗目标的确立

正颌外科患者的手术方案主要是基于 X 线头颅定位侧位片确立的。目前已经有许多使用三维（three-dimensional，3D）数据来制订手术计划的尝试，这在未来会变得更加普遍，但在本章中我们将介绍传统二维（two-dimensional，2D）的手术设计方法。此外，3D 图像在正颌患者治疗中的应用将在后面的章节中介绍。

正颌手术的目标不一定是追求"正常"的结果，上下颌骨的"正常"位置因种族和性别不同而有差异。在一些情况下，治疗的目标取决于患者个体。因此需要注意的是，我们所指的"正常"趋向于反映平均值，而不是相对于"异常"的"正常"。

以下的案例将说明 SFA 确立手术治疗目标的整个过程（图 2-3 至图 2-10）。

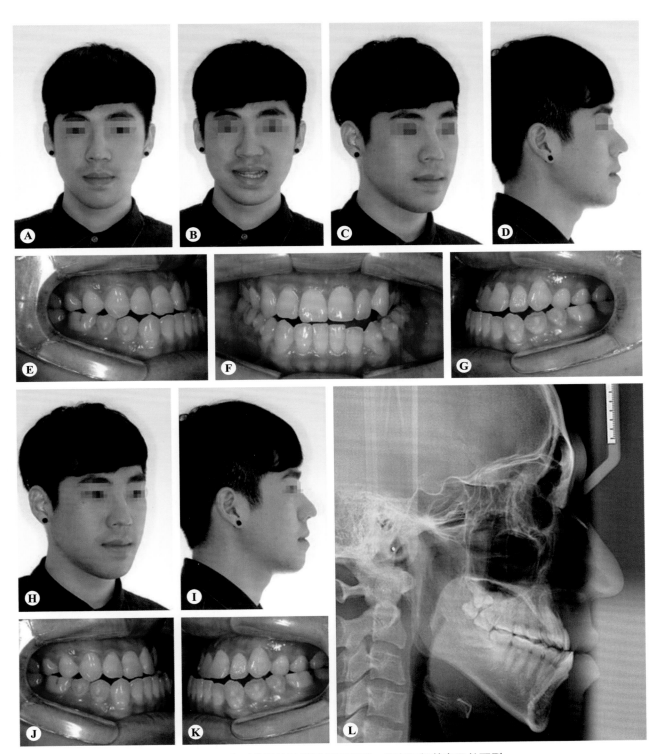

▲ 图 2-3　典型的骨性Ⅲ类牙颌面畸形，伴有下颌前突及长面型

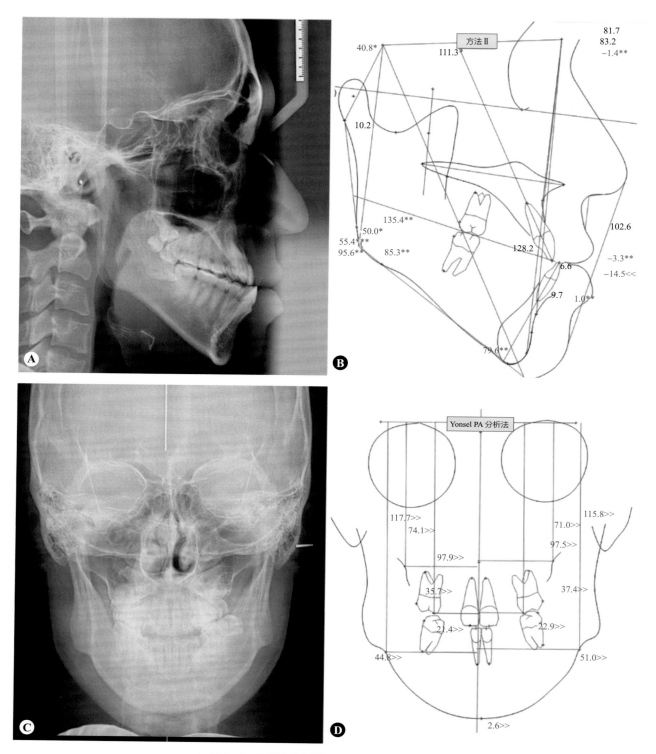

▲ 图 2-4　头颅定位侧位及正位片，患者颏部左偏

牙性的

1. 切牙牙轴倾斜度

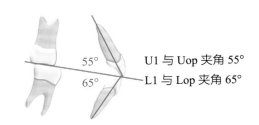

U1 与 Uop 夹角 55°
L1 与 Lop 夹角 65°

A

骨性的　牙性的

2. 上颌前部位置

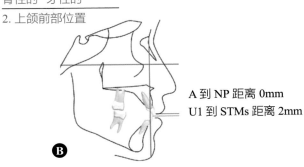

A 到 NP 距离 0mm
U1 到 STMs 距离 2mm

B

骨性的　牙性的

3. FH 与 Uop 夹角，FH 与 AB 夹角

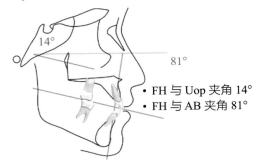

• FH 与 Uop 夹角 14°
• FH 与 AB 夹角 81°

C

骨性的　软组织

4. 颏部位置

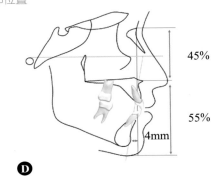

45%

55%

4mm

D

骨性的　软组织

5. 面下部高度

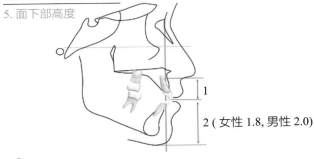

1

2（女性 1.8，男性 2.0）

E

骨性的　软组织

6. 软组织厚度

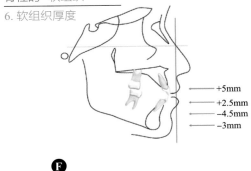

+5mm
+2.5mm
—4.5mm
—3mm

F

骨性的　软组织

7. 软组织厚度

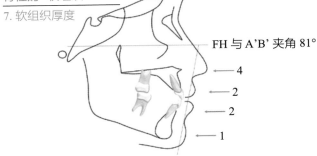

FH 与 A'B' 夹角 81°

4
2
2
1

G

◀ 图 2-5 用于确定手术治疗目标的头影测量方法

所有测量都可能因种族不同而异，以下数字均基于韩国人的平均值。A. 切牙牙轴倾斜度（incisor inclination）：决定术后牙列去代偿的参数[6]；B. 上颌前部位置：需要根据切牙的垂直位置和上唇静态露齿量来确定上颌骨前部的垂直位置；C. 咬合面角和上颌下颌的倾角（FH 与 AB 夹角）；D. 颏部位置：确定颏成形术矢状向移动方式及距离；E. 面下部高度：确定颏成形术垂直向移动方式及距离；F 至 G. 软组织的厚度：与确定牙齿及颌骨前后向位置有关。A. 上齿槽座点；AB. 上下牙槽座点；FH. 眶耳平面；L1. 下中切牙；Lop. 下牙颌平面；NP. 鼻根点平面；STMs. 上口点；U1. 上中切牙；Uop. 上牙颌平面

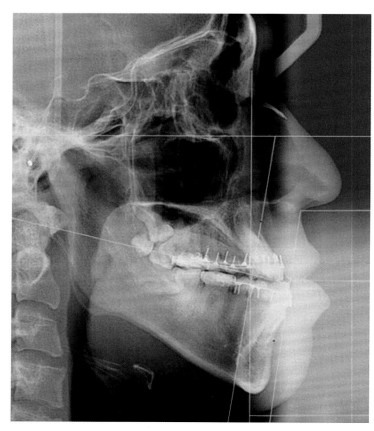

参考线

FH 平面

鼻根点 – 垂线

FH 与 AB 夹角

FH 与 A'B' 夹角

FH 咬合面

（面部）下 1/3 比例

▲ 图 2-6　头颅定位侧位片头影测量中的基础参考线

A.上齿槽座点；B.下牙槽座点；FH.眶耳平面

常规测量指标和参考线　　　　　　　　　　牙弓内调整；上颌牙列

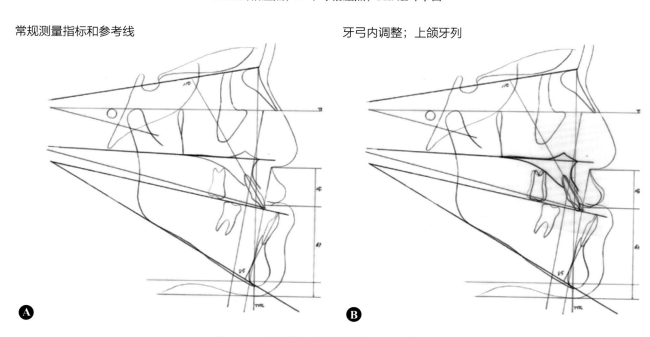

▲ 图 2-7　手术优先模式中的治疗目标确定过程

过程包括 X 线头影测量、面型预测分析（paper surgery）及模拟排牙。牙弓形态调整基于模拟排牙阶段完成，牙列调整表格有利于与牙科技师的沟通

牙列调整表格

外科医生：＿＿＿＿＿＿＿＿＿＿＿＿＿＿

患者姓名：＿＿＿＿＿＿＿＿＿＿＿＿＿＿　　手术日期：＿＿＿＿＿＿＿＿＿＿＿＿＿＿

调整前	调整后
上颌	上颌
R　　　　L	R　　　　L
R　　　　L	R　　　　L
调整顺序	最终编辑

上颌	扭矩													
	成角													
牙		⑦	⑥	⑤	④	③	②	①	①	②	③	④	⑤	⑥	⑦
下颌	成角													
	扭矩													

下颌	下颌
L　　　　R	L　　　　R
L　　　　R	L　　　　R
调整顺序	最终编辑

V.D. Before：＿＿＿＿＿＿　mm

Mag.Plate：　상악　＿＿＿＿＿　개

　　　　　　　하악　＿＿＿＿＿　개

U&L　　R　　M　　L

C

▲ 图 2-7（续）　手术优先模式中的治疗目标确定过程

过程包括 X 线头影测量、面型预测分析（paper surgery）及模拟排牙。牙弓形态调整基于模拟排牙阶段完成，牙列调整表格有利于与牙科技师的沟通

下颌牙列

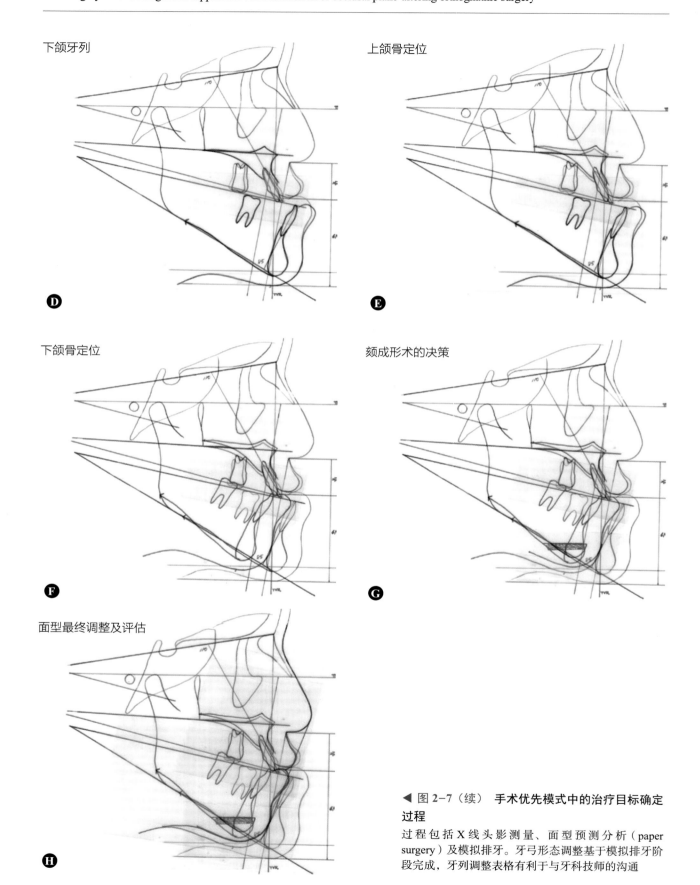

上颌骨定位

下颌骨定位

颏成形术的决策

面型最终调整及评估

◀ 图 2-7（续） 手术优先模式中的治疗目标确定过程

过程包括 X 线头影测量、面型预测分析（paper surgery）及模拟排牙。牙弓形态调整基于模拟排牙阶段完成，牙列调整表格有利于与牙科技师的沟通

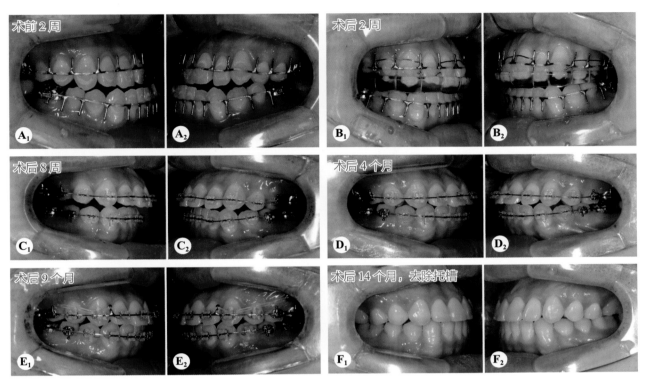

▲ 图 2-8 正畸治疗全过程

治疗前及去掉正畸矫治器后咬合状态的口内照片对比

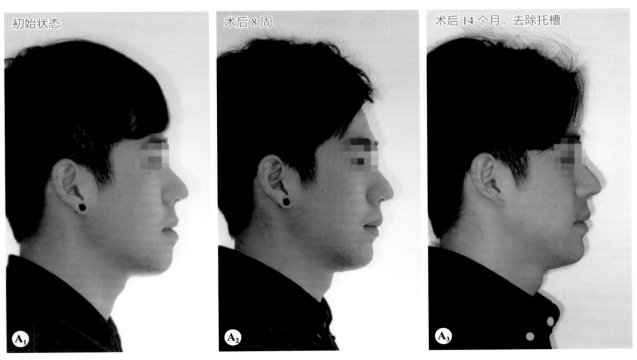

▲ 图 2-9 治疗前初始状态、术后 8 周与术后 14 个月去除托槽后最终状态的面相照片对比

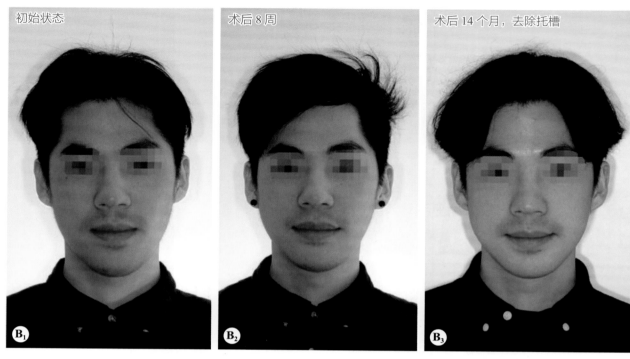

▲ 图 2-9（续）　治疗前初始状态、术后 8 周与术后 14 个月去除托槽后最终状态的面相照片对比

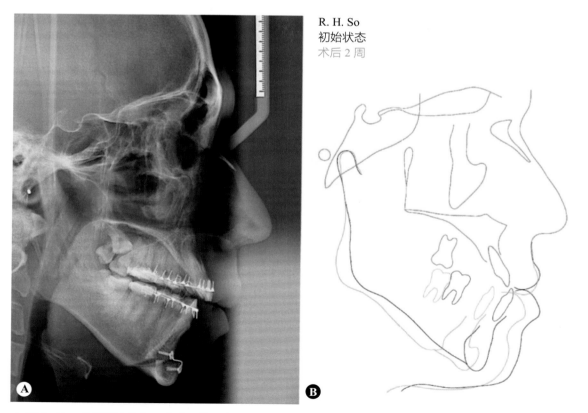

▲ 图 2-10　术前初始状态、术后 2 周、术后 8 周和术后 14 个月去除托槽后 X 线头颅定位侧位片的比较和叠加
最终的头颅定位侧位 X 线片显示它与最初计划的手术治疗目标几乎相同

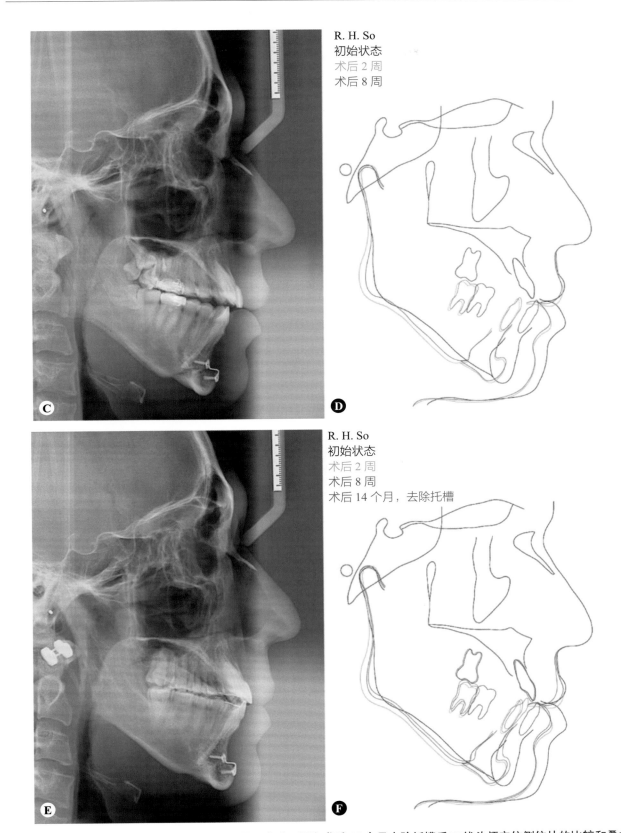

R. H. So
初始状态
术后 2 周
术后 8 周

R. H. So
初始状态
术后 2 周
术后 8 周
术后 14 个月，去除托槽

▲ 图 2−10（续） **术前初始状态、术后 2 周、术后 8 周和术后 14 个月去除托槽后 X 线头颅定位侧位片的比较和叠加**
最终的头颅定位侧位 X 线片显示它与最初计划的手术治疗目标几乎相同

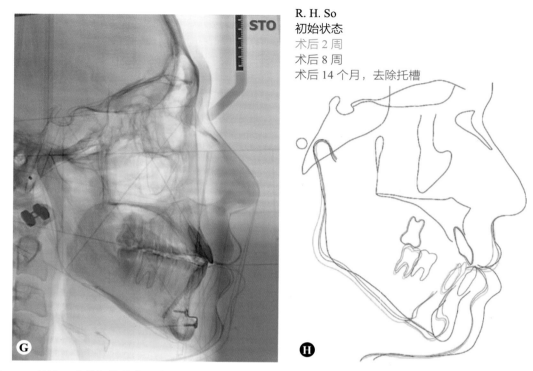

R. H. So
初始状态
术后 2 周
术后 8 周
术后 14 个月，去除托槽

▲ 图 2-10（续）　术前初始状态、术后 2 周、术后 8 周和术后 14 个月去除托槽后 X 线头颅定位侧位片的比较和叠加
最终的头颅定位侧位 X 线片显示它与最初计划的手术治疗目标几乎相同

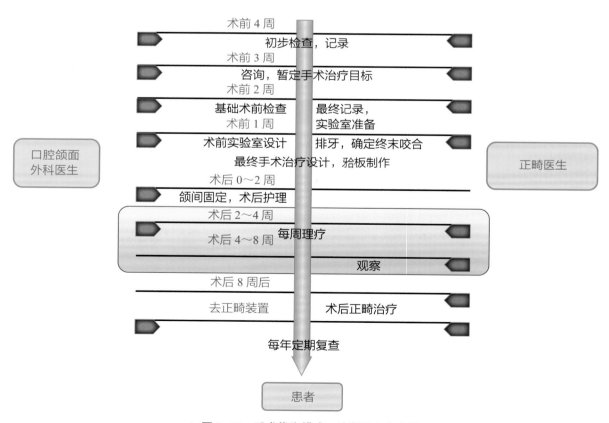

▲ 图 2-11　手术优先模式：流程及角色分配
正畸医生、外科医生及患者间良好的沟通确保满意的治疗效果

四、X 线头影测量及面型预测分析

- 一般测量和参考线。
- 上颌牙列弓形调整。
- 下颌牙列弓形调整。
- 上颌骨的定位。
- 下颌骨的定位。
- 颏成形术的决定。
- 最终轮廓外形调整和评估。

以下介绍了基于 X 线头影测量及面型预测分析（paper surgery）进行术前正畸计划的手术治疗目标（surgical treatment objectives，STO）确定。首先，确定 FH 平面、FH 与 AB 夹角、FH 与 A'B' 夹角，以及 FH 咬合面作为参考线（图 2-6）。在 SPA 中，需要在确定颌骨位置前额外增加牙弓形态调整的步骤，这个过程需要根据模型外科的建立来决定，这将在下一章中描述。

五、手术优先模式的临床流程

图 2-11 的表格总结了 SPA 的临床流程。总体而言，SPA 的临床过程与常规手术过程基本没有区别，只是需要强调术后治疗过程中应更多考虑手术后咬合的不稳定性。一般而言，在颌间固定期结束后，通过术后 4～8 周的观察，在此期间间断佩戴手术殆板来确定术后正畸治疗开始的时间。在某些情况下，与传统手术模式相比，SPA 可能会延迟术后正畸治疗开始的时间。

（张　雯　译）

参考文献

[1] Kiyak HA, Hohl T, West RA, McNeill RW. Psychologic changes in orthognathic surgery patients: a 24-month follow up. J Oral Maxillofac Surg. 1984;42(8):506-12.

[2] Kim SJ, Kim MR, Shin SW, Chun YS, Kim EJ. Evaluation on the psychosocial status of orthognathic surgery patients. Oral Surg Oral Med Oral Pathol Oral Radiol Endod. 2009;108(6):828-32.

[3] Liddle MJ, Baker SR, Smith KG, Thompson AR. Psychosocial outcomes in orthognathic surgery: a review of the literature. Cleft Palate Craniofac J. 2015;52(4):458-70.

[4] Zingler S, Hakim E, Finke D, et al. Surgery-first approach in orthognathic surgery: psychological and biological aspects—a prospective cohort study. J Craniomaxillofac Surg. 2017;45(8):1293-301.

[5] Jung MH. Quality of life and self-esteem of female orthognathic surgery patients. J Oral Maxillofac Surg. 2016;74(6):1240.e1-7.

[6] Yang SD, Suhr CH. F-H to AB plane angle (FABA) for assessment of anteroposterior jaw relationships. Angle Orthod. 1995;65(3):223-32.

第3章 手术优先模式的模型外科
Model Surgery Setup in the Surgery-First Approach

一、模型外科流程

（一）安装程序

Z4 拾架是特别为进行手术优先模式（SFA）患者手术模拟而设计的（图 3-1），其主要部件为固定上颌和下颌模型的可拆卸磁性板。该薄片磁性板厚度均匀，可叠放，并可使用传统石膏将最终的上颌及下颌牙列连接到透明的丙烯酸板上。Z4 拾架的另一个特征是可对上颌手术进行 3D 控制的节流板。此外，该拾架的调节器可在不切割石膏的情况下模拟上颌骨理想手术位置。

1. 面弓转移　与传统方式手术患者上拾架的方式相同，为了观察上颌骨相对于颅骨的 3D 位置关系，需要进行面弓转移（图 3-2）。在临床上，需仔细观察上颌骨左右倾斜的程度，以眶耳平面（FH 平面）为基准，定位上颌骨位置并固定拾叉。当左右外耳道固定杆的垂直位置不同时，则可能需要校准手术计划。

2. 上拾架　首先，通过面弓转移及咬合关系将三对模型安装到 Z4 拾架上（图 3-3），其中一对模型用于移动单颗牙齿（图 3-4），剩余 2 对模型分别用于制作中间咬合导板及终末咬合导板，分别用于指导术中上颌骨定位及术后咬合关系。

（二）个性化模型准备流程

1. 垂直及水平参考线的绘制　在移动牙齿前，

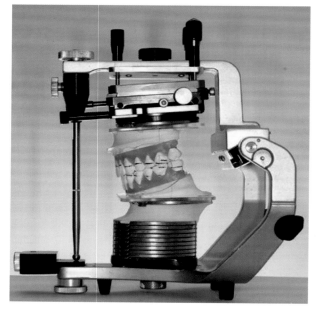

▲ 图 3-1　Z4 拾架

平行于安装板绘制一条水平参考线，作为 3 副模型单独移动牙齿的参考线。以同样的方式，自每个参考牙绘制一条垂直于安装板的垂直参考线（图 3-5）。

2. 绘制中线及对称性检查　在每副牙弓上绘制中线，作为牙弓形态对称性评估的标准。

3. 基础线距测量　下一步是记录基本的、预先设置的信息。记录安装板与切牙、前磨牙及磨牙牙尖之间的垂直距离，并测量尖牙宽度、磨牙宽度及牙弓深度；记录切牙与切导针之间的最短水平距离，作为正畸医生移动牙齿的标准（图 3-6）。

4. 个性化牙齿准备　正畸医生根据手术设计

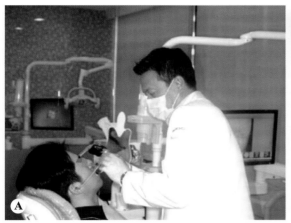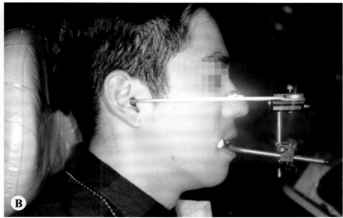

▲ 图 3-2　面弓转移的临床操作

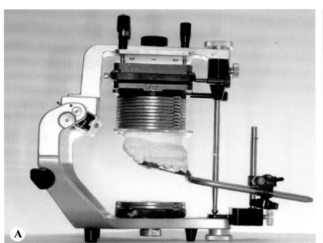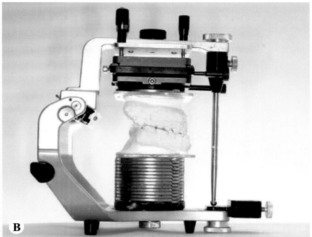

▲ 图 3-3　殆叉间接转移上颌模型

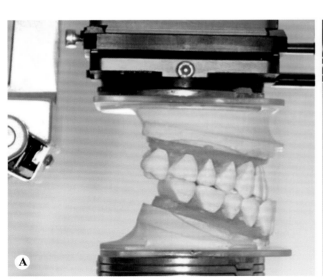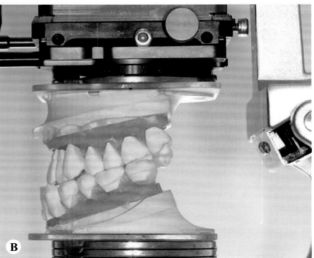

▲ 图 3-4　转移完成牙齿移动的模型

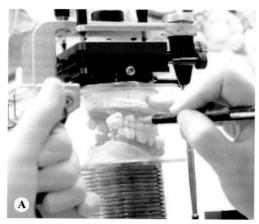
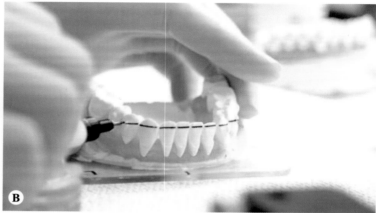

▲ 图 3-5　基础线距测量

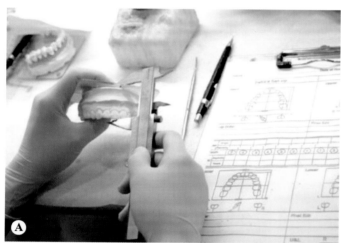
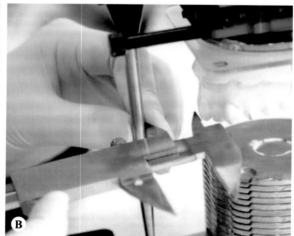

▲ 图 3-6　基本直线距离测量

目标（surgical treatment objective，STO）设计并移动每个牙齿到期望位置，并标注是否存在牙弓宽度的变化。使用合适的工作指导表格可促进医生和技术员之间更顺畅的沟通（图 3-7）。

　　5. 终末测量及记录检查　完成最终牙齿准备设计后，对每个牙齿的移动进行记录，并与正畸医生确认终末咬合关系。

（三）上颌手术

　　上颌手术流程完全基于 STO。通过调整连接𬌗架及上颌牙列模型的正面、背面和侧面螺钉，可在以下方向调整模型位置（图 3-8）。

- 后牙垂直高度——矫正上颌后牙咬合面（右侧及左侧）。
- 前牙垂直高度。
- 颌骨前后向移动。
- 偏航角。
- 侧方移动调整中线及牙弓对称性。

（四）中间咬合导板制作

　　在制作中间咬合导板时，下颌模型位于原始位置，上颌模型已进行预计手术移动的模拟。制作中间咬合导板的模型如图 3-9 所示。

（五）下颌手术

　　在完成上颌骨手术后，将上下颌原始模型取

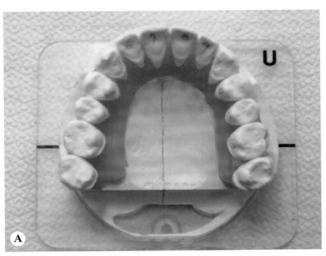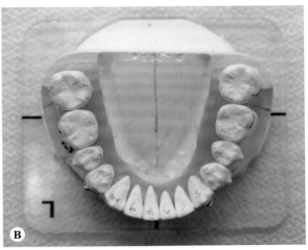

▲ 图3-7　根据正畸医生要求确定个性化牙齿位置（请参考第2章图2-7）

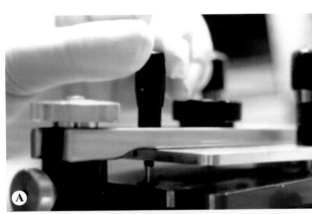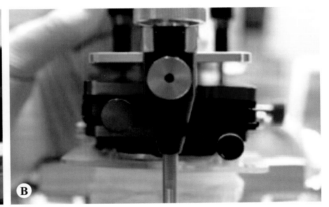

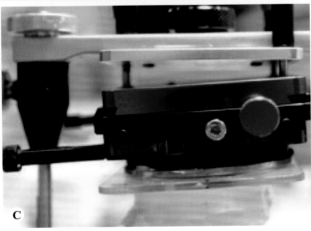

◀ 图3-8　在上颌手术前制备上颌模块

下，以完成牙齿制备的模型替代。在该过程中，将上下颌牙列模型结合为手术复合体（图3-10），并再次确认原始手术设计可顺利实现。若下颌没有移动到设计的位置，即说明牙齿制备过程可能有误差，因此必须重新进行制备并寻找误差来源。

（六）术后终末咬合关系及终末咬合导板制作

如果最终下颌的位置可接受，可用原始模型替

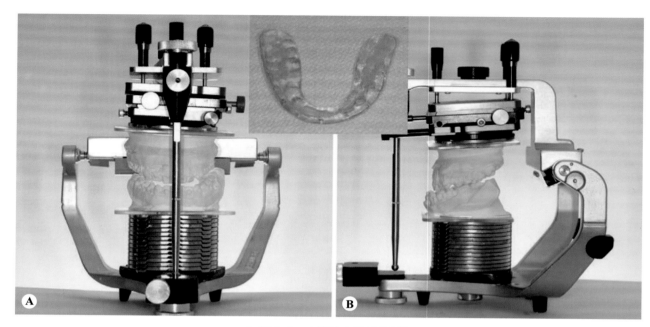

▲ 图 3-9 中间咬合导板的制备

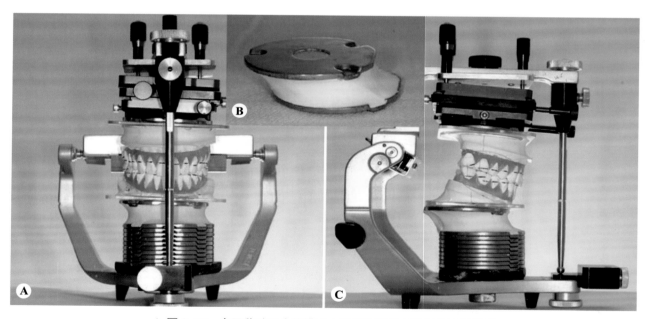

▲ 图 3-10 在已移动牙齿的模型上进行下颌手术并制备下颌模型

换完成牙齿制备的上下颌模型，作为术后终末咬合关系，并用其制作终末咬合导板（图 3-11）。在术后终末咬合关系中，许多患者会出现垂直向干扰，因此造成开𬌗，出现𬌗架切导针悬空的现象。其垂直向早接触多数源于第二磨牙，并因此造成下颌向后下旋转。不过，此类下颌骨的旋转不是永久的，当术后去除咬合干扰后，下颌骨即可回到原始位置。因此，下颌骨的向后下旋转是暂时的（图 3-12）。

咬合干扰引起的下颌骨向后向下旋转可进行计算，但是不具备临床意义。由于最终计划的 STO 基于正畸治疗已经完成的假设，𬌗架使用完成牙

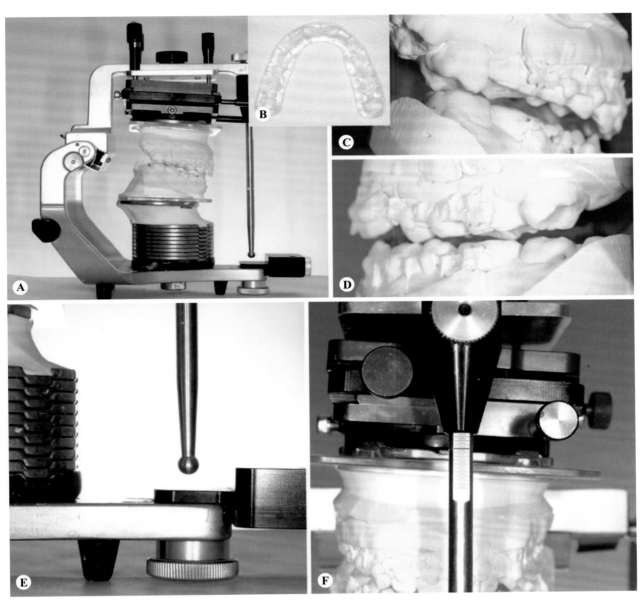

▲ 图 3-11　术后终末咬合关系及终末咬合导板的制备
将移动牙齿的模型转换为原始咬合的模型上，切导针由于第二磨牙及前磨牙的早接触而悬空

齿制备的模型进行手术移动颌骨的模拟。然而最终正颌手术的计划是将原始模型置于𬌗架上表达的，因此，实际的下颌骨手术测量是基于完成牙齿制备的模型，故而无须测量下颌骨向下向后的旋转程度。

在颌骨固定后的正畸阶段开始牙齿移动后，下颌骨倾向于向前向上移动，该类移动可能造成术后复发。严格地说，这种移动并不能称之为术后复发，因为下颌骨的该类向前向上移动在 STO 中进行了模拟设计。因此，去掉垂直向早接触后的下颌骨移动实际正是准确表达了设计的下颌骨位置。

二、数字化 3D 模型准备

在近 20 年的时间里，3D CAD/CAM 技术在正

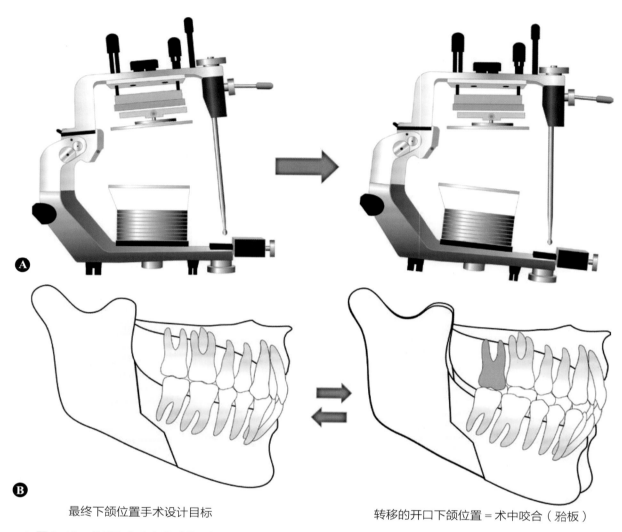

最终下颌位置手术设计目标   转移的开口下颌位置 = 术中咬合（殆板）

▲ 图 3-12   术后终末咬合关系的下颌向后下旋转为短暂的，在术后正畸的过程中会逐渐回到手术目标设计的位置

颌外科已进行了多种应用方式的尝试，其应用范围也逐步扩大，比如根据 CT 数据制作咬合导板、模拟手术设计或打印颌骨固定的手术导板等 [1, 2]。这些 3D 数字设计都可用于 SFA 流程，尤其是模型准备的过程 [3-5]。在虚拟牙齿制备流程中，可模拟术前正畸牙齿移动，并基于此模拟 3D 颌骨移动，获得最终的术后咬合关系（图 3-13）。

数字化技术的最主要优势为其便捷性及准确性。在 SFA 中，为了从 3D 数字化数据中获得术后终末咬合关系，需要融合颌骨移动的 CT 数据及牙齿模型的扫描数据。目前，该步骤需要在不同的软件中进行，并需要耗费大量时间（图 3-14）。

目前，技术革新正在飞速进行，我们相信很快就会有软件解决这一问题，同时我们可以期望在不远的将来，3D 面部扫描数据、牙齿表面扫描数据及颌骨 CT 数据均可进行融合，在 SFA 的手术准备过程中为临床医师提供更准确、便捷的方法。

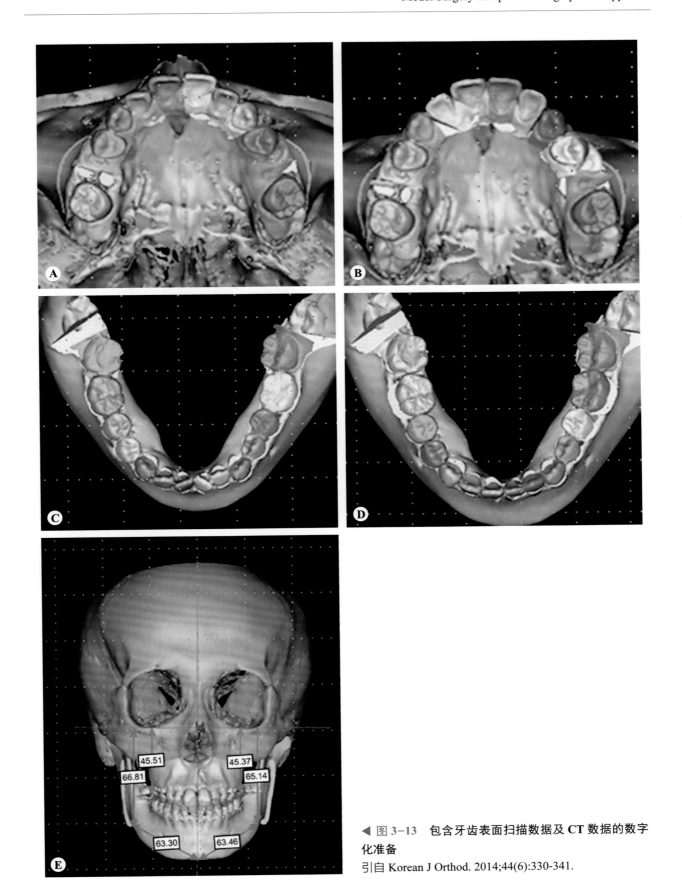

◀ 图 3-13 包含牙齿表面扫描数据及 CT 数据的数字化准备
引自 Korean J Orthod. 2014;44(6):330-341.

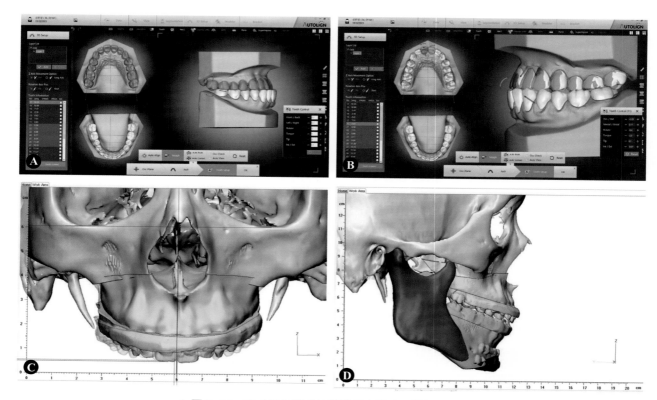

▲ 图 3-14　手术优先模式的模拟牙齿移动及模拟手术治疗
引自 Autolign®, Diorco, Korea & Mimics® Materialise, Belgium

（吴　灵　译）

参考文献

[1] Uribe F, Janakiraman N, Shafer D, Nanda R. Three-dimensional cone-beam computed tomographybased virtual treatment planning and fabrication of a surgical splint for asymmetric patients: surgery first approach. Am J Orthod Dentofac Orthop. 2013;144(5):748-58.

[2] Kang SH, Kim MK, You TK, Lee JY. Modification of planned postoperative occlusion in orthognathic surgery, based on computer-aided design/computer-aided manufacturing-engineered preoperative surgical simulation. J Oral Maxillofac Surg. 2015;73(1):134-51.

[3] Im J, Kang SH, Lee JY, Kim MK, Kim JH. Surgery-first approach using a three-dimensional virtual setup and surgical simulation for skeletal class Ⅲ correction. Korean J Orthod. 2014;44(6):330-41.

[4] Kim JH, Park YC, Yu HS, Kim MK, Kang SH, Choi YJ. Accuracy of 3-dimensional virtual surgical simulation combined with digital teeth alignment: a pilot study. J Oral Maxillofac Surg. 2017;75(11):2441. e1-2441.e13.

[5] Badiali G, Costabile E, Lovero E, et al. Virtual orthodontic surgical planning to improve the accuracy of the surgery-first approach: a prospective evaluation. J Oral Maxillofac Surg. 2019;77(10):2104-15.

第4章 手术优先模式患者术后处置和应用骨性支抗的术后正畸治疗

Postoperative Care of Patients Undergoing the Surgery-First Approach and Postoperative Orthodontics Involving Temporary Anchorage Devices

一、手术优先模式患者的术后处置

（一）正颌外科简史

下颌骨手术的报道最早见于 1907 年，如 Blair 骨切除术[1]。20 世纪 50 年代出现了两种下颌骨的手术方法，并一直沿用至今（图 4-1）：一是口内入路的下颌升支垂直截骨术（intraoral vertical ramus osteotomy，IVRO）；二是下颌升支矢状劈开截骨术（sagittal split ramus osteotomy，SSRO）[2, 3]。

目前这两种术式都广泛应用于临床，并各具特性和优缺点，在表 4-1 中比较了这两种术式的特点。

（二）SSRO 与 IVRO 术后处置的差异

SSRO 与 IVRO 截骨部位、截骨完成后截骨段上附着的肌肉、截骨段间骨愈合的机制、术后骨段间固定的方式均存在差异，这些不同导致术后的处置也存在差异。下文总结了这两种术式术后处置的不同之处，在手术优先模式（SFA）下也同样存在区别。

1. SSRO

(1) 术后短时间内的颌间固定。

(2) 远心骨段术后早期稳定性良好。

(3) 采用坚固内固定（采用钛板、钛钉）：需二次手术取出。

(4) 术中可能显露下牙槽神经血管束。

(5) 近心骨段有移位的可能：矢状向移位。切线向扭转（复发），可能导致下颌关节问题。

2. IVRO

(1) 骨愈合时间需要 6～8 周。

(2) 术后 1～2 周需外科医生密切观察。

(3) 术后 3～8 周需正畸医生密切观察。

(4) 密切观察时间与愈合时下颌骨的位置有关。

（三）SFA 下 IVRO 患者术后功能训练

- 术后 1～2 周，佩戴终末咬合导板并行颌间固定。

- 术后 2～4 周，佩戴终末咬合导板，每餐后进行 1h 主动功能训练（共 3h/d），其余时间（包括睡眠时）行颌间弹力牵引。

- 术后 4～5 周，每餐后进行 1h 功能训练（3h/d），配合睡眠时颌间弹力牵引。

- 术后 5～8 周，观察期间在必要时才继续功能训练，但在睡眠时仍然要进行颌间弹力牵引。

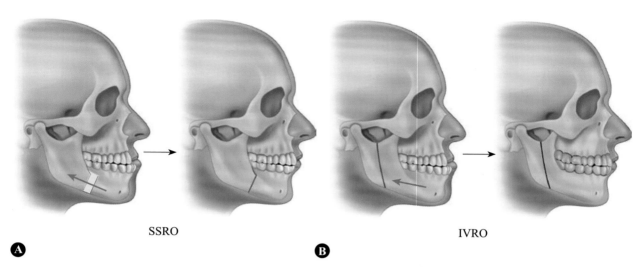

▲ 图 4-1　后退下颌骨的两个主要术式：下颌升支矢状劈开截骨术（SSRO），口内入路的下颌升支垂直截骨术（IVRO）

表 4-1　下颌升支矢状劈开截骨术与口内入路的下颌升支垂直截骨术的比较		
	SSRO	**IVRO**
截骨术	后前向的矢状劈开	侧向截骨
	术野较开阔，可直视	截骨操作无法直视
	截骨部位延续 IANV 的走行	截骨部位于 IANV 之后
	术中常常显露 IANV	一般不会显露 IANV
骨愈合	髓质骨间的接触愈合	皮质骨间的接触愈合
骨间固定	坚固内固定	无坚固固定
髁突位置	尽可能保持原位	新的髁突位置
术后颌间固定	不需要或短期	7～10 天的颌间固定
预后	一般无须功能训练	需密切配合功能训练

IANV. 下牙槽神经血管束；SSRO. 下颌升支矢状劈开截骨术；IVRO. 口内入路的下颌升支垂直截骨术

二、应用骨性支抗装置的术后正畸治疗

骨性支抗装置（temporary anchorage device，TAD）在正畸治疗中应用的历史如下。

1945 年，Gainsforth 和 Higley[4] 尝试在动物的骨组织中安置钴铬钼合金（vitallium）装置用作正畸治疗中的支抗；1983 年 Creekmore 和 Eklund 报道在前鼻棘下方植入钴铬钼合金的螺钉作为支抗，成功压低上颌切牙[5]；1997 年 Kamoni 在文献中报道，在患者颌骨上种植一外科用钛金属螺钉，用作 TAD 进行正畸治疗[6]；Umemori 也报道了应用外科的小型钛板和微螺钉种植于患者颌骨上作为 TAD 矫正开𬌗的病例[7]；自 2000 年起发表了很多类似的 TAD 应用的研究报告，研究均表明这种方法可以为牙齿移动提供足够的支抗，在之前的正畸治疗中这种牙齿的移动是有相当难度的；自 2002 年起每年都会举办亚洲种植支抗正畸学术会议以讨论这种骨性支抗的临床应用课题；2008 年这个会议拓展为世界种植支抗正畸学术会议，促进了骨性支抗在正畸治疗领域中的应用。

三、骨性支抗装置在手术优先模式中的应用

骨性支抗技术在正畸治疗领域的应用意义重大，它可以使牙齿按照治疗需要的方向进行移动，这在以往通常被认为是无法实现的。即使是对正颌外科常规流程中行术前正畸治疗的患者也同样有效——TAD 也可以提高术前正畸治疗时去代偿的效率。TAD 在 SFA 中的应用主要体现在以下两方面：一是无论患者处于治疗的何种阶段都可以选择骨性支抗技术，其均可以提供内收和压低牙齿所需的力量，用以矫正 SFA 中常见的水平向和垂直向的代偿；二是 TAD 种植于患者的颌骨上用于预防术后的骨性复发（skeletal relapse）非常有效。以下的病例展示了采用 SFA 的患者，在各阶段应用 TAD 的情形。根据不同手术阶段应用 TAD。

（一）术前：为 SFA 而做的准备

术前处置终末咬合关系中的早接触

骨性 Ⅲ 类牙颌面畸形的患者，常见到发生于前后向的矢状代偿，在某些病例中还可同时见到矢状向和横向的代偿。在下颌骨垂直向过度生长的患者中，其上颌前磨牙区可见到垂直向的代偿（图 4-2）。

对于采用 SFA 的患者，这些矢状向和垂直向的

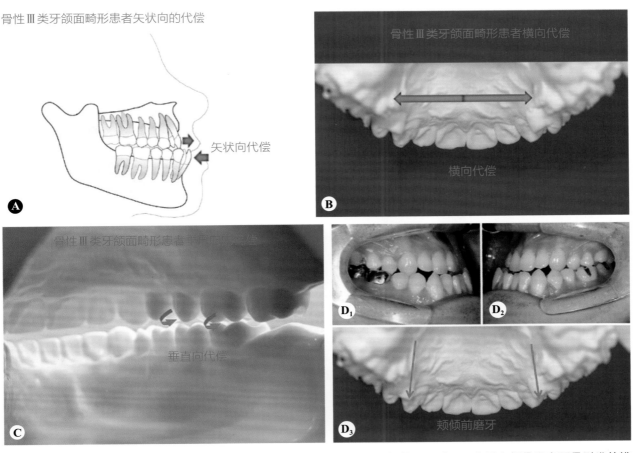

▲ 图 4-2　**A.** 骨性 Ⅲ 类牙颌面畸形患者的矢状向代偿；**B.** 矢状向和横向代偿，同时可见由于上颌骨发育不足引发的横向代偿；**C.** 在下颌骨垂直向有过度生长的患者中，其上颌前磨牙和磨牙的垂直向代偿较为明显

代偿会影响终末咬合关系。这种类型的咬合干扰可在术前准备阶段予以去除。在上颌前磨牙区植入微螺钉作为支抗压低前磨牙达到去除上述咬合干扰的目的（图4-3）。这样的微螺钉通常植入于上颌前磨牙区的腭侧骨质中，也可植入颊侧骨板中，尤其是在治疗面部不对称患者时（图4-4）。

（二）术后即刻：于颌间固定期和骨愈合期

预计行手术优先治疗的患者，在术前设计手术方案时，可模拟颌骨移动，建立并观察终末咬合关系。对于大部分的终末咬合关系，都可以通过这种模拟的方式来预估垂直向的早接触和暂时性的开𬌗。

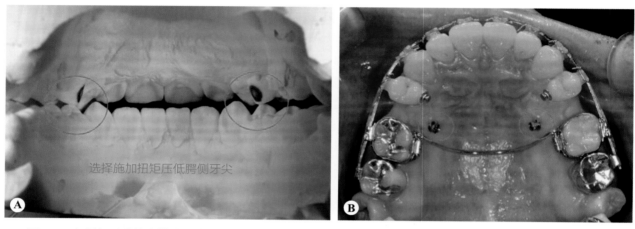

▲ 图 4-3　如果行手术优先模式的患者存在咬合干扰，可以植入两颗小型钛钉作为支抗，压低前磨牙来解除咬合干扰

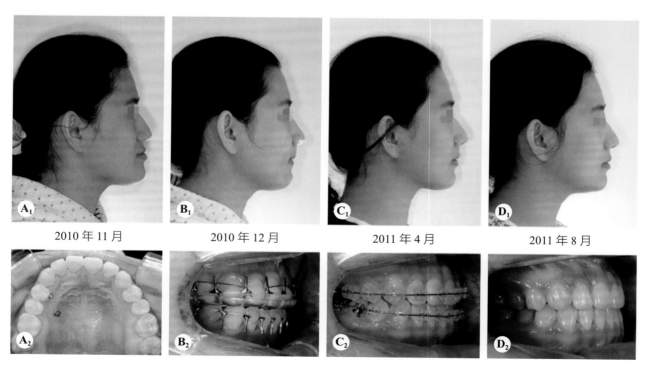

2010 年 11 月　　　　2010 年 12 月　　　　2011 年 4 月　　　　2011 年 8 月

▲ 图 4-4　行手术优先模式的患者，其右侧第一前磨牙出现咬合干扰，术前可以植入一颗小型钛钉，这样的处置有助于获得术后稳定的咬合关系

第4章　手术优先模式患者术后处置和应用骨性支抗的术后正畸治疗

Postoperative Care of Patients Undergoing the Surgery-First Approach and Postoperative Orthodontics Involving Temporary Anchorage Devices

早期应用 TAD，有助于压低上颌第二磨牙，以解决此种暂时性开殆（图 4-5）。

关于术后颌间固定的方法及其持续的时间，不同的外科医生间略有差异。但是牢固的颌间固定在术后通常会持续 2 周时间，此后可以使用微螺钉来压低第二磨牙（图 4-6）。在此期间下颌骨向前和向上的逆时针旋转情况已在第 3 章叙述，不再赘述。

（三）术后：术后的正畸治疗

采用 SFA 的患者经过 4~8 周的骨愈合期之后，可以开始粘贴托槽进行术后正畸治疗。在术后正畸期间，可以根据不同的情形选用 TAD。在骨性 Ⅲ 类牙颌面畸形患者中，有些人上颌切牙区矢状向代偿严重，需要减数拔除上颌前磨牙以提

供足够的间隙予以矫正。其术后终末咬合上下颌前牙覆盖较大，骨愈合期间咬合关系稳定性不足，患者为了便于咀嚼会习惯性地前伸下颌骨，这样会增加畸形术后早期复发的风险。TAD 对于控制这种下颌骨的不利运动非常有效：在上下颌牙槽突牙间骨质中置入 TAD，以此为支抗可行上下颌骨间的弹力牵引，从而提供足够的水平向力量来预防上述下颌骨的不利运动。这样的颌间弹力牵引还可以提供垂直向的力，有利于消除垂直向的早接触。此外，TAD 还可以用来补偿矫正外科手术的一些不足之处，如咬合面轻度的倾斜，轻度的牙列中线的偏斜、唇外突等。另外，TAD 还能用于上颌未减数拔牙的去代偿治疗及对远期颌骨畸形复发的治疗。不同情形处置的病例展示如下。

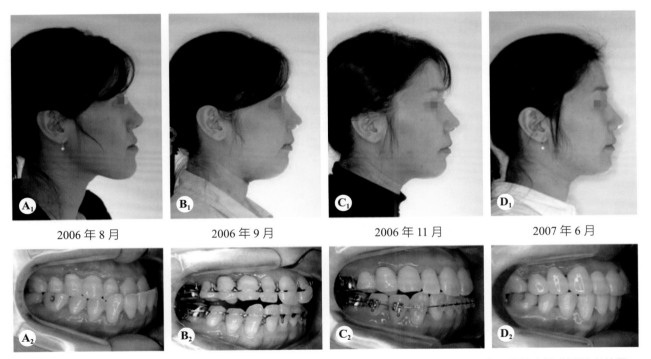

| A₁ | B₁ | C₁ | D₁ |
| 2006 年 8 月 | 2006 年 9 月 | 2006 年 11 月 | 2007 年 6 月 |

▲ 图 4-5　手术优先治疗的患者，在上颌第二磨牙处有垂直向的咬合干扰，在骨愈合期应用骨性支抗装置予以处置

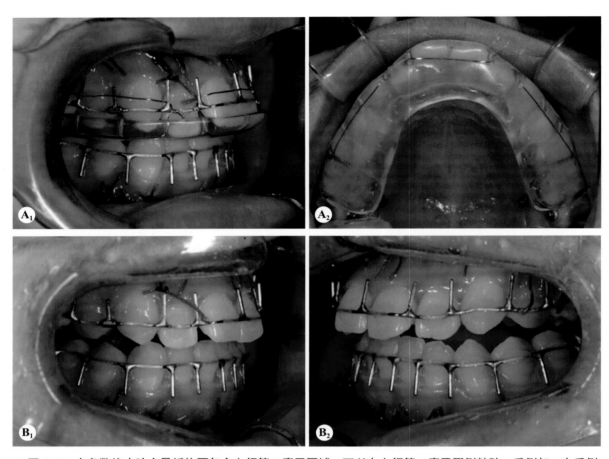

▲ 图 4-6　大多数终末咬合导板均不包含上颌第二磨牙区域，可以在上颌第二磨牙腭侧粘贴一舌侧扣，在舌侧扣与腭侧植入的钛钉间行弹力牵引。图示患者采用手术优先模式，术后在上颌第二磨牙处有垂直向咬合干扰，在骨愈合期间采用骨性支抗装置来解决该处垂直向的咬合干扰，同期配合适当的颌间固定和功能训练

第4章　手术优先模式患者术后处置和应用骨性支抗的术后正畸治疗

Postoperative Care of Patients Undergoing the Surgery-First Approach and Postoperative Orthodontics Involving Temporary Anchorage Devices

【病例 4-1】术后早期复发的预防性治疗

26 岁，女性。下颌前突伴偏斜
下颌前突伴面部不对称

方法 Ⅱ

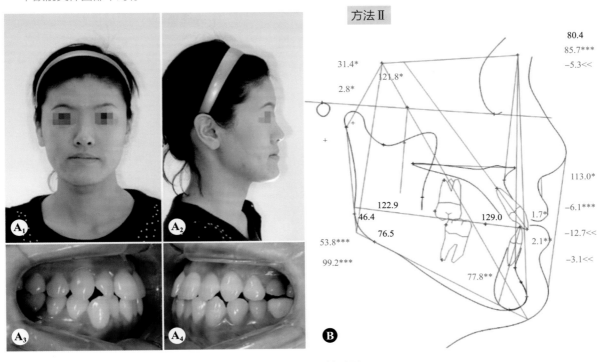

骨性畸形

后部，垂直向过长；前部，垂直向过长
咬合面角度较平，伴有倾斜

牙性畸形

上颌切牙唇倾

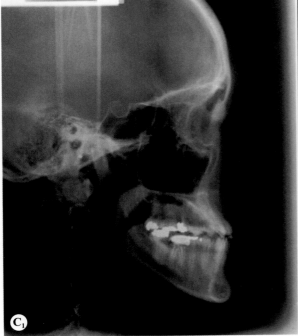

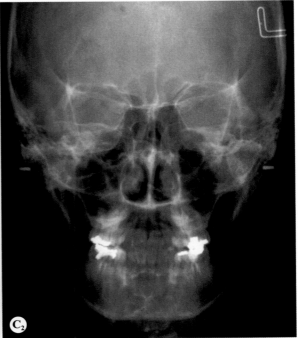

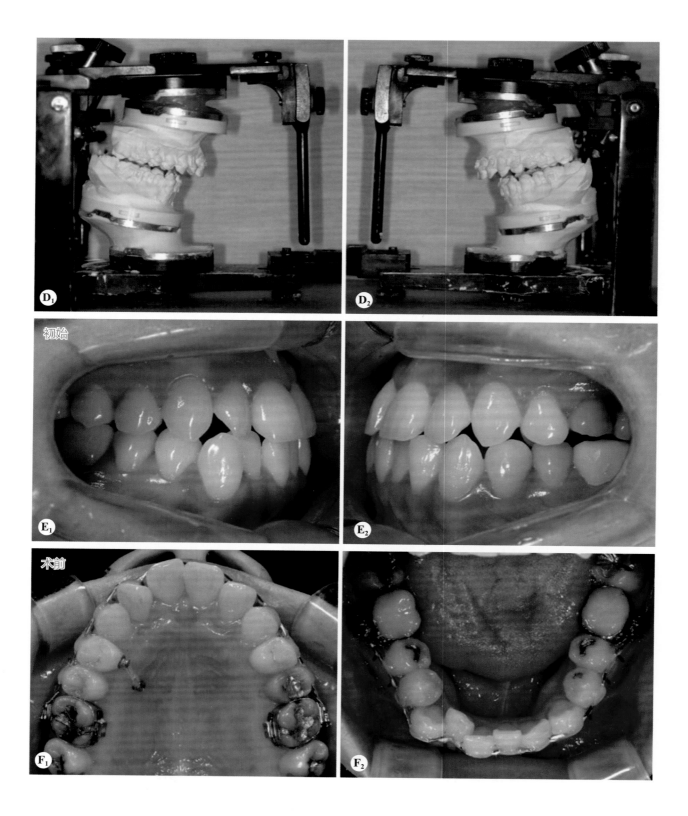

第4章　手术优先模式患者术后处置和应用骨性支抗的术后正畸治疗

Postoperative Care of Patients Undergoing the Surgery-First Approach and Postoperative Orthodontics Involving Temporary Anchorage Devices

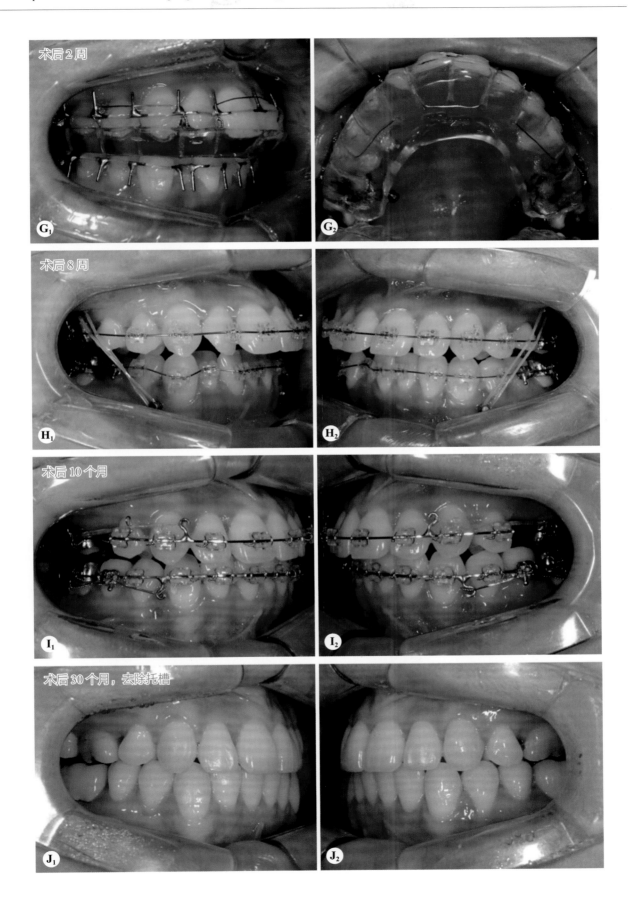

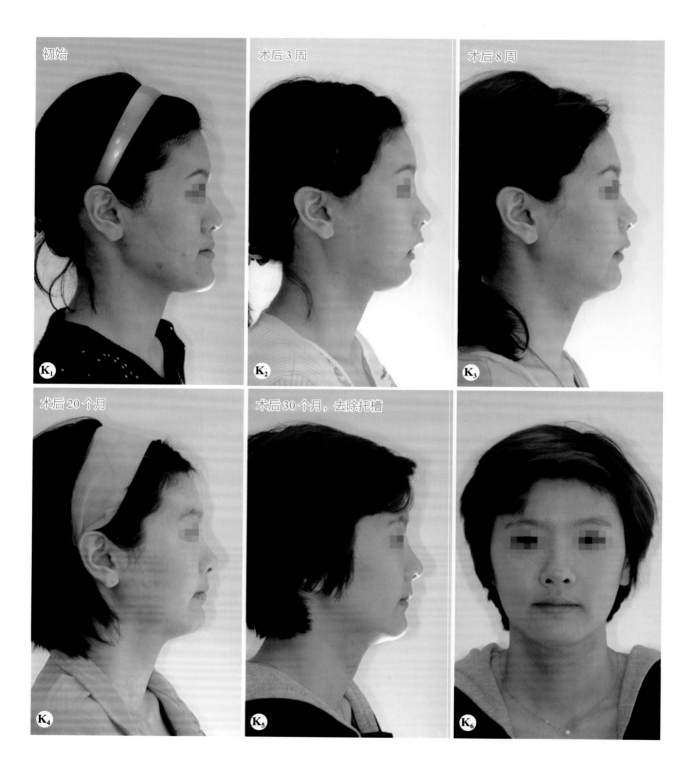

第4章　手术优先模式患者术后处置和应用骨性支抗的术后正畸治疗

Postoperative Care of Patients Undergoing the Surgery-First Approach and Postoperative Orthodontics Involving Temporary Anchorage Devices

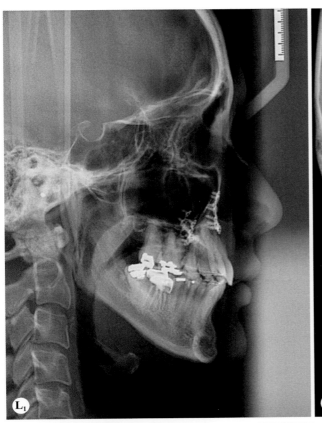

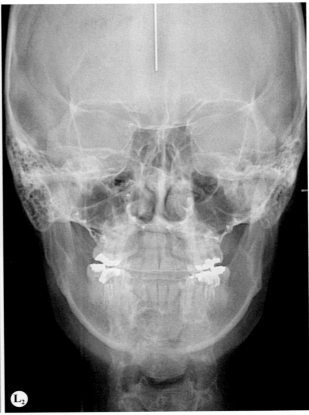

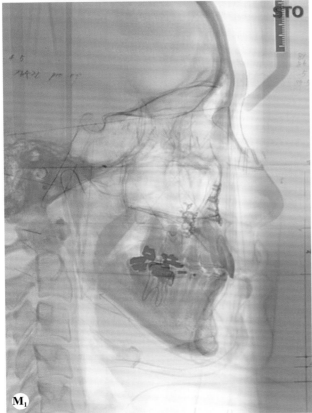

S. J. Jung
初始
术后 8 周
术后 30 个月，去除托槽

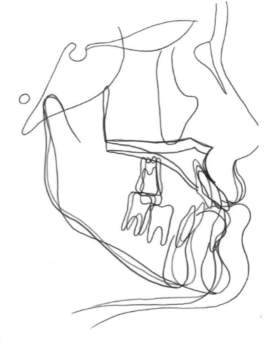

【病例 4-2】手术失误或矫正不足的治疗

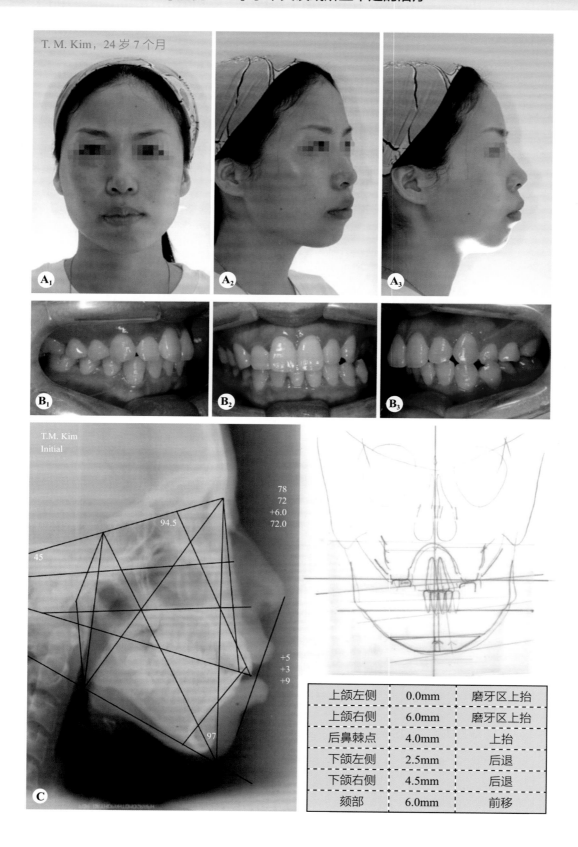

上颌左侧	0.0mm	磨牙区上抬
上颌右侧	6.0mm	磨牙区上抬
后鼻棘点	4.0mm	上抬
下颌左侧	2.5mm	后退
下颌右侧	4.5mm	后退
颏部	6.0mm	前移

第4章　手术优先模式患者术后处置和应用骨性支抗的术后正畸治疗

Postoperative Care of Patients Undergoing the Surgery-First Approach and Postoperative Orthodontics Involving Temporary Anchorage Devices

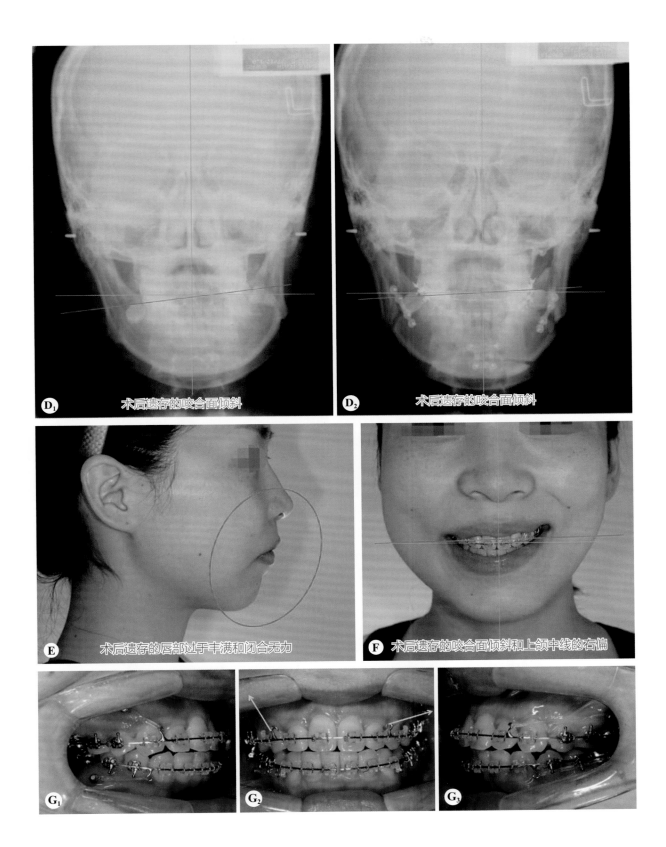

D_1　术后遗存的咬合面倾斜

D_2　术后遗存的咬合面倾斜

E　术后遗存的唇部过于丰满和闭合无力

F　术后遗存的咬合面倾斜和上颌中线的右偏

G_1　　G_2　　G_3

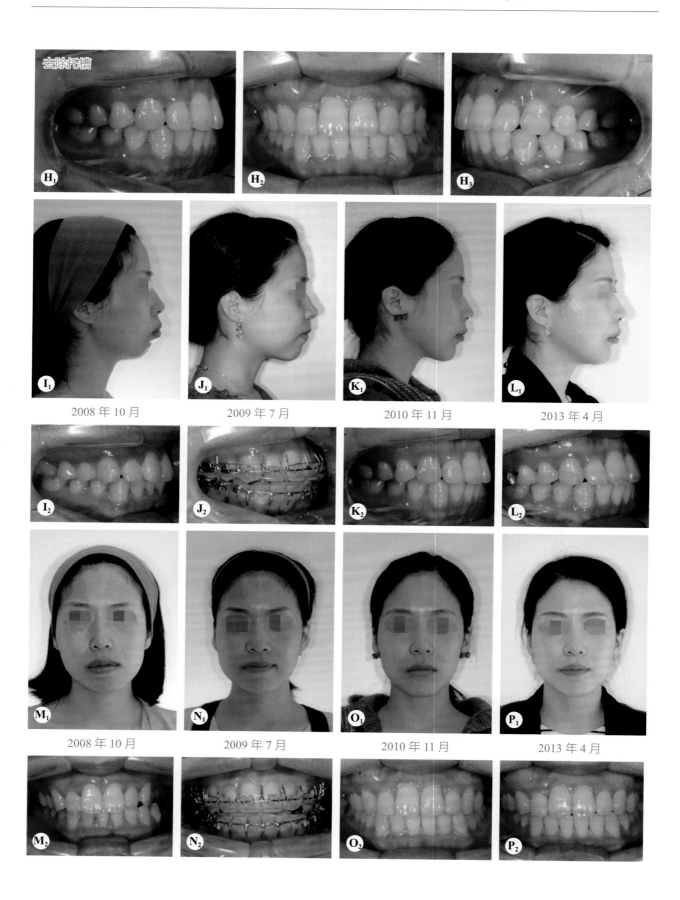

2008 年 10 月　　2009 年 7 月　　2010 年 11 月　　2013 年 4 月

2008 年 10 月　　2009 年 7 月　　2010 年 11 月　　2013 年 4 月

第4章　手术优先模式患者术后处置和应用骨性支抗的术后正畸治疗

Postoperative Care of Patients Undergoing the Surgery-First Approach and Postoperative Orthodontics Involving Temporary Anchorage Devices

【病例 4-3】全牙列后退的去代偿治疗

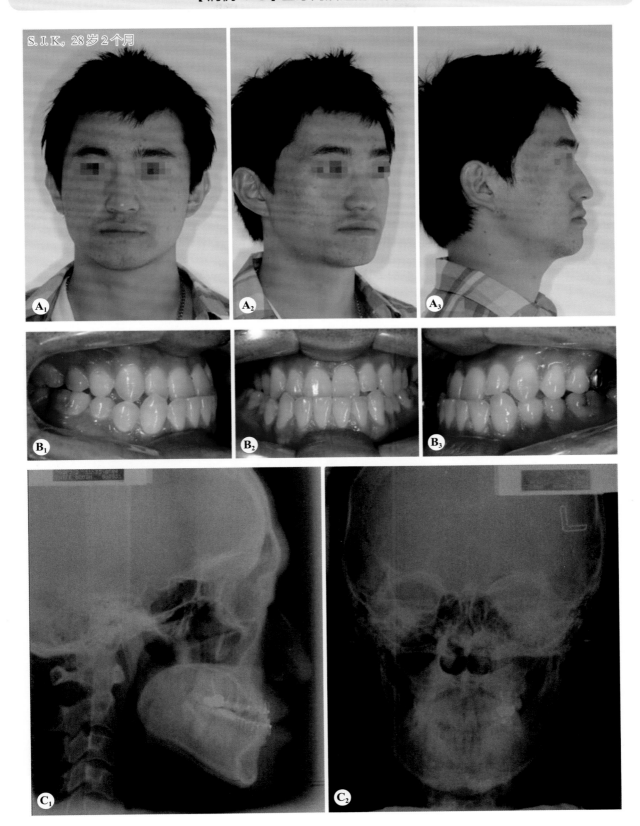

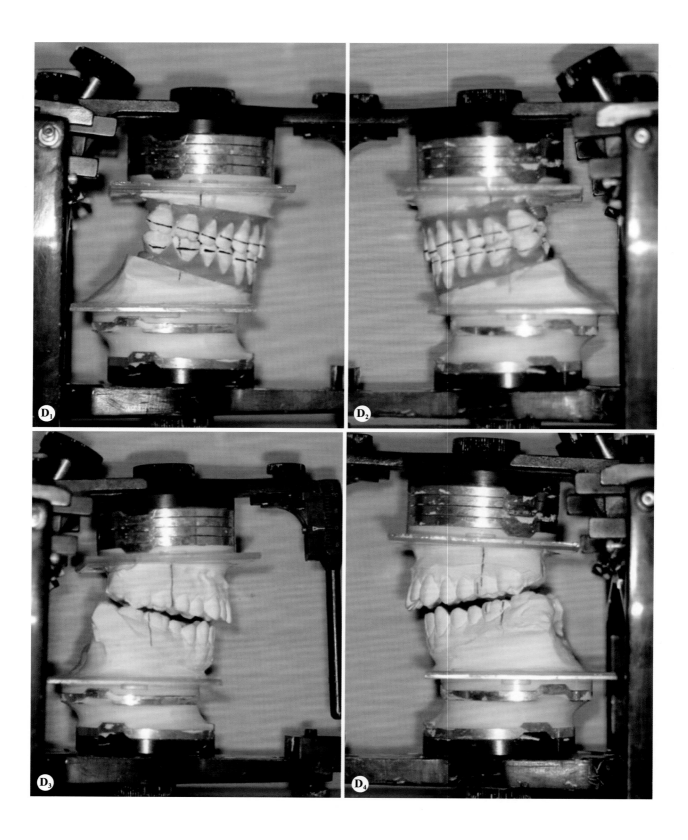

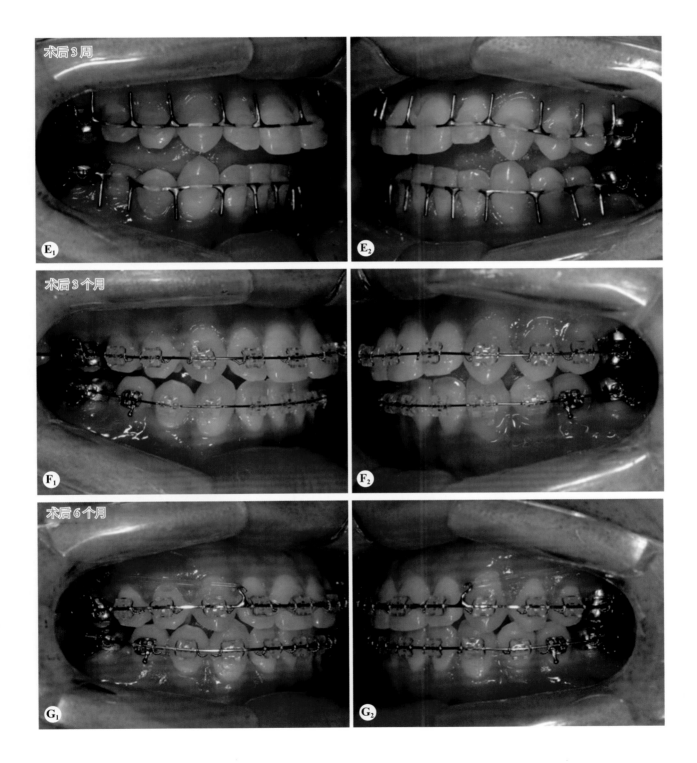

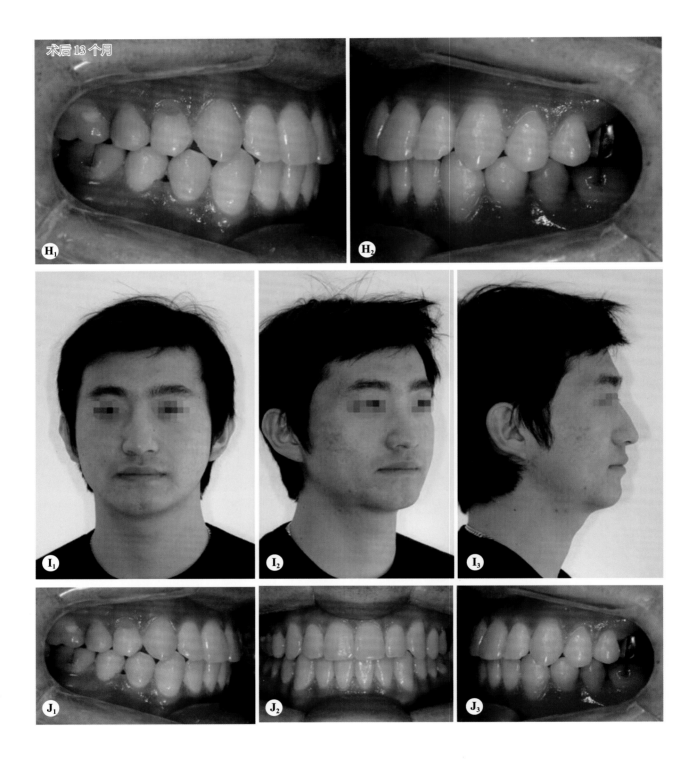

第4章　手术优先模式患者术后处置和应用骨性支抗的术后正畸治疗

Postoperative Care of Patients Undergoing the Surgery-First Approach and Postoperative Orthodontics Involving Temporary Anchorage Devices

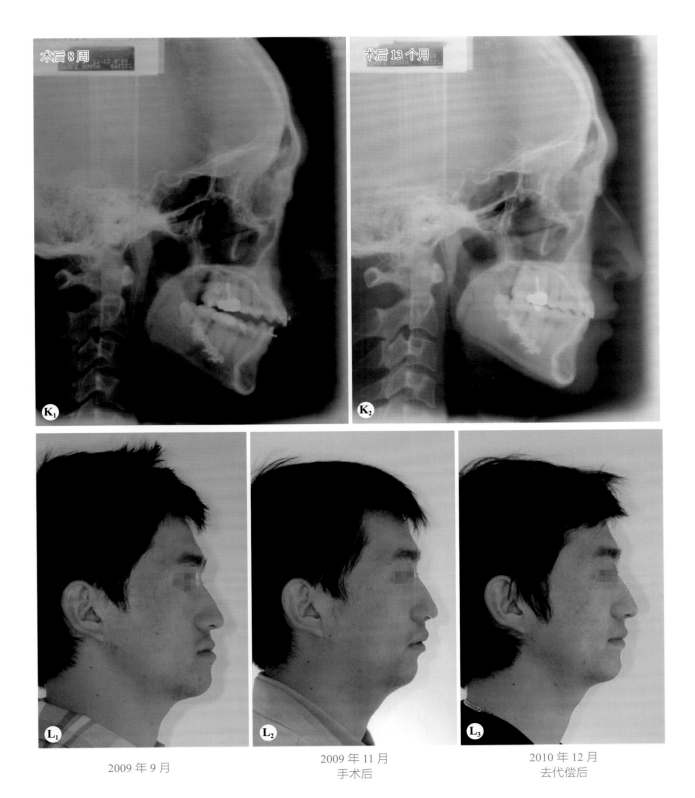

2009 年 9 月

2009 年 11 月
手术后

2010 年 12 月
去代偿后

【病例 4-4】术后远期复发的治疗

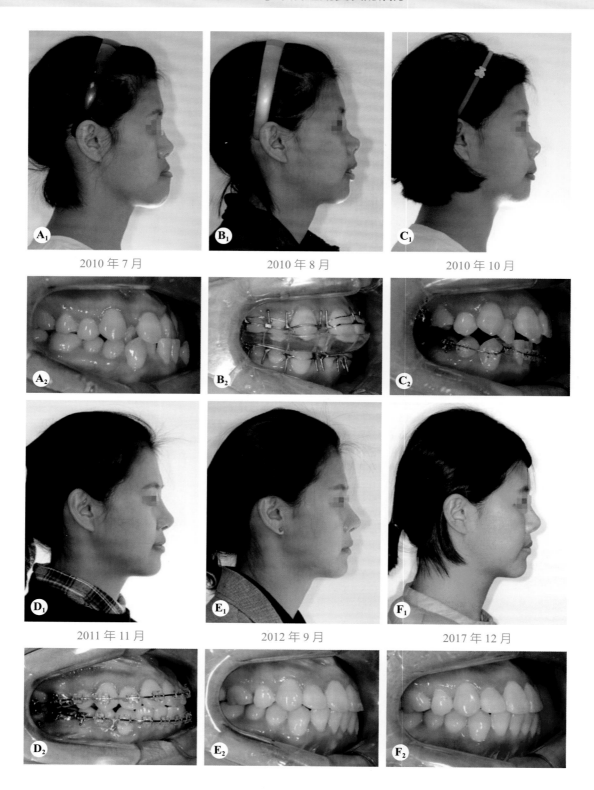

2010 年 7 月

2010 年 8 月

2010 年 10 月

2011 年 11 月

2012 年 9 月

2017 年 12 月

（李自力　译）

第4章 手术优先模式患者术后处置和应用骨性支抗的术后正畸治疗

Postoperative Care of Patients Undergoing the Surgery-First Approach and Postoperative Orthodontics Involving Temporary Anchorage Devices

参考文献

[1] Blair BP. Operations on the jaw bones and face: study of aetiology and pathological anatomy of developmental malrelations of the maxilla and mandible to each other and to facial outline and of operative treatment when beyond the scope of the orthodontist. Gynecol Obstet. 1907;4:67-78.

[2] Caldwell JB, Letterman GS. Vertical osteotomy in the mandibular rami for correction of prognathism. J Oral Surg. 1954;12:185-202.

[3] Moose SM. Surgical correction of mandibular prognathism by intraoral subcondylar osteotomy. J Oral Surg. 1964;22:197.

[4] Gainsforth BL, Higley LB. A study of orthodontic anchorage possibilities in basal bone. Am J Ortho Oral Surg. 1945;31:406-17.

[5] Creekmore TF, Eklund MK. The possibility of skeletal anchorage. J Clin Orthod. 1983;17:266-9.

[6] Kanomi R. Mini-implant for orthodontic anchorage. J Clin Orthod. 1997;31:763-7.

[7] Umemori M, Sugawara J. Skeletal anchorage system for open-bite correction. Am J Orthod Dentofac Orthop. 1999;115:116-74.

第 5 章 骨性 II 类错殆畸形的正颌外科治疗策略：正畸观点

Treatment Strategy for Class II Orthognathic Surgery: Orthodontic Perspective

一、纠正骨性 II 类错殆畸形的正颌外科手术

在韩国，骨性 III 类错殆畸形和骨性 II 类错殆畸形的发病率相似（图 5-1）。但是，接受正颌外科手术治疗的骨性 II 类错殆畸形患者明显少于骨性 III 类。为什么接受手术治疗的患者比例在骨性 II 类错殆畸形患者中较少呢？可能的原因如下。

1. 正畸医生和患者发现骨性 II 类和 III 类错殆畸形导致的美学差异。

2. 对于女性来说，骨性 II 类错殆畸形的脸型显得更小，因而接受度更高。

3. 替代性的掩饰性正畸对于骨性 II 类错殆畸形效果不错。

4. 其他替代性外科手术对于纠正骨性 II 类畸形的效果也很不错。

一般来说，较大的下颌骨符合男性审美，体现出强壮和阳刚的气质；一个较小的下颌骨对于追求"小脸"的女性来说能够给予内敛和柔美的气质。事实上，许多骨性 II 类错殆畸形，下颌后缩的患者多因"突嘴"而去寻求正畸医生的帮助。尽管呈现出"突嘴"的主要原因是下颌后缩，但是大部分拔牙正畸能够给到患者一个相对满意的治疗效果（图 5-2）。

对于骨性 II 类错殆畸形患者，可以在掩饰性正畸后，实施颏成形术，前徙颏部（图 5-3）。站在患者的角度，这样的治疗模式能够减少患者接受正颌手术的压力。

二、骨性 II 类错殆畸形的正颌外科治疗目标

尽管骨性 II 类错殆畸形患者的主要病因是下颌骨发育不足，但是确定上颌骨的位置在正颌外科手术过程中也很重要，因为上颌骨的位置决定了术后下颌骨的位置。在进行手术设计时，不仅要关注下颌骨的位置，还要仔细评估上下颌骨复合体的位置。评估包括上颌骨在前后方向和垂直方向的位置（图 5-4）。

如果骨性 II 类错殆畸形的主要原因是上颌骨前后向的发育过度，而整体后退上颌骨存在解剖学上的限制，这种情况下的手术设计应该采用上颌骨分块截骨（图 5-5）。而且，由于上颌骨的垂直方向与下颌骨的生长发育模式相适应，因而对于上颌骨垂直位置的评估就十分必要。具体来说，根据既定手术方案分析上颌前部和后部的垂直高度。在本章节，根据上颌骨垂直向发育情况，将骨性 II 类错殆畸形患者分为四类（图 5-6），每一

韩国人骨性Ⅱ类错𬌗畸形比例
（文献综述来自 *Korean Journal of Orthodontists*）

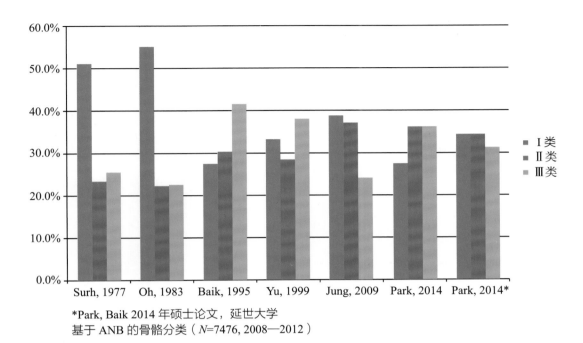

*Park, Baik 2014 年硕士论文，延世大学
基于 ANB 的骨骼分类（*N*=7476, 2008—2012）

Ⓐ

韩国人骨性Ⅱ类错𬌗畸形手术比例

年份	骨骼分类						手术患者小计	就诊患者总数	手术率（%）
	Ⅰ类		Ⅱ类		Ⅲ类				
	例数	百分率	例数	百分率	例数	百分率			
2008	25	14.8%	25	14.8%	119	70.4%	169	1475	11.5%
2009	28	12.6%	26	11.7%	168	75.7%	222	1634	13.6%
2010	28	13.6%	31	15.0%	147	71.4%	206	1706	12.1%
2011	35	20.2%	30	17.3%	108	62.4%	173	1439	12.0%
2012	18	15.1%	13	10.9%	88	73.9%	119	1222	9.7%
总计	134	15.1%	125	14.1%	630	70.9%	889	7476	11.9%

手术率为手术患者占就诊患者的比例
总手术率 11.9%
Ⅲ类手术率 70.9%　　Ⅱ类手术率 14.1%
*Park, Baik 2014 年硕士论文，延世大学

Ⓑ

▲ 图 5-1　韩国不同类型的错𬌗畸形及实施手术的数量统计
A. 韩国骨性Ⅱ类和Ⅲ类错𬌗畸形的分布大致平衡；B. 骨性Ⅲ类错𬌗畸形患者的手术治疗率较Ⅱ类明显降低

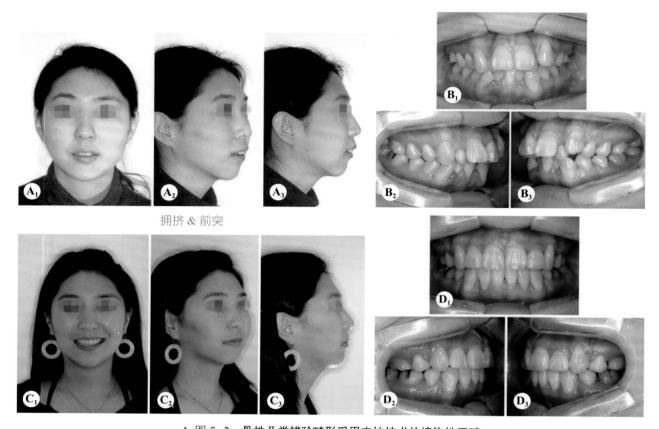

拥挤 & 前突

▲ 图 5-2　骨性 Ⅱ 类错𬌗畸形采用支抗技术的掩饰性正畸

鉴于骨性支抗钉使用是在 2000 年以后，唇形态的改变通过拔牙实现；牙齿突度的改变能够带来颏部突度的改变

类的手术治疗方案都有不同，并通过案例进行具体介绍。

（一）下颌后缩上颌骨垂直位置（类型 Ⅰ）

在类型 Ⅰ 错𬌗畸形中，上颌后部垂直向发育过度，但前部垂直发育大致正常。这种生长模式与舌头的功能相关。上颌后部发育过度是导致开𬌗的主要原因，进而导致下颌骨顺时针旋转，增加了前部面高，造成下颌高角。在这种情况下，需要手术设计缩短上颌骨后部（PNS 高度），增加上颌前部（前鼻棘和鼻中隔）的高度。这个移动方式将造成下颌骨逆时针旋转，进而增加其前徙幅度（图 5-7）。

诊断要点

(1) 升支高度大致正常。

(2) 大致正常的关节形态。

(3) 长面（伴前牙开𬌗）。

（二）下颌后缩上颌骨垂直位置（类型 Ⅱ）

在类型 Ⅱ 错𬌗畸形中，上颌骨的后分发育正常，而前分发育过度。下颌骨生长模式表现为"离散式"发育，咬合曲线很深。过度发育的上颌前部导致不同程度露龈笑、下颌前牙代偿性伸长、前牙深覆𬌗。在这一类型中，术前正畸的重要目标是通过压低下颌前牙或伸长下颌后牙整平 SPEE 曲线。手术设计的要点包括抬高上颌前部（前鼻棘鼻中隔复合体）而保持上颌后部（后鼻棘）的高度。这样的移动方式同样也能够造成下颌骨的逆时针旋转，进而增加其前徙幅度（图 5-8）。

诊断要点

(1) 下颌平面高陡。

(2) 露龈笑。

(3) 深覆𬌗。

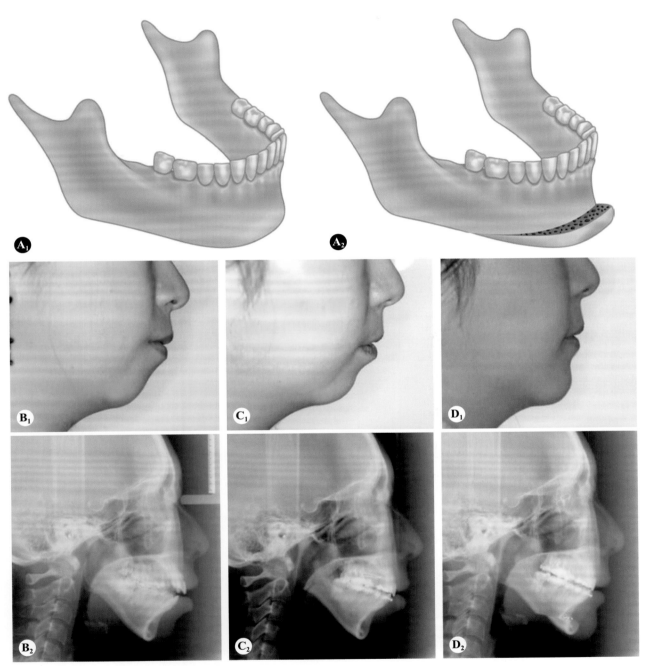

▲ 图 5-3　骨性Ⅱ类错𬌗畸形经过掩饰性正畸以后，可以通过颏成形术进一步改善骨形态
颏成形术的好处是它不改变咬合关系，因而在正畸的任何时间都可以实施

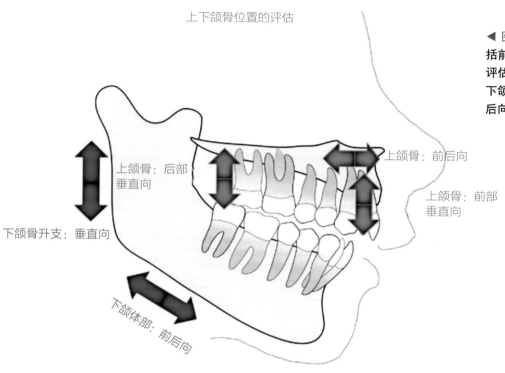

上下颌骨位置的评估

◄ 图 5-4　上颌骨评估包括前后向和垂直向，垂直向评估又包括前部和后部。而下颌骨评估包括下颌体部前后向距离和升支高度的评估

上颌骨：后部垂直向

上颌骨：前后向

下颌骨升支：垂直向

上颌骨：前部垂直向

下颌体部：前后向

骨骼	牙齿
上颌过度发育 双颌前突	切牙唇倾大覆盖 露齿 2mm

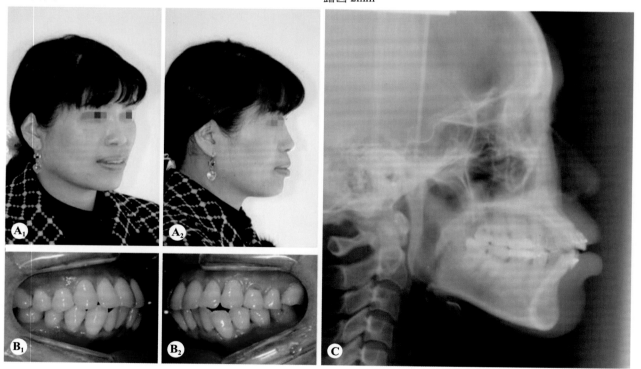

▲ 图 5-5　下唇外翻过于严重的案例需要通过前部分块截骨手术纠正

鉴于上颌骨整体后退受到解剖结构的限制，需要通过上颌骨分块截骨实现

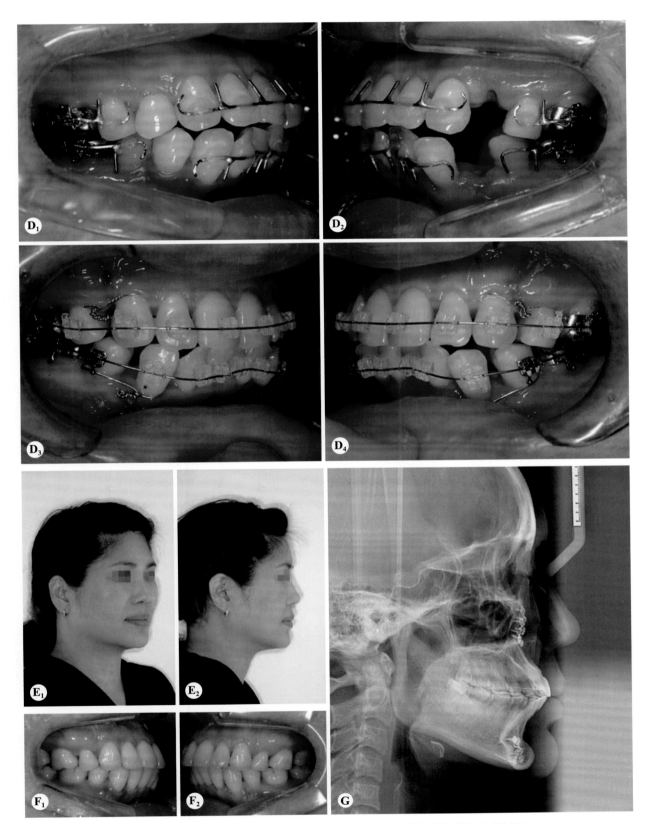

▲ 图 5-5（续）　下唇外翻过于严重的案例需要通过前部分块截骨手术纠正
鉴于上颌骨整体后退受到解剖结构的限制，需要通过上颌骨分块截骨实现

上颌后缩畸形中上颌骨垂直方向代偿性发育的特点

	上颌后部发育	上颌前部发育	
类型 I	过度	正常	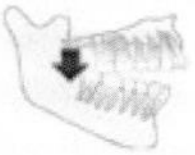
类型 II	正常	过度	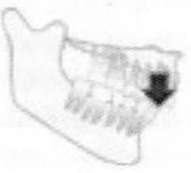
类型 III	不足	过度	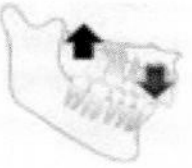
类型 IV	不足	正常	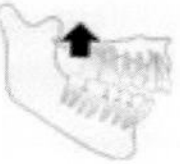

▲ 图 5-6　骨性 II 类错殆畸形上颌骨垂直方向特点的分类

	上颌后部发育	上颌前部发育	
类型 I	过度	正常	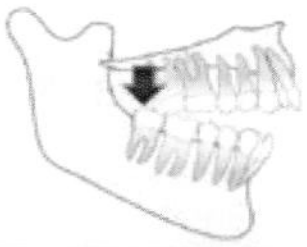

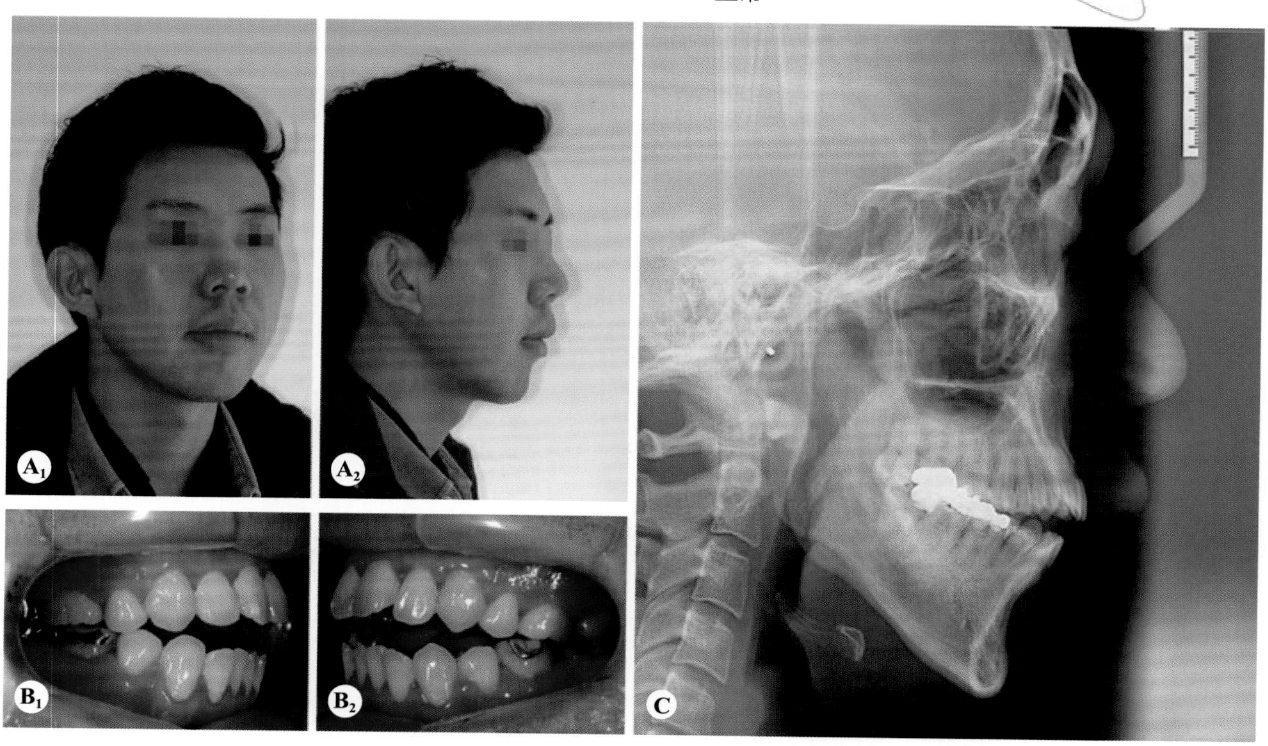

▲ 图 5-7　骨性 II 类错殆畸形，类型 I 患者的手术设计

在这个病例中，手术设计包括上颌后分（鼻中隔后分复合体）的上抬和上颌骨前分垂直高度的增加，通过逆时针旋转增加了下颌的前徙度

方法Ⅱ

项目			
鼻根点—上齿槽座点的垂直距离（N-A）	-0.90	2.50	-1.52
鼻根点—下齿槽座点的垂直距离（N-B）	-5.10	4.70	-15.03 **
鼻根点—颏前点的垂直距离（N-Pog）	-3.80	5.00	-17.38 **
上面高（N-ANS）（mm）	60.30	3.60	56.96
下面高（ANS-Me）（mm）	71.60	4.70	91.74 >>
上面高与下面高之比（N-ANS/ANS-Me）	0.80	0.40	0.62
后鼻棘点—鼻根点距离（PNS-N）（mm）	55.80	4.30	56.31
下颌平面角 [MP-FH Angle（deg）]	28.10	4.40	39.68 **
上中切牙—牙槽高（U1-NF）（mm）	31.10	2.60	40.74 ***
下前牙—牙槽高（L1-MP）（mm）	46.40	2.50	50.12 *
上颌第一磨牙—牙槽高（U6-NF）（mm）	26.70	3.60	32.51 *
下颌第一磨牙—牙槽高（L6-MP）（mm）	38.00	2.30	41.89 *
后鼻棘点—前鼻棘点距离（PNS-ANS）（mm）	54.40	3.50	48.91 *
升支长（Ar-Go）（mm）	55.20	5.30	59.78
下颌体长（Go-Pog）（mm）	84.40	5.00	74.56 *
关节点—下颌角点—颏顶点夹角 [Gonial Angle（Ar-Go-Gn）（deg）]	119.40	5.50	129.52 *
下齿槽座点—颏前点距离（B-Pog）（mm）	7.20	1.50	12.74 ***
k平面—下颌平面角 [OP-MP Angle（deg）]	12.90	3.70	24.43 ***
上下齿槽座角（A-B）	-2.00	2.40	-3.49
上中切牙—牙槽平面角 [U1-NF Angle（deg）]	116.20	5.90	110.58
下中切牙—下颌平面角 [L1-MP Angle（deg）]	95.40	5.60	91.69
额点—鼻下点—软组织颏前点夹角 [G-Sn-Pog' Angle（deg）]	9.90	3.90	21.15 **
额点—鼻下点 [G-Sn]（//HP）（mm）	5.00	3.70	5.95
额点—软组织颏前点 [G- Pog'（//HP）]	-1.10	5.30	15.95 ***
鼻下点—软组织颏顶点—颏前点夹角 [Sn-Gn'-C Angle（deg）]	1.50	0.20	110.62 >>
额点—鼻下点与鼻下点—软组织颏顶点之比（G-Sn/Sn-Me'）	1.07	0.10	0.79 **
鼻唇角 [Nasolabial Angle（deg）]	94.40	10.30	99.06
颏唇沟深度（Mentolabial Sulcus）（mm）	5.50	1.20	6.32
上口点—上中切牙（STMs-U1）	2.00	1.20	1.07

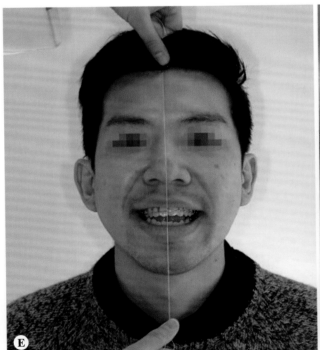

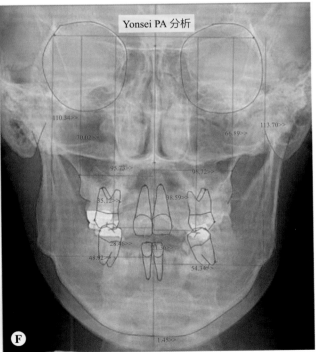

▲ 图 5-7（续）　骨性Ⅱ类错殆畸形，类型Ⅰ患者的手术设计

在这个病例中，手术设计包括上颌后分（鼻中隔后分复合体）的上抬和上颌骨前分垂直高度的增加，通过逆时针旋转增加了下颌的前徙度

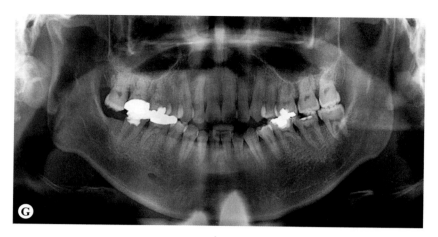

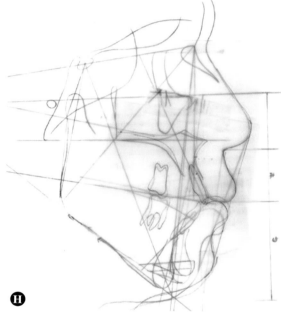

上颌

ANS（前鼻棘点）：垂直向不动
- 左侧：尖牙上抬 0.5mm
  第一磨牙上抬 2mm
  PNS（后鼻棘点）上抬 5mm
- 右侧：尖牙上抬 0.5mm
  第一磨牙上抬 2mm
  PNS（后鼻棘点）上抬 5mm
- 切端位置：水平方向后退 1mm，垂直方向
  维持不变
- 旋转中心：上切牙釉牙骨质界
  中线维持不变

下颌

- 左侧：SSRO 前徙（第一磨牙前徙 1mm；
  下颌骨前缘前徙 9mm）
- 右侧：SSRO 前徙（第一磨牙前徙 1.5mm；
  下颌骨前缘前徙 10mm）
- B（下牙槽座点）：前徙 4mm
- 颏点：前徙 9mm
- 颏成形术：缩短 4mm，前徙 2mm

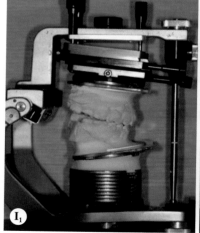
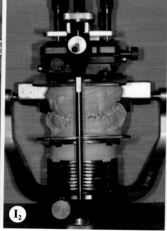
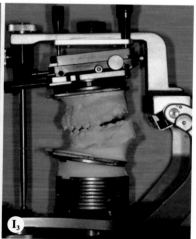

▲ 图 5-7（续） 骨性 Ⅱ 类错𬌗畸形，类型 Ⅰ 患者的手术设计

在这个病例中，手术设计包括上颌后分（鼻中隔后分复合体）的上抬和上颌骨前分垂直高度的增加，通过逆时针旋转增加了下颌的前徙度

SSRO. 下颌升支矢状劈开截骨术

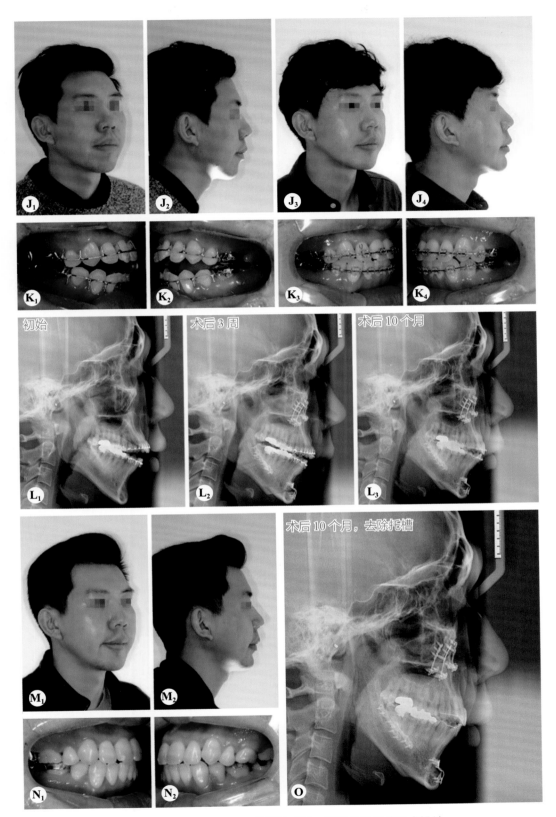

▲ 图 5-7（续）　骨性 II 类错殆畸形，类型 I 患者的手术设计

在这个病例中，手术设计包括上颌后分（鼻中隔后分复合体）的上抬和上颌骨前分垂直高度的增加，通过逆时针旋转增加了下颌的前徙度

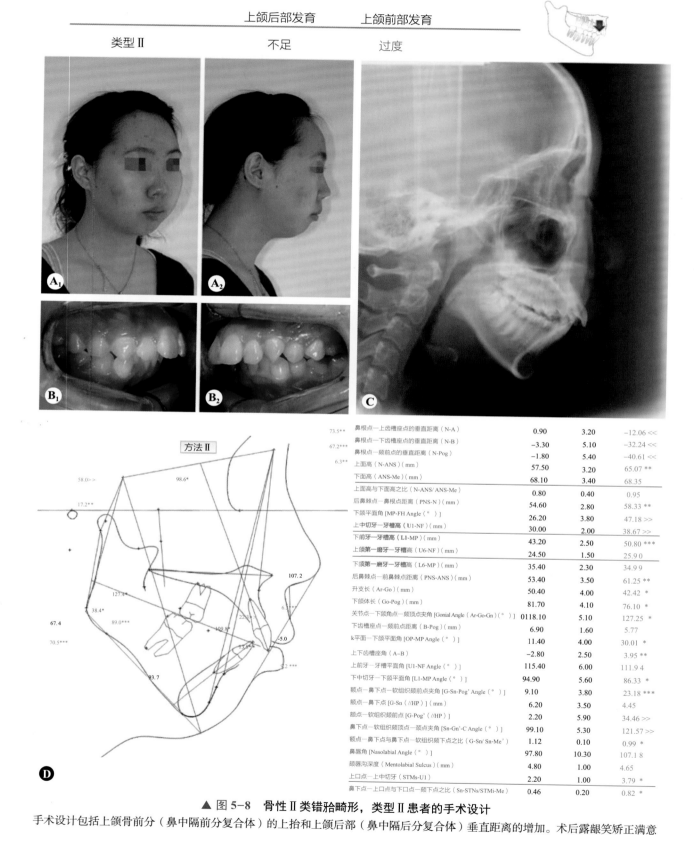

			上颌后部发育	上颌前部发育
		类型 II	不足	过度

73.5**	鼻根点—上齿槽座点的垂直距离（N-A）		0.90	3.20	−12.06 <<
67.2***	鼻根点—下齿槽座点的垂直距离（N-B）		−3.30	5.10	−32.24 <<
6.3**	鼻根点—颏前点的垂直距离（N-Pog）		−1.80	5.40	−40.61 <<
	上面高（N-ANS）（mm）		57.50	3.20	65.07 **
	下面高（ANS-Me）（mm）		68.10	3.40	68.35
	上面高与下面高之比（N-ANS/ ANS-Me）		0.80	0.40	0.95
58.0>>	后鼻棘点—鼻根点距离（PNS-N）（mm）	98.6*	54.60	2.80	58.33 **
17.2**	下颌平面角 [MP-FH Angle（°）]		26.20	3.80	47.18 >>
	上中切牙—牙槽高（U1-NF）（mm）		30.00	2.00	38.67 >>
	下前牙—牙槽高（L1-MP）（mm）		43.20	2.50	50.80 ***
	上颌第一磨牙—牙槽高（U6-NF）（mm）		24.50	1.50	25.90
	下颌第一磨牙—牙槽高（L6-MP）（mm）	107.2	35.40	2.30	34.99
	后鼻棘点—前鼻棘点距离（PNS-ANS）（mm）		53.40	3.50	61.25 **
38.4*	升支长（Ar-Go）（mm）	6.3*	50.40	4.00	42.42 *
67.4	下颌体长（Go-Pog）（mm）	89.0***	81.70	4.10	76.10 *
70.5***	关节点—下角点—颏顶点夹角（Gonial Angle（Ar-Go-Gn）（°）]	109.8*	0118.10	5.10	127.25 *
	下齿槽座点—颏顶点距离（B-Pog）（mm）	−5.0	6.90	1.60	5.77
	k平面—下颌平面角 [OP-MP Angle（°）]		11.40	4.00	30.01 *
	上下齿槽座角（A-B）		−2.80	2.50	3.95 **
	上前牙—牙槽平面角（U1-NF Angle（°）]		115.40	6.00	111.94
93.7	下中切牙—下颌平面角（L1-MP Angle（°）]		94.90	5.60	86.33 *
	额点—鼻下点—软组织颏前点夹角 [G-Sn-Pog' Angle（°）]		9.10	3.80	23.18 ***
	额点—鼻下点 [G-Sn（//HP）]		6.20	3.50	4.45
	额点—软组织颏前点 [G-Pog'（//HP）]		2.20	5.90	34.46 >>
	鼻下点—软组织颏顶点—颏下点夹角（Sn-Gn'-C Angle（°）]		99.10	5.30	121.57 >>
	额点—鼻下点与鼻下点—软组织颏下点之比（G-Sn/ Sn-Me'）		1.12	0.10	0.99 *
	鼻唇角 [Nasolabial Angle（°）]		97.80	10.30	107.18
	颏唇沟深度（Mentolabial Sulcus）（mm）		4.80	1.00	4.65
	上口点—上中切牙（STMs-U1）		2.20	1.00	3.79 *
	鼻下点—上口点与下口点—颏下点之比（Sn-STNs/STMi-Me）		0.46	0.20	0.82 *

方法 II

▲ 图 5-8　骨性 II 类错𬌗畸形，类型 II 患者的手术设计

手术设计包括上颌骨前分（鼻中隔前分复合体）的上抬和上颌后部（鼻中隔后分复合体）垂直距离的增加。术后露龈笑矫正满意

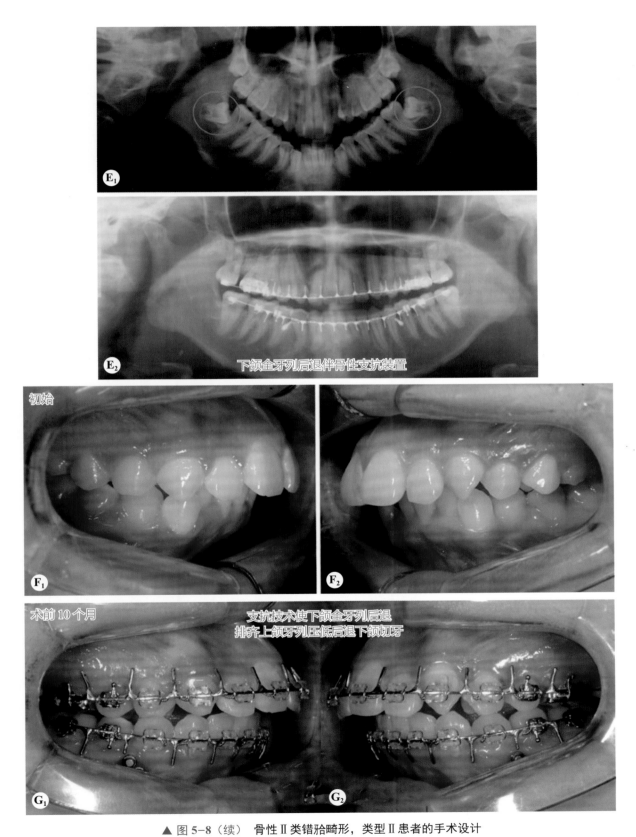

▲ 图 5-8（续）　骨性Ⅱ类错殆畸形，类型Ⅱ患者的手术设计

手术设计包括上颌骨前分（鼻中隔前分复合体）的上抬和上颌后部（鼻中隔后分复合体）垂直距离的增加。术后露龈笑矫正满意

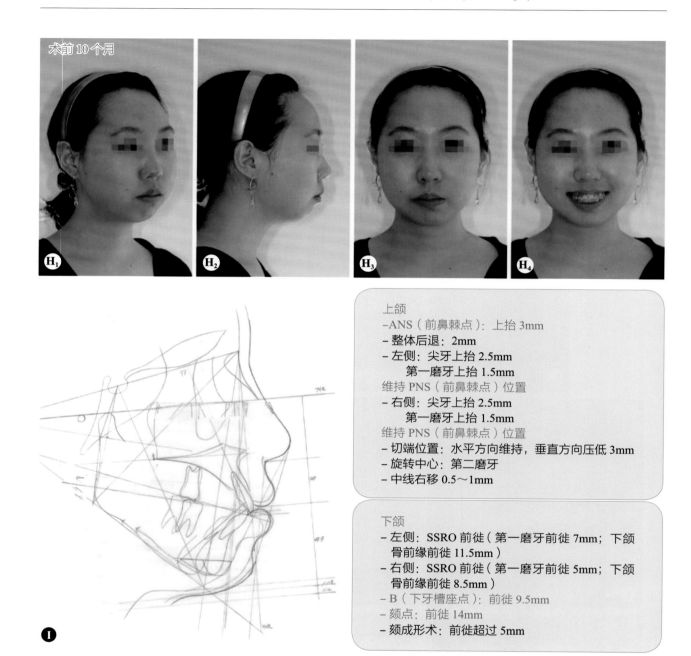

上颌
- -ANS（前鼻棘点）：上抬 3mm
- 整体后退：2mm
- 左侧：尖牙上抬 2.5mm
  　　　第一磨牙上抬 1.5mm
  维持 PNS（前鼻棘点）位置
- 右侧：尖牙上抬 2.5mm
  　　　第一磨牙上抬 1.5mm
  维持 PNS（前鼻棘点）位置
- 切端位置：水平方向维持，垂直方向压低 3mm
- 旋转中心：第二磨牙
- 中线右移 0.5～1mm

下颌
- 左侧：SSRO 前徙（第一磨牙前徙 7mm；下颌骨前缘前徙 11.5mm）
- 右侧：SSRO 前徙（第一磨牙前徙 5mm；下颌骨前缘前徙 8.5mm）
- B（下牙槽座点）：前徙 9.5mm
- 颏点：前徙 14mm
- 颏成形术：前徙超过 5mm

▲ 图 5-8（续）　骨性 II 类错殆畸形，类型 II 患者的手术设计

手术设计包括上颌骨前分（鼻中隔前分复合体）的上抬和上颌后部（鼻中隔后分复合体）垂直距离的增加。术后露龈笑矫正满意
SSRO. 下颌升支矢状劈开截骨术

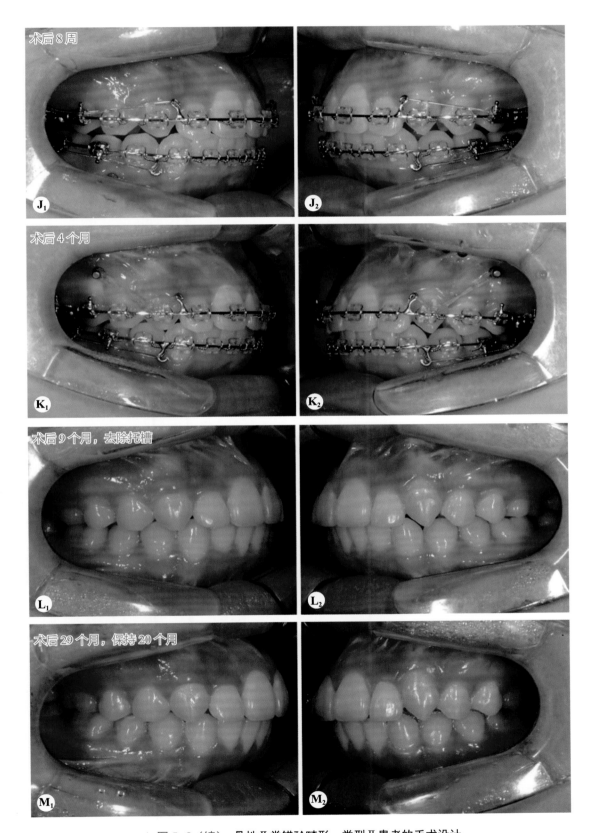

▲ 图 5-8（续） **骨性Ⅱ类错殆畸形，类型Ⅱ患者的手术设计**

手术设计包括上颌骨前分（鼻中隔前分复合体）的上抬和上颌后部（鼻中隔后分复合体）垂直距离的增加。术后露龈笑矫正满意

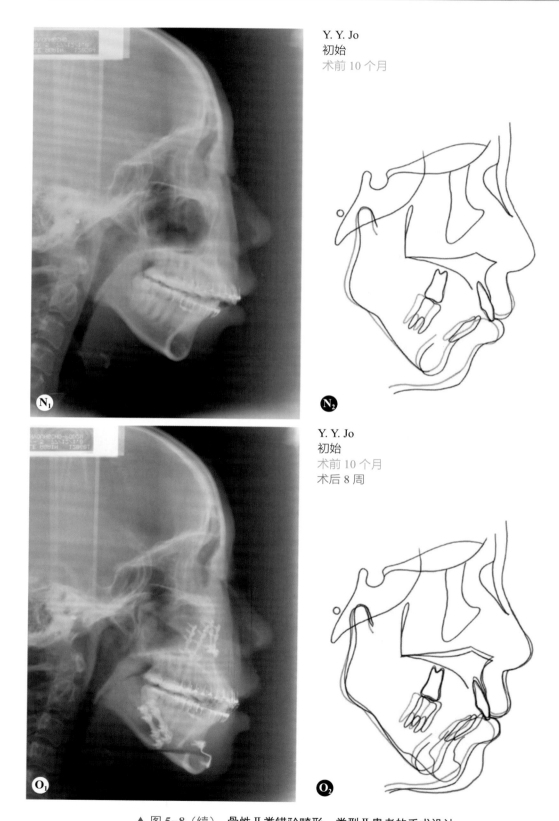

Y. Y. Jo
初始
术前 10 个月

Y. Y. Jo
初始
术前 10 个月
术后 8 周

▲ 图 5-8（续） 骨性 II 类错𬌗畸形，类型 II 患者的手术设计

手术设计包括上颌骨前分（鼻中隔前分复合体）的上抬和上颌后部（鼻中隔后分复合体）垂直距离的增加。术后露龈笑矫正满意

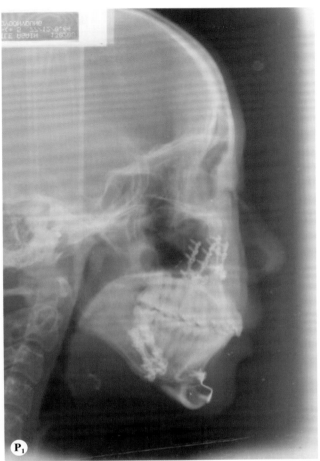

Y. Y. Jo
初始
术前 10 个月
术后 8 周
术后 9 个月，去除托槽

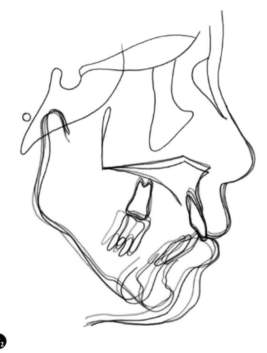

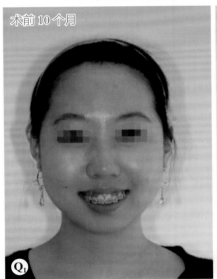

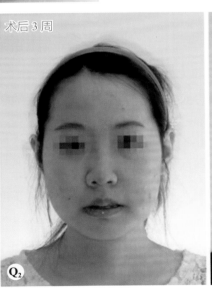

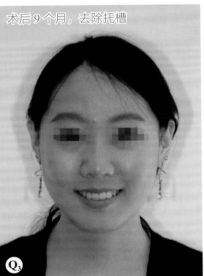

▲ 图 5-8（续）　骨性Ⅱ类错𬌗畸形，类型Ⅱ患者的手术设计

手术设计包括上颌骨前分（鼻中隔前分复合体）的上抬和上颌后部（鼻中隔后分复合体）垂直距离的增加。术后露龈笑矫正满意

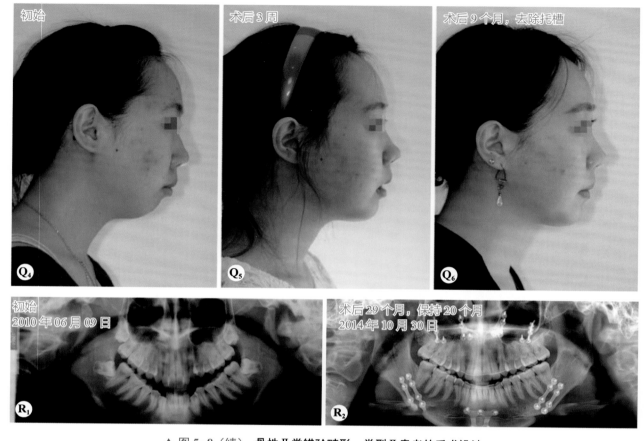

▲ 图 5-8（续） **骨性 Ⅱ 类错殆畸形，类型 Ⅱ 患者的手术设计**
手术设计包括上颌骨前分（鼻中隔前分复合体）的上抬和上颌后部（鼻中隔后分复合体）垂直距离的增加。术后露龈笑矫正满意

（三）下颌后缩上颌骨垂直位置（类型 Ⅲ）

在类型 Ⅲ 患者中，上颌后部垂直向发育不足，前部发育过度，经常伴有髁突骨质病理性改变［自发性髁突骨质吸收（idiopathic condylar resorptin，ICR）］[1, 2]。因为升支发育不足，后面部高度不足，下颌角平面高角。上颌前部垂直向过度发育导致露龈笑。在这一类型中，如果采用正畸优先的治疗模式，术前有足够时间稳定髁突位置，并且在术前正畸过程中间断评估下颌骨位置，比手术优先模式（SFA）更为可取。手术设计包括上颌前部（前鼻棘鼻中隔复合体）的上抬及上颌后部（后鼻棘）的下降。这类正颌手术的术后稳定性依然有争议[3]，必要时术中可以进行自体骨或人工骨移植来增加稳定性（图 5-9）。

诊断要点
(1) 下颌平面高角。
(2) 露龈笑。
 – 升支高度缩短。
 – 髁突自发性骨吸收及其他病理改变。

（四）下颌后缩上颌骨垂直位置（类型 Ⅳ）

在类型 Ⅳ 错殆畸形中，上颌后部发育不足，前部发育大致正常。这一类患者也经常伴有 ICR，由于下颌升支发育不足，患者出现后面高缩短，下颌平面高角。上颌前部的发育正常增加了手术设计的难度。手术设计的要点是增加上颌后部高度，并进行自体骨或羟基磷灰石人工骨移植（图 5-10）。为了使下颌骨的前徙更加充分，往往需要前徙上颌骨。为了改善上下唇的形态，需要拔除上颌、下颌

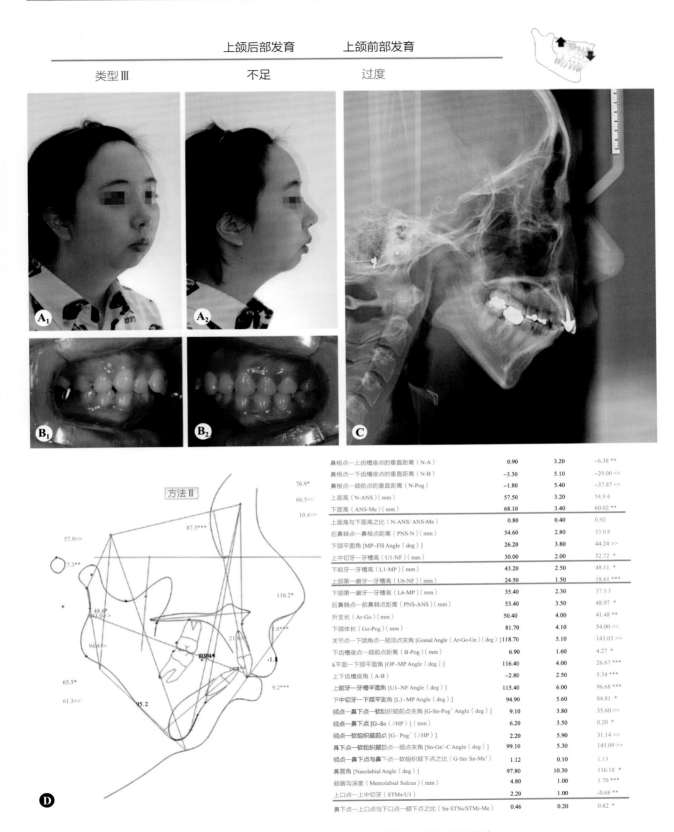

鼻根点—上齿槽座点的垂直距离（N-A）	0.90	3.20	-6.38 **
鼻根点—下齿槽座点的垂直距离（N-B）	-3.30	5.10	-29.00 <<
鼻根点—颏前点的垂直距离（N-Pog）	-1.80	5.40	-37.87 <<
上面高（N-ANS）(mm)	57.50	3.20	54.94
下面高（ANS-Me）(mm)	68.10	3.40	60.02 **
上面高与下面高之比（N-ANS/ ANS-Me）	0.80	0.40	0.92
后鼻棘点—鼻根点距离（PNS-N）(mm)	54.60	2.80	53.08
下颌平面角 [MP-FH Angle（deg）]	26.20	3.80	44.24 >>
上中切牙—牙槽高（U1-NF）(mm)	30.00	2.00	32.72 *
下前牙—牙槽高（L1-MP）(mm)	43.20	2.50	48.11 *
上颌第一磨牙—牙槽高（U6-NF）(mm)	24.50	1.50	18.61 ***
下颌第一磨牙—牙槽高（L6-MP）(mm)	35.40	2.30	37.33
后鼻棘点—前鼻棘点距离（PNS-ANS）(mm)	53.40	3.50	48.97 *
升支体长（Ar-Go）(mm)	50.40	4.00	41.48 **
下颌体长（Go-Pog）(mm)	81.70	4.10	54.00 <<
关节点—下颌角点—颏顶点夹角 [Gonial Angle（Ar-Go-Gn）(deg)]	118.70	5.10	143.03 >>
下齿槽座点—颏前点距离（B-Pog）(mm)	6.90	1.60	4.27 *
k平面—下颌平面角 [OP-MP Angle（deg）]	116.40	4.00	26.67 ***
上下齿槽座角（A-B）	-2.80	2.50	5.34 **
上前牙—牙槽平面角 [U1-NF Angle（deg）]	115.40	6.00	96.68 ***
下中切牙—下颌平面角 [L1-MP Angle（deg）]	94.90	5.60	84.81 *
颏前点—鼻下点—软组织颏前点夹角 [G-Sn-Pog' Angle（deg）]	9.10	3.80	35.60 >>
颏点—鼻下点 [G-Sn（//HP）](mm)	6.20	3.50	0.20 *
颏点—软组织颏前点 [G- Pog'（//HP）]	2.20	5.90	31.14 >>
鼻下点—软组织颏顶点—颏前点夹角 [Sn-Gn'-C Angle（deg）]	99.10	5.30	145.09 >>
颏点—鼻下点与颏点—软组织颏下点之比（G-Sn/ Sn-Me'）	1.12	0.10	1.13
鼻唇角 [Nasolabial Angle（deg）]	97.80	10.30	116.18 *
颏唇沟深度（Mentolabial Sulcus）(mm)	4.80	1.00	1.70 ***
上口点—上中切牙（STMs-U1）	2.20	1.00	-0.68 **
鼻下点—上口点与下口点—颏下点之比（Sn-STNs/STMi-Me）	0.46	0.20	0.82 *

▲ 图5-9 骨性Ⅱ类错殆畸形，类型Ⅲ患者的手术设计

手术设计包括上颌前分的抬高和上颌后分的下降。出于稳定性的考虑，可以配合自体骨或者羟基磷灰石人工骨移植

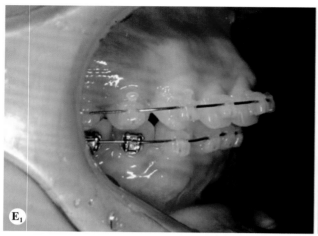

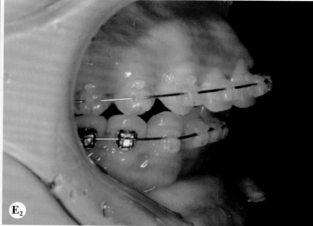

正中牙颌 · 正中关系

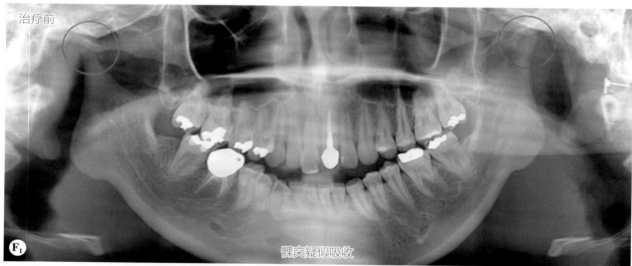

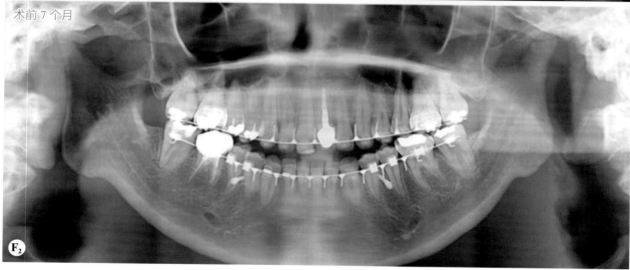

▲ 图 5-9（续） 骨性 Ⅱ 类错𬌗畸形，类型 Ⅲ 患者的手术设计

手术设计包括上颌前分的抬高和上颌后分的下降。出于稳定性的考虑，可以配合自体骨或者羟基磷灰石人工骨移植

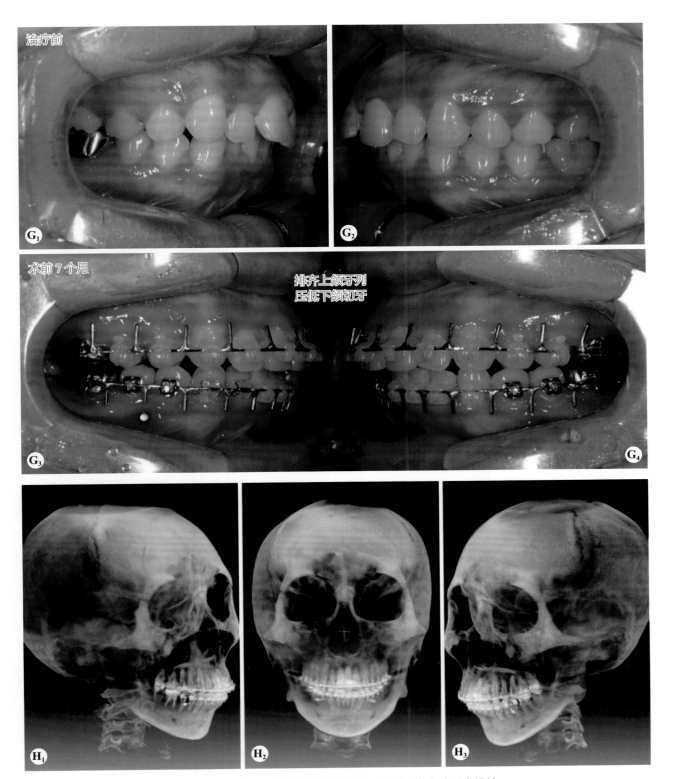

▲ 图 5–9（续）　骨性Ⅱ类错𬌗畸形，类型Ⅲ患者的手术设计
手术设计包括上颌前分的抬高和上颌后分的下降。出于稳定性的考虑，可以配合自体骨或者羟基磷灰石人工骨移植

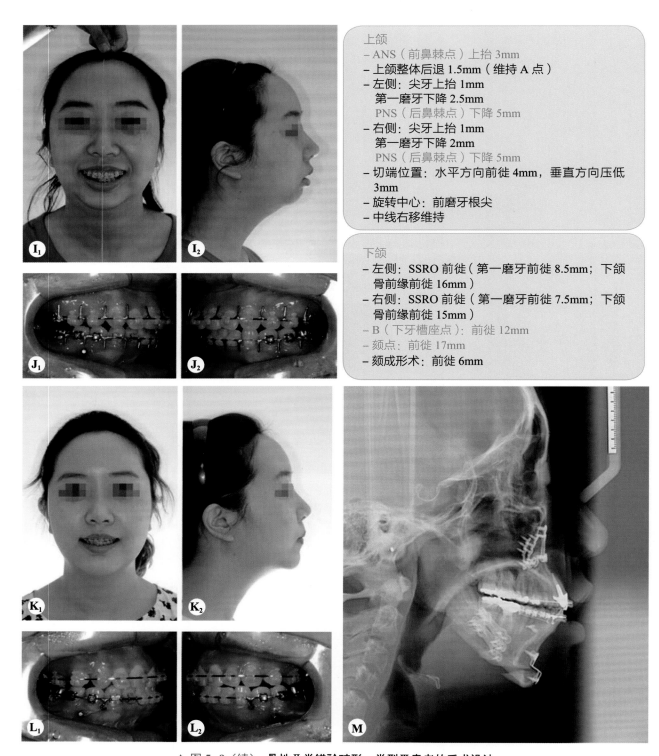

上颌
- ANS（前鼻棘点）上抬 3mm
- 上颌整体后退 1.5mm（维持 A 点）
- 左侧：尖牙上抬 1mm
  第一磨牙下降 2.5mm
  PNS（后鼻棘点）下降 5mm
- 右侧：尖牙上抬 1mm
  第一磨牙下降 2mm
  PNS（后鼻棘点）下降 5mm
- 切端位置：水平方向前徙 4mm，垂直方向压低 3mm
- 旋转中心：前磨牙根尖
- 中线右移维持

下颌
- 左侧：SSRO 前徙（第一磨牙前徙 8.5mm；下颌骨前缘前徙 16mm）
- 右侧：SSRO 前徙（第一磨牙前徙 7.5mm；下颌骨前缘前徙 15mm）
- B（下牙槽座点）：前徙 12mm
- 颏点：前徙 17mm
- 颏成形术：前徙 6mm

▲ 图 5-9（续）　骨性 II 类错殆畸形，类型 III 患者的手术设计

手术设计包括上颌前分的抬高和上颌后分的下降。出于稳定性的考虑，可以配合自体骨或者羟基磷灰石人工骨移植

SSRO. 下颌升支矢状劈开截骨术

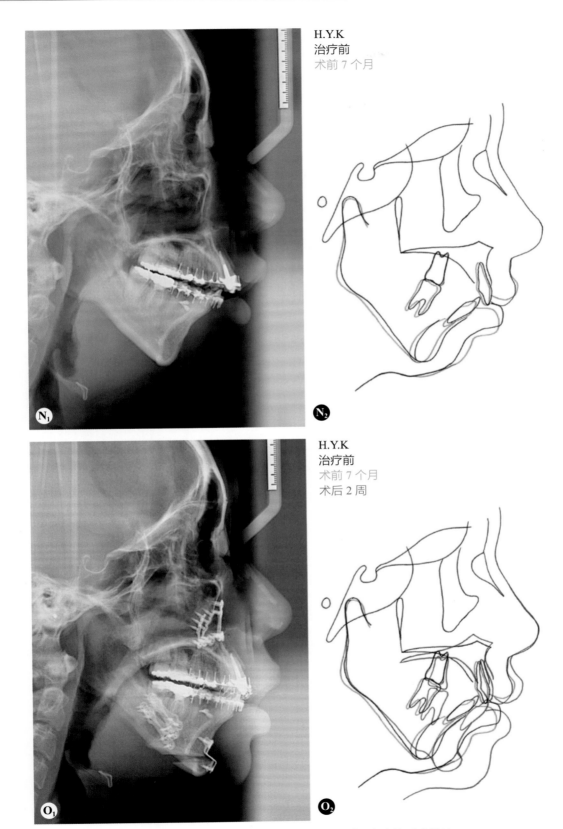

H.Y.K
治疗前
术前 7 个月

H.Y.K
治疗前
术前 7 个月
术后 2 周

▲ 图 5-9（续） 骨性Ⅱ类错殆畸形，类型Ⅲ患者的手术设计
手术设计包括上颌前分的抬高和上颌后分的下降。出于稳定性的考虑，可以配合自体骨或者羟基磷灰石人工骨移植

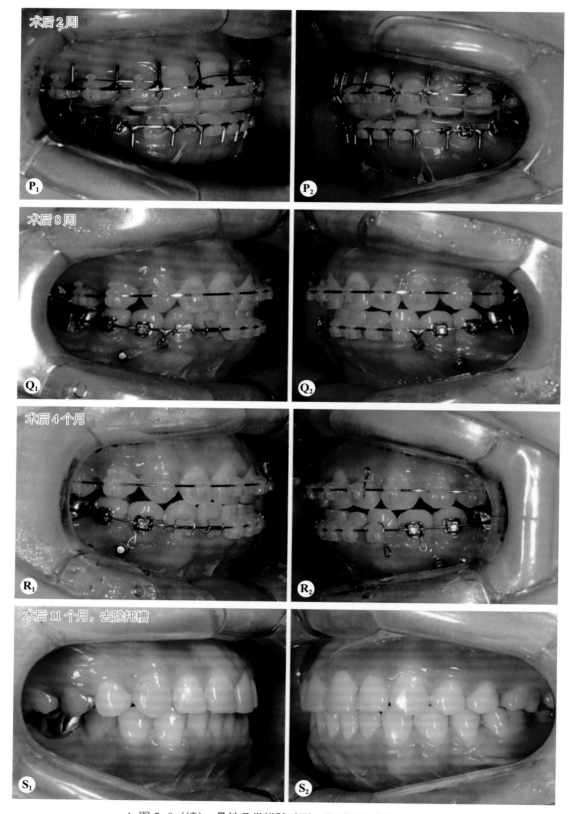

▲ 图5-9（续） 骨性Ⅱ类错殆畸形，类型Ⅲ患者的手术设计
手术设计包括上颌前分的抬高和上颌后分的下降。出于稳定性的考虑，可以配合自体骨或者羟基磷灰石人工骨移植

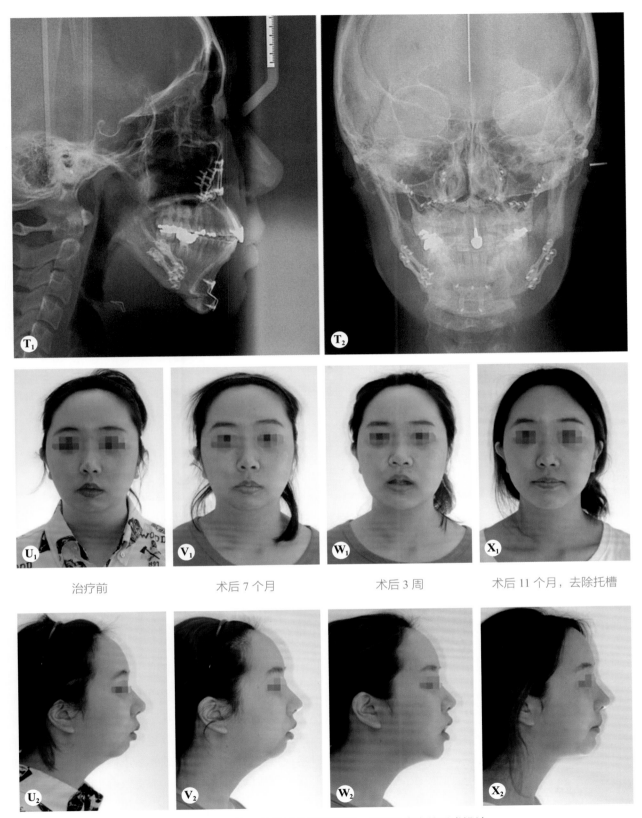

治疗前	术后 7 个月	术后 3 周	术后 11 个月，去除托槽

▲ 图 5-9（续）　骨性Ⅱ类错𬌗畸形，类型Ⅲ患者的手术设计

手术设计包括上颌前分的抬高和上颌后分的下降。出于稳定性的考虑，可以配合自体骨或者羟基磷灰石人工骨移植

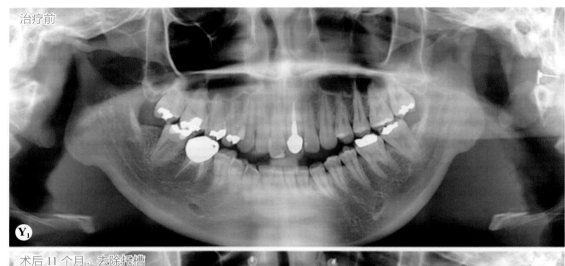

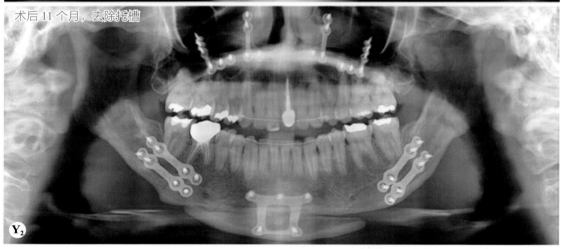

▲ 图 5-9（续） 骨性 Ⅱ 类错𬌗畸形，类型 Ⅲ 患者的手术设计
手术设计包括上颌前分的抬高和上颌后分的下降。出于稳定性的考虑，可以配合自体骨或者羟基磷灰石人工骨移植

的双尖牙。在第 Ⅳ 类下颌后缩中，如果采用正畸优先的治疗方式，有足够时间在术前正畸时评估下颌骨的位置，因而较 SFA 更为可取。

诊断要点

(1) 下颌平面高角。

(2) 上牙露齿正常。

- 升支高度鼻涕缩短。
- 髁突自发性骨吸收及其他病理改变。

三、骨性 Ⅱ 类错𬌗畸形的手术优先模式

骨性 Ⅱ 类错𬌗畸形患者如果术后即刻咬合关系能够通过咬合模型拼对的方式确定，就可以采用 SFA。当遇到如下情况时，采用 SFA 纠正骨性 Ⅱ 类错𬌗畸形应该慎重。

（一）关节位置不稳定

骨性 Ⅱ 类错𬌗畸形的患者有前伸下颌骨达到更好咬合的习惯。如果这个习惯已经形成了很长时间，那么患者可能具有双重咬合。这种双重咬合在术前可能很难察觉，导致术后下颌骨后缩复发。如果采用正畸优先的方式，双重咬合可能被阻断，术前能够建立相对稳定的正中𬌗位。如前所述，评估髁突病理性改变是否停止，还是仍在继续，往往较为困难。因此，术前正畸过程提供了足够的时间让

医生观察髁突自发性骨吸收是否在活跃期。

（二）SFA 术后即刻咬合为前牙反𬌗

如果 SFA 术后即刻咬合关系为反𬌗，需要术后正畸时进行纠正，可能需要通过拔除下颌双尖牙来实现。然而，术后即刻咬合为反𬌗，上前牙与下颌前牙舌侧接触，下颌前徙术后存在肌肉牵拉下颌骨向后的力量，这一力量传导至下前牙舌侧与上前牙一起，使得下颌前牙更容易向唇侧移动，将加大纠正反𬌗的难度。

（刘筱菁　译）

参考文献

[1] Arnett GW, Milam SB, Gottesman L. Progressive mandibular retrusion—idiopathic condylar resorption. Part Ⅰ. Am J Orthod Dentofacial Orthop. 1996;110(1):8-15.

[2] Arnett GW, Milam SB, Gottesman L. Progressive mandibular retrusion—idiopathic condylar resorption. Part Ⅱ. Am J Orthod Dentofacial Orthop. 1996;110(2):117-27.

[3] Esteves LS, Castro V, Prado R, de Moraes e Silva CÁ, do Prado CJ, Trindade Neto AI. Assessment of skeletal stability after counterclockwise rotation of the maxillomandibular complex in patients with long-face pattern subjected to orthognathic surgery. J Craniofac Surg. 2014;25(2):432-6.

[4] Kim JS, Kim JK, Hong SC, Cho JH. Changes in the upper airway after counterclockwise maxillomandibular advancement in young Korean women with class Ⅱ malocclusion deformity. J Oral Maxillofac Surg. 2013;71(9):1603.e1-6.

第6章　面部不对称的诊疗策略：正畸视角

Treatment Strategy for Facial Asymmetry: An Orthodontic Perspective

一、面部不对称的检查和评估

近几十年来，随着多种技术手段的不断发展，面部不对称的诊断变得更为简便和精准。尤其是对面部不对称患者进行手术治疗设计时，3D评价方法比传统的2D评价能够提供更多的细节[1-3]。其中，3D面部扫描能够帮助医生在设计方案时兼顾软、硬组织的评估（图6-1）[4]。

然而，临床评估仍然是外科医生在偏斜病例的检查中至关重要的。为了制订更为精确的手术计划，静态面部照片和动态记录都很有必要（图6-2）。

在有些病例中，诊断面部不对称用动态记录比静态记录更可靠。从患者正面可以直观获得双眦平面倾斜、鼻尖突度、人中突度、唇线倾斜、咬合面倾斜、上颌牙列中线与面中线关系、下颌牙列中线与面中线关系、颏点偏斜和颏部轮廓偏斜，以及牙列信息（图6-3）。此外，动态下评估微笑，并在标准姿态位和非标准姿态位检查上、中切牙暴露量非常重要。这一点是术前确定上颌骨前部垂直位置的重要依据。

二、下颌偏斜不对称：垂直方向与水平方向不对称

下颌生长区域可被分成两部分，因此，下颌不对称在不同患者身上可能会有不同表现。如果生长不对称主要与髁突和下颌升支有关，临床可以认为是垂直方向不对称。这类患者常表现为垂直生长型，伴有不同高度的下颌角、上颌单侧垂直方向的代偿性生长及上颌的偏斜。另外一种下颌偏斜主要与下颌水平不对称有关，这类患者的双侧下颌角高度差相对较小，上颌偏斜较轻（图6-4）。当然，这两种方向的不对称往往不会独立出现，在大多数患者身上两种形式会同时存在。

三、面部不对称的手术优先模式

大多数进行传统正颌手术治疗的骨性Ⅱ类和Ⅲ类牙颌面畸形患者，都存在不同程度的面部不对称，手术优先模式（SFA）亦如此。如果遵循了前几章所述的治疗流程，对面部不对称的SFA方案没

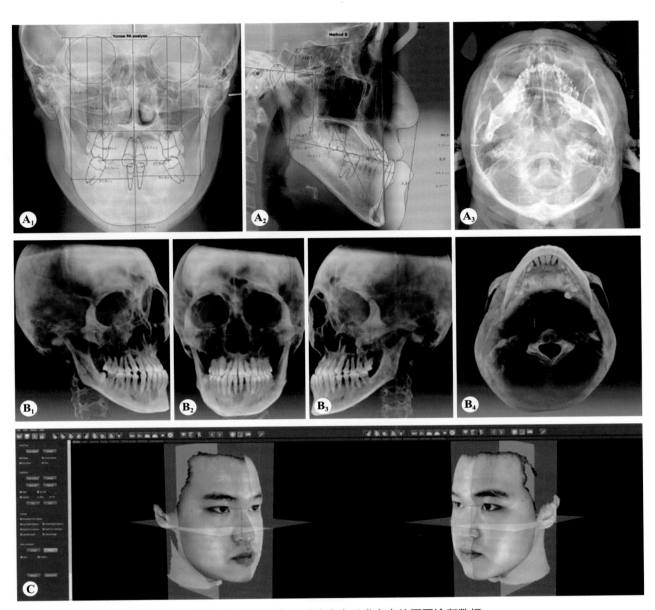

▲ 图 6-1 用于面部不对称患者手术方案的不同诊断数据

传统 2D 头颅正侧位片、3D 锥形束 CT 和 3D 面部扫描数据

有什么区别。但如果面部不对称或者牙列代偿非常严重，就不适合选择手术优先方案。具体来说，如果面部不对称有更多的垂直方向因素，确定 SFA 方案的术后咬合就更容易。这种患者基本上双侧牙列横向代偿相似、上下中线不调更少。因此，大部分的不对称表现在骨性问题上。这意味着大部分的改善会在手术中获得，术后正畸治疗最少（图 6-5）。

相反，对下颌水平不对称问题更严重的患者，双侧上下颌牙列横向代偿差别可能很大，会导致很难确定 SFA 术后咬合。有些患者术后可能是单侧锁𬌗，这有可能影响术后颌骨稳定性，并干扰术后正畸中牙齿移动（图 6-6）。所以有些情况下术前正畸是有必要的。

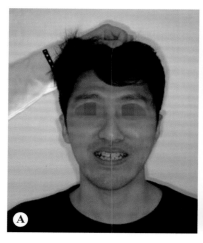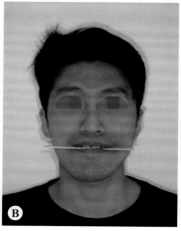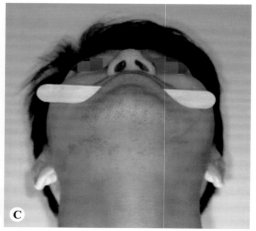

▲ 图 6-2　面部不对称患者的面部照片

正面微笑时需要提前用一根丝线放在患者面中线前。压舌板用于检查上颌不对称；需要指导患者颈部后仰 90°，以便展示下颌体部不对称

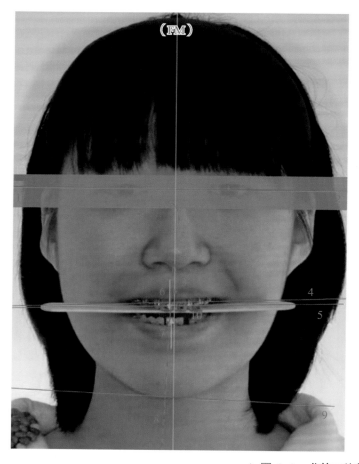

口外临床检查

1. 外眦连线倾斜

2. 鼻尖突度

3. 人中突度

4. 唇线倾斜

5. 咬合面倾斜

6. 上颌牙列中线与面中线关系

7. 下颌牙列中线与面中线关系

8. 颏点偏倚

9. 颏部轮廓偏斜

10. 上中切牙和牙龈暴露（标准姿态和非标准姿态）

▲ 图 6-3　术前口外临床检查

口外面部照片可以为面部不对称手术设计提供以下信息：双外眦连线倾斜、鼻尖突度、人中突度、唇线倾斜、咬合面倾斜、上牙列中线相对面中线、下牙列中线相对面中线（FM）、颏点偏斜、颏部轮廓偏斜和上中切牙和牙龈暴露

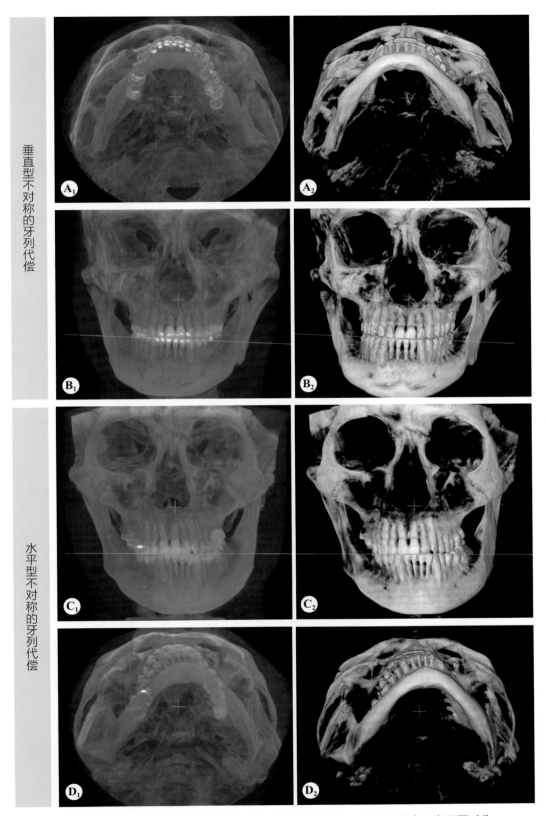

垂直型不对称的牙列代偿

水平型不对称的牙列代偿

▲ 图 6-4　两种不同类型的下颌不对称的牙列代偿特征：垂直不对称和水平不对称

在垂直不对称的患者中，上下颌牙列的左右侧代偿类型相似；在水平型不对称的患者中，左右侧横向代偿的量和角度是不同的，导致应用手术优先模式更困难

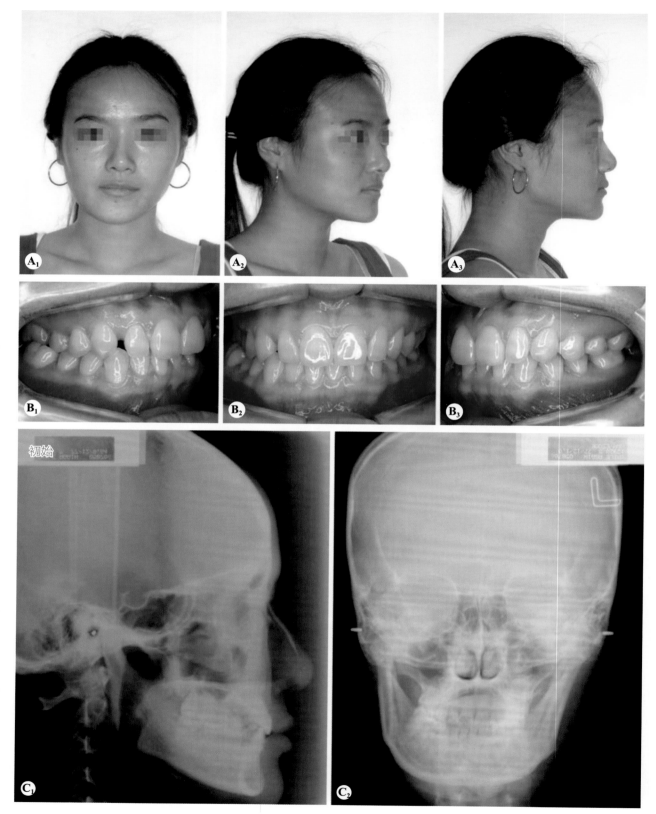

▲ 图 6-5　下颌垂直型不对称的手术优先模式

用模型外科确定手术咬合，术后正畸去除咬合干扰后可获得稳定的结果

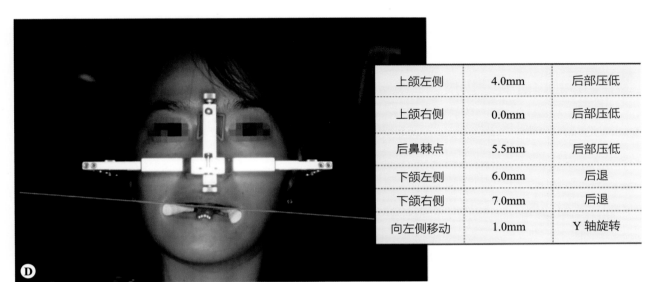

上颌左侧	4.0mm	后部压低
上颌右侧	0.0mm	后部压低
后鼻棘点	5.5mm	后部压低
下颌左侧	6.0mm	后退
下颌右侧	7.0mm	后退
向左侧移动	1.0mm	Y 轴旋转

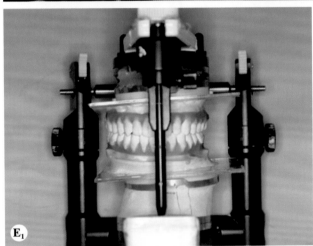

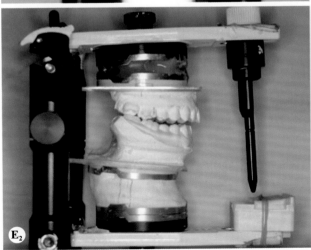

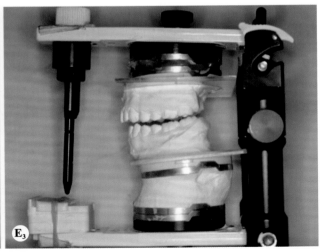

▲ 图 6-5（续） 下颌垂直型不对称的手术优先模式
用模型外科确定手术咬合，术后正畸去除咬合干扰后可获得稳定的结果

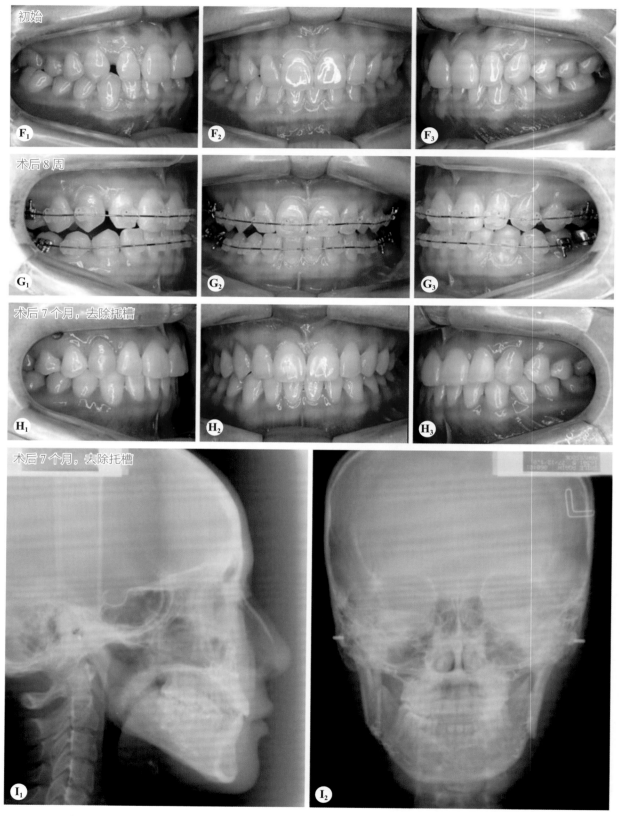

▲ 图 6-5（续） 下颌垂直型不对称的手术优先模式

用模型外科确定手术咬合，术后正畸去除咬合干扰后可获得稳定的结果

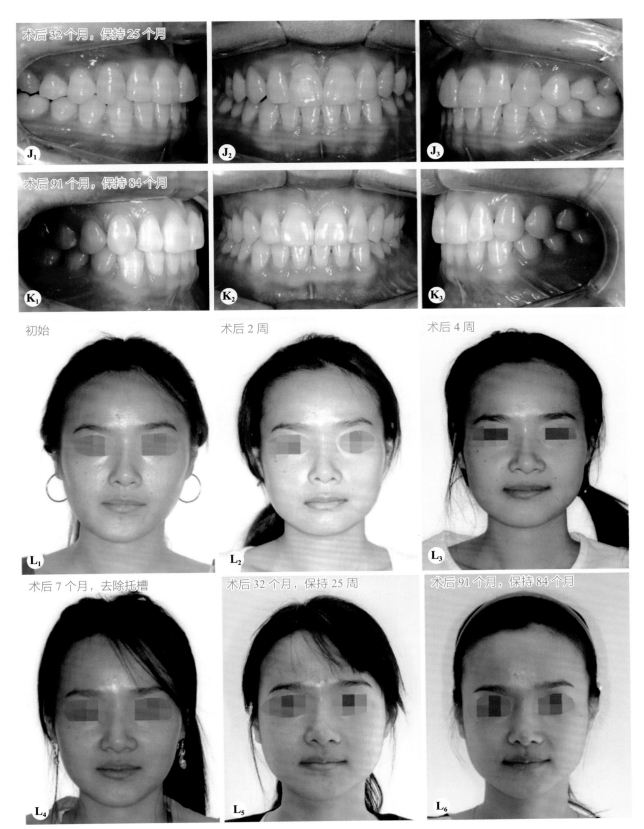

▲ 图 6-5（续） 下颌垂直型不对称的手术优先模式
用模型外科确定手术咬合，术后正畸去除咬合干扰后可获得稳定的结果

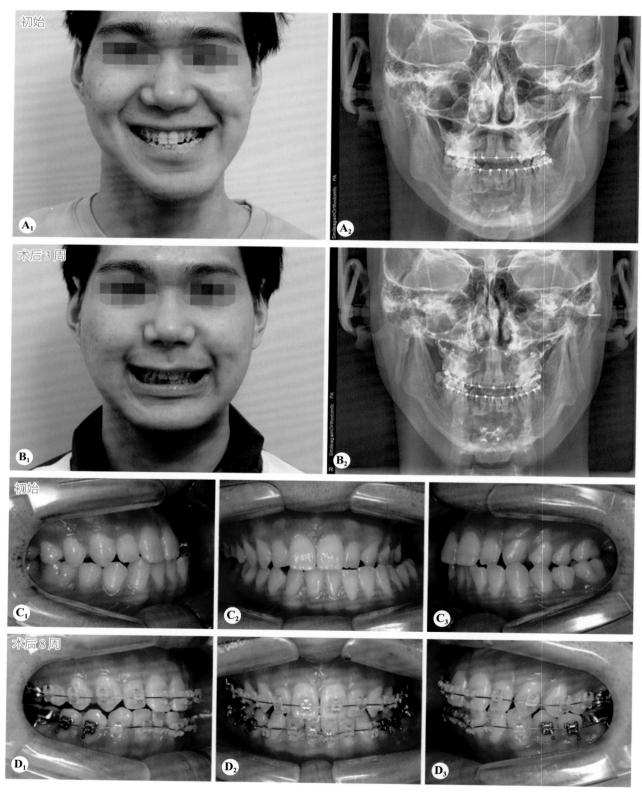

▲ 图 6-6　下颌水平型不对称的手术优先模式
术后患者存在右侧锁𬌗

（周　洋　译）

参考文献

[1] Baek C, Paeng JY, Lee JS, Hong J. Morphologic evaluation and classification of facial asymmetry using 3-dimensional computed tomography. J Oral Maxillofac Surg. 2012; 70(5):1161-9.

[2] Leung MY, Leung YY. Three-dimensional evaluation of mandibular asymmetry: a new classification and three-dimensional cephalometric analysis. Int J Oral Maxillofac Surg. 2018;47(8):1043-51.

[3] Oh MH, Hwang HS, Lee KM, Cho JH. Cone-beam computed tomography evaluation on the condylar displacement following sagittal split ramus osteotomy in asymmetric setback patients: Comparison between conventional approach and surgery-first approach. Angle Orthod. 2017;87(5):733-8.

[4] Cintra O, Grybauskas S, Vogel CJ, Latkauskiene D, Gama NA Jr. Digital platform for planning facial asymmetry orthodontic-surgical treatment preparation. Dental Press J Orthod. 2018;23(3):80-93.

第7章　手术优先模式术后稳定性与软组织变化：口内入路下颌升支垂直截骨术与下颌升支矢状劈开截骨术的比较

Relapses and Soft Tissue Changes Following the Surgery-First Approach: Intraoral Vertical Ramus Osteotomy Versus Sagittal Split Ramus Osteotomy

一、手术优先模式治疗骨性Ⅲ类错𬌗畸形的术后稳定性：口内入路下颌升支垂直截骨术与下颌升支矢状劈开截骨术的比较

20 世纪 50 年代，口内入路下颌升支垂直截骨术（intraoral vertical ramus osteotomy，IVRO）和下颌升支矢状劈开截骨术（sagittal split ramus osteotomy，SSRO）被用于颌骨畸形的矫治，其术后稳定性逐渐受到学者们的关注。自 20 世纪 90 年代以来，多项研究显示，通过 SSRO 手术后退下颌骨，在术后早期下颌易向前、向上方向复发，术后长期随访结果显示其复发方向相同。对于 IVRO 术后复发情况，研究结果之间存在一些差异，但术后早期的结果显示下颌骨向后移动，而长期结果与 SSRO 相同，下颌存在向前、向上方向的复发（图 7-1）。但总体而言，这些数值都在临床可接受的范围，并且两种手术方式的治疗效果都很稳定[1-3]。

通过手术优先模式（SFA）获得的术后稳定性与上述传统方式有何不同？在术后早期阶段，近、远心骨段间的移动是造成复发的主要原因，这种移动主要源自同远心骨段相关联的口颌系统的力学失衡。术中向远中或侧方移动近心骨段会造成这种不平衡力。在后期，近、远心骨段已基本连接，下颌作为一个整体在口颌肌群的作用下运动。而在 SFA 中，术后早期及后期之间似乎还存在另一阶段：术后正畸中间状态。在这一阶段，尚不完善的咬合关系是否会对术后稳定性造成影响呢？

一些研究比较了传统正颌手术和 SFA 的术后下颌骨稳定性，结果显示 SFA 术后下颌前向复发程度略高于传统治疗模式[4-7]。这在 SSRO 和 IVRO 两组的结果是一致的（图 7-2）[8]。这很有可能是在 SFA 中，术后早期后牙早接触导致的暂时性开𬌗造成的。

如前文所著，这种在术后下颌向前、向上方向的位置移动是在 SFA 中可被预估并设计在最初的治疗方案中的，因此，这种"下颌移动"应当被称之为"既定下颌骨位置"。

第7章　手术优先模式术后稳定性与软组织变化：口内入路下颌升支垂直截骨术与下颌升支矢状劈开截骨术的比较

Relapses and Soft Tissue Changes Following the Surgery-First Approach: Intraoral Vertical Ramus Osteotomy Versus Sagittal Split Ramus Osteotomy

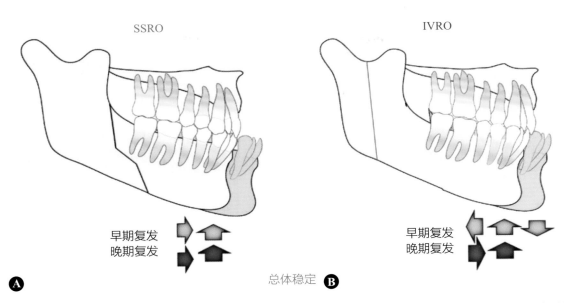

▲ 图 7-1　下颌升支矢状劈开截骨术（SSRO）和口内入路下颌升支垂直截骨术（IVRO）治疗下颌前突畸形的术后稳定性

既往研究表明，随着术后时间的延长，复发的方向有所不同，两种术式的总体治疗效果稳定

	IVRO	SSR O
N	19	18
后退（B）术后 2 周	−11.5mm	−9.3mm
水平向（B）术后 1 年	0.6mm	2.2mm
垂直向（B）术后 1 年	−1.9mm	−3.3mm

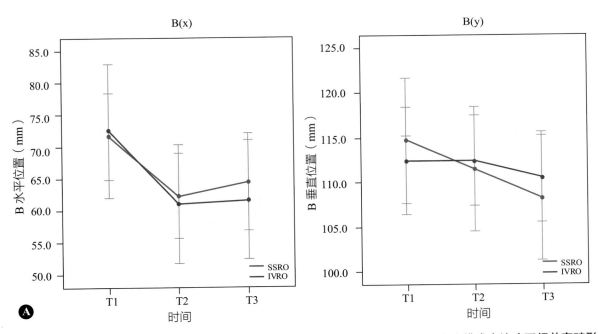

▲ 图 7-2　下颌升支矢状劈开截骨术（SSRO）和下颌升支垂直截骨术（IVRO）在手术优先模式中治疗下颌前突畸形的术后稳定性

考虑到下颌闭合量，SSRO 组和 IVRO 组复发模式与传统手术方式相似。B. 下牙槽座点；T1. 术前 1 个月；T2. 术后 2 周；T3. 术后 12 个月 [引自 J Craniomaxillofac Surg. 2016;44(9):1209-15.]

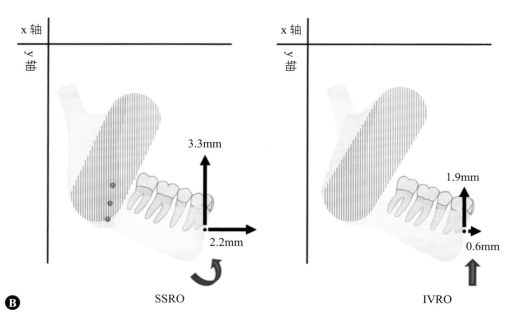

▲ 图 7-2（续） 下颌升支矢状劈开截骨术（SSRO）和下颌升支垂直截骨术（IVRO）在手术优先模式中治疗下颌前突畸形的术后稳定性

考虑到下颌闭合量，SSRO 组和 IVRO 组复发模式与传统手术方式相似。T1. 术前 1 个月；T2. 术后 2 周；T3. 术后 12 个月 [引自 J Craniomaxillofac Surg. 2016;44(9):1209-15.]

【病例 7-1】单纯 SFA+ 双颌手术治疗

　　20 岁 9 个月女性患者，主诉下颌前突、脸长伴面部不对称。在 SFA 下行双颌手术治疗。术后 39 个月头颅侧位片叠加显示稳定性良好。

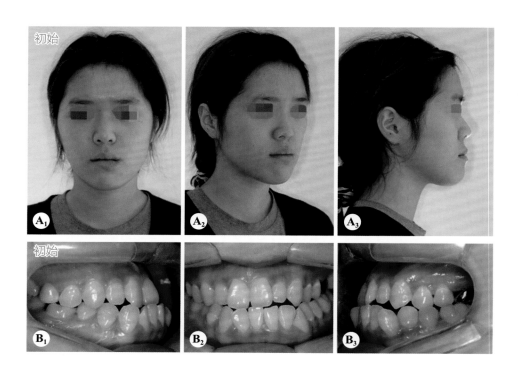

第7章 手术优先模式术后稳定性与软组织变化：口内入路下颌升支垂直截骨术与下颌升支矢状劈开截骨术的比较

Relapses and Soft Tissue Changes Following the Surgery-First Approach: Intraoral Vertical Ramus Osteotomy Versus Sagittal Split Ramus Osteotomy

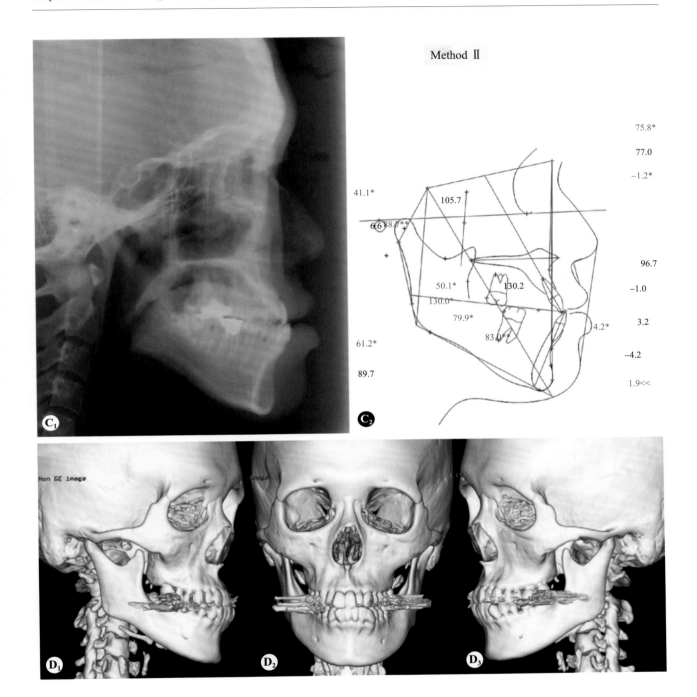

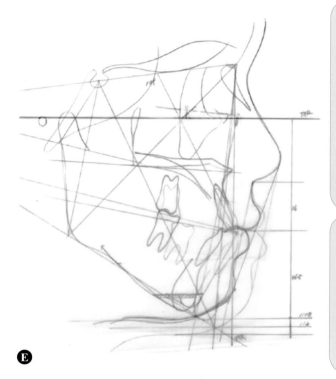

E

上颌

- ANS（前鼻棘点）：上抬 1mm
- 左侧：尖牙上抬 2mm；第一磨牙上抬 3.5mm；PNS（后鼻棘点）上抬 7mm
- 右侧：尖牙上抬 2.5mm；第一磨牙上抬 4.5mm；PNS（后鼻棘点）上抬 7mm
- 切端位置：水平方向后退 3mm，垂直方向压低 1mm
- 中线调整：左移 1mm
- 旋转中心：A 点

下颌

- 左侧：磨牙后退 8mm；体部后退 12mm
- 右侧：磨牙后退 10.5mm；体部后退 14.5mm
- B（下牙槽座点）：后退 11.5mm
- 颏点：后退 9.5mm
- 颏成形术：缩短 2mm，前徙 4mm

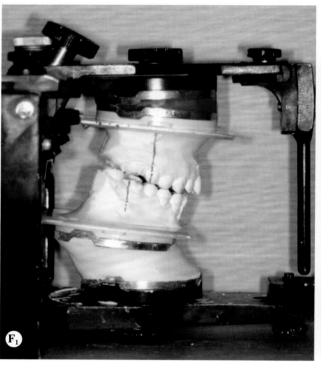

F₁

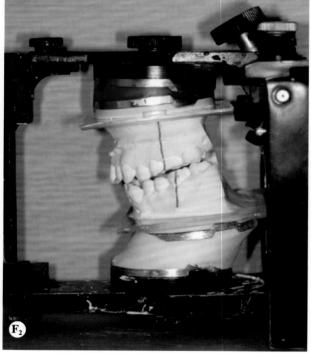

F₂

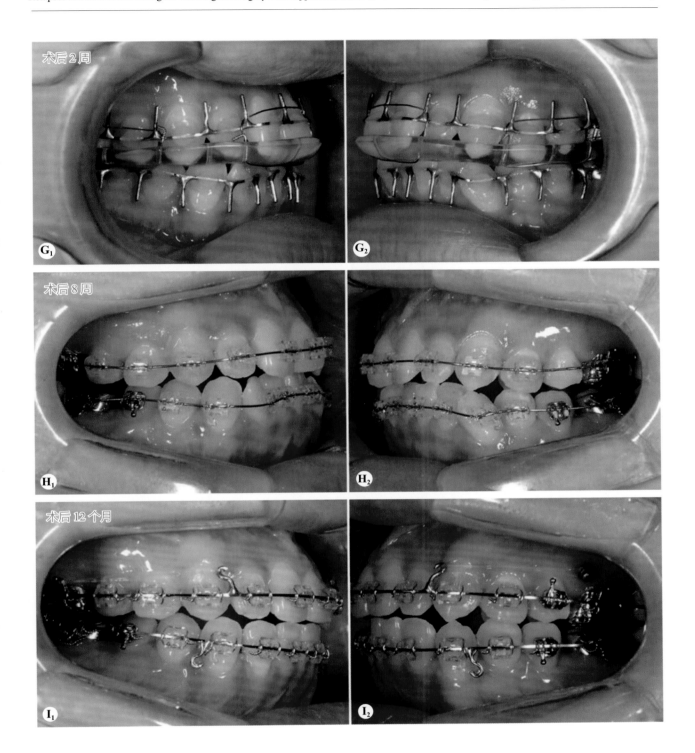

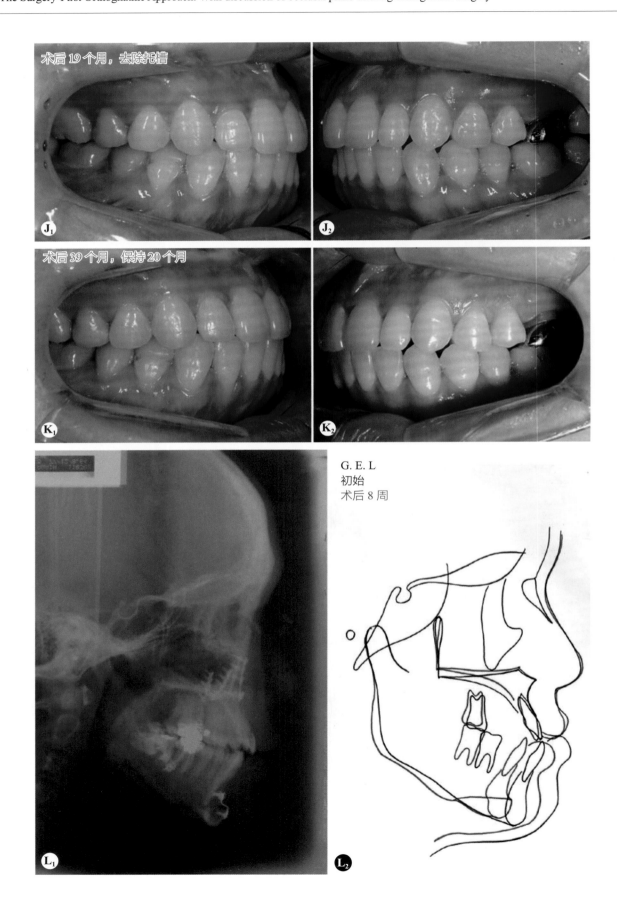

术后19个月，去除托槽

J₁

J₂

术后39个月，保持20个月

K₁

K₂

L₁

G. E. L
初始
术后8周

L₂

第7章　手术优先模式术后稳定性与软组织变化：口内入路下颌升支垂直截骨术与下颌升支矢状劈开截骨术的比较

Relapses and Soft Tissue Changes Following the Surgery-First Approach: Intraoral Vertical Ramus Osteotomy Versus Sagittal Split Ramus Osteotomy

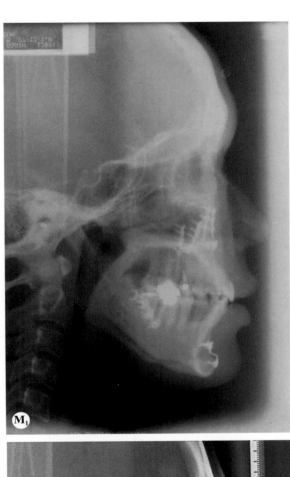

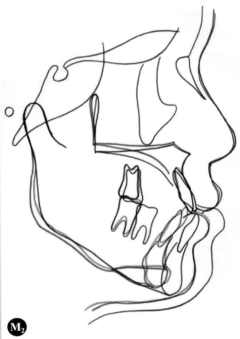

G.E.L
初始
术后 8 周
术后 19 个月，去除托槽

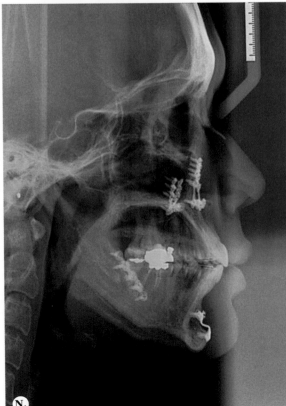

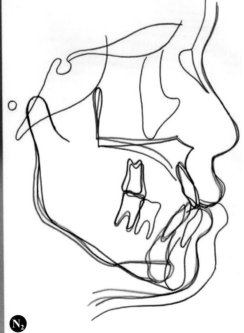

G.E.L
初始
术后 8 周
术后 19 个月，去除托槽
术后 39 个月，保持 20 个月

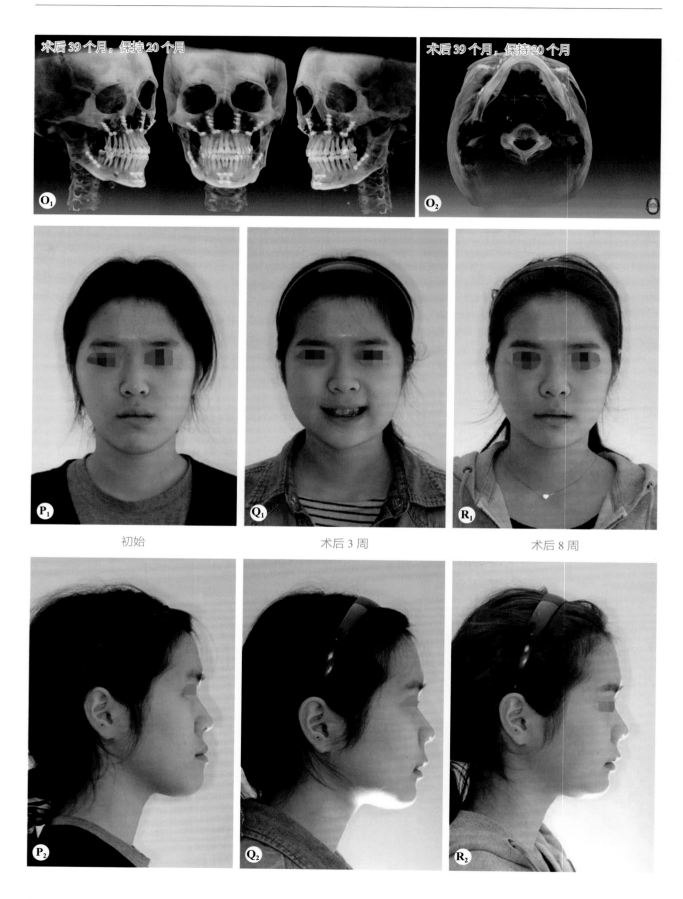

初始　　　　　　　　　　术后 3 周　　　　　　　　　　术后 8 周

第7章　手术优先模式术后稳定性与软组织变化：口内入路下颌升支垂直截骨术与下颌升支矢状劈开截骨术的比较

Relapses and Soft Tissue Changes Following the Surgery-First Approach: Intraoral Vertical Ramus Osteotomy Versus Sagittal Split Ramus Osteotomy

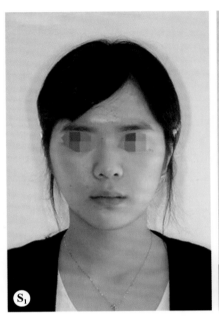
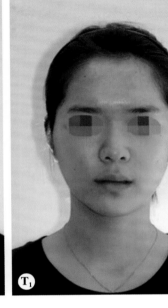
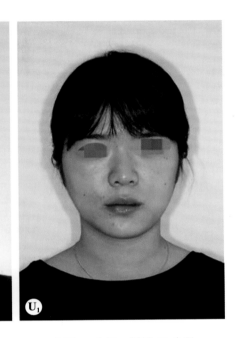

术后 19 个月，去除托槽　　　　术后 39 个月，保持 20 个月　　　　术后 59 个月，保持 40 个月

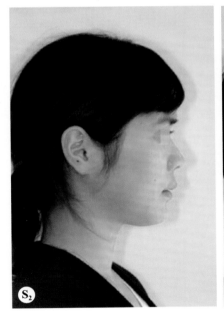
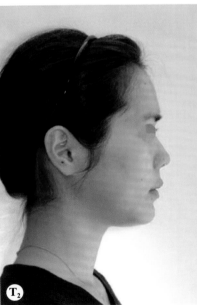
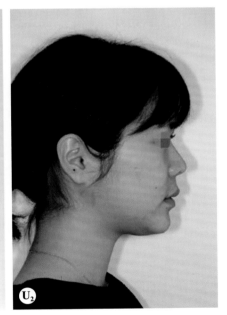

【病例 7-2】颌间固定期应用临时支抗

19 岁 8 个月女性患者，主诉下颌前突伴脸长。在 SFA 下行双颌手术治疗。颌间固定期间应用临时支抗。术后 103 个月效果非常稳定。

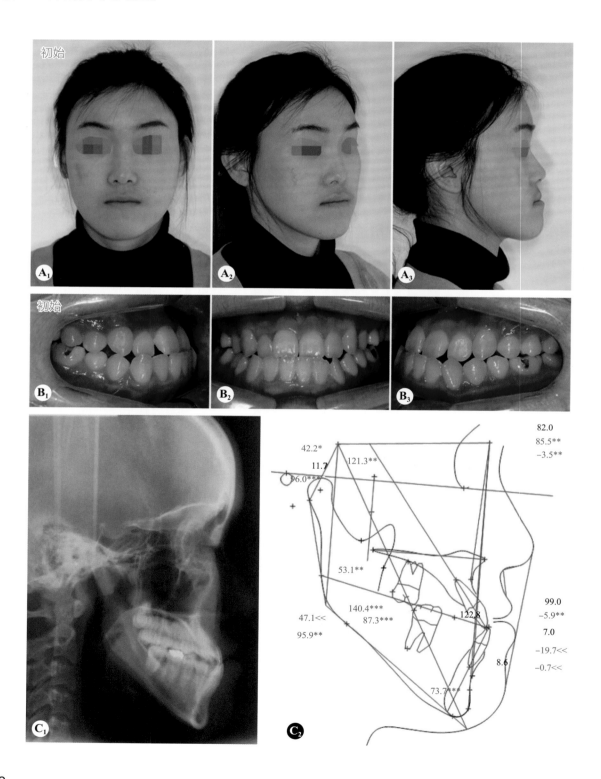

第7章　手术优先模式术后稳定性与软组织变化：口内入路下颌升支垂直截骨术与下颌升支矢状劈开截骨术的比较

Relapses and Soft Tissue Changes Following the Surgery-First Approach: Intraoral Vertical Ramus Osteotomy Versus Sagittal Split Ramus Osteotomy

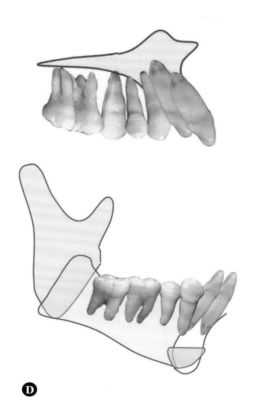

D

上颌

– ANS（前鼻棘点）：上抬 1mm

– 左侧：尖牙上抬 2mm；第一磨牙上抬 4.5mm；PNS（后鼻棘点）上抬 7mm

– 右侧：尖牙上抬 2mm；第一磨牙上抬 4.5mm；PNS（后鼻棘点）上抬 7mm

– 切端位置：水平方向后退 2.5mm，垂直方向压低 1mm

– 旋转中心：A 点

– 中线调整：无

– 轴向旋转：无

下颌

– 左侧：磨牙后退 12mm；体部后退 14mm

– 右侧：磨牙后退 10mm；体部后退 12.5mm

– B（下牙槽座点）：后退 12mm

– 颏点：后退 13mm

– 颏成形术：缩短 5mm

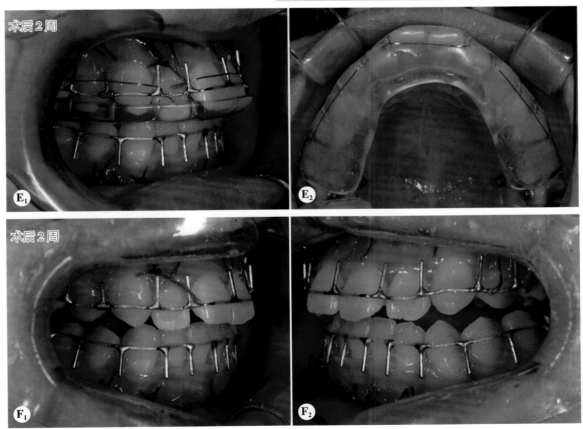

术后2周

E_1　E_2

术后2周

F_1　F_2

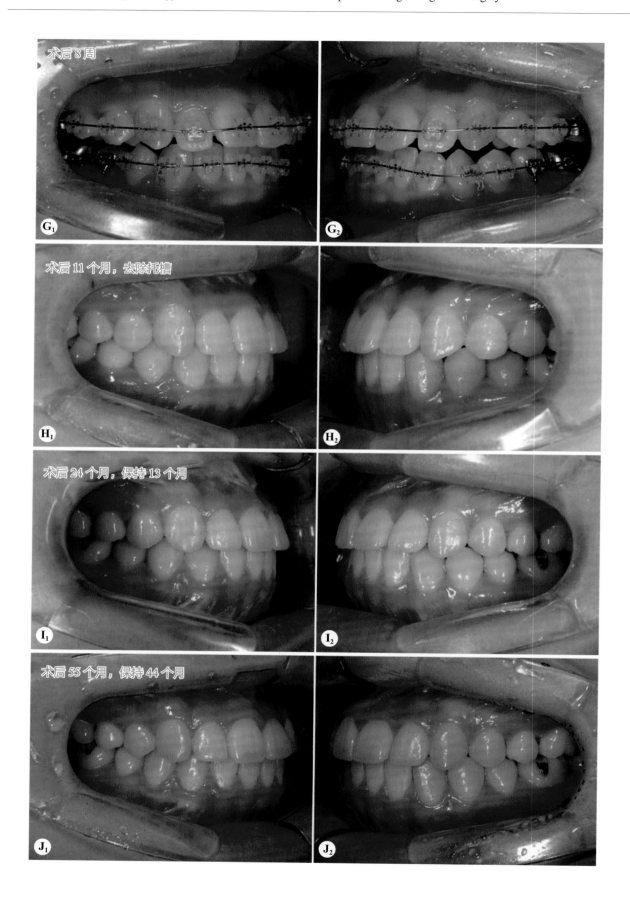

第7章　手术优先模式术后稳定性与软组织变化：口内入路下颌升支垂直截骨术与下颌升支矢状劈开截骨术的比较

Relapses and Soft Tissue Changes Following the Surgery-First Approach: Intraoral Vertical Ramus Osteotomy Versus Sagittal Split Ramus Osteotomy

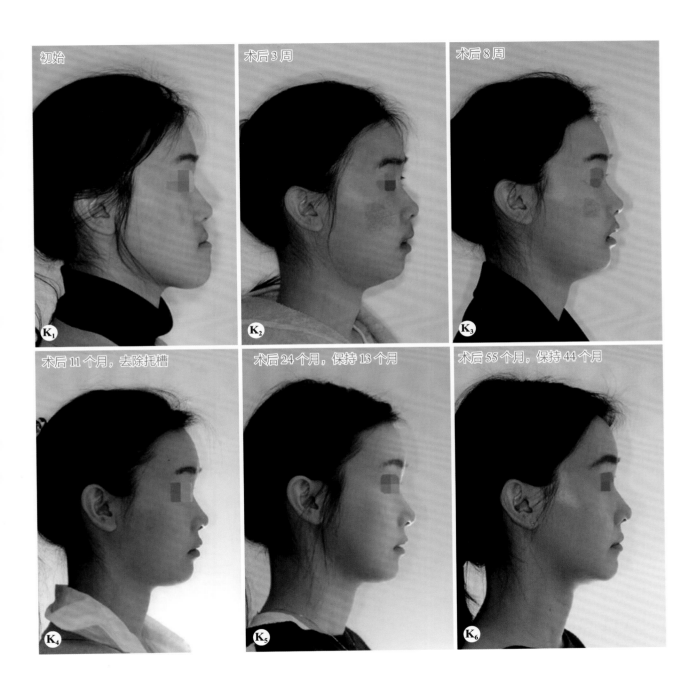

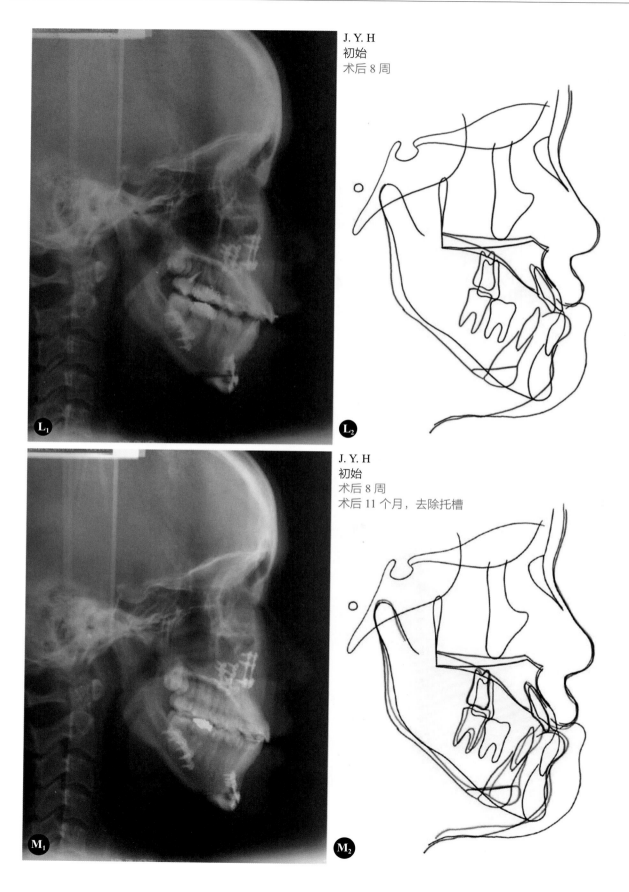

J. Y. H
初始
术后 8 周

J. Y. H
初始
术后 8 周
术后 11 个月，去除托槽

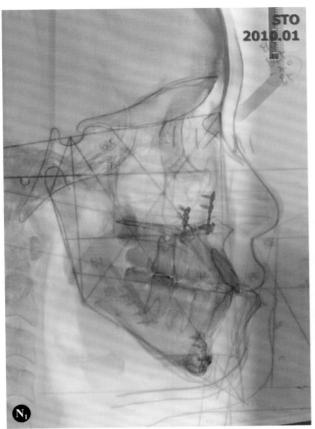

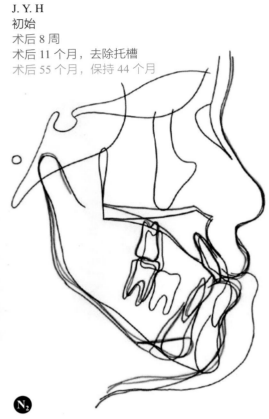

J. Y. H
初始
术后 8 周
术后 11 个月，去除托槽
术后 55 个月，保持 44 个月

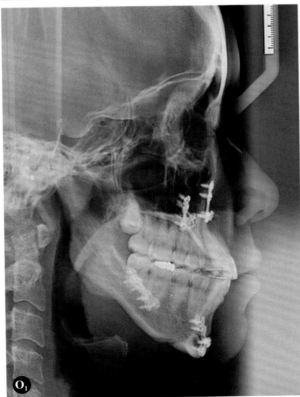

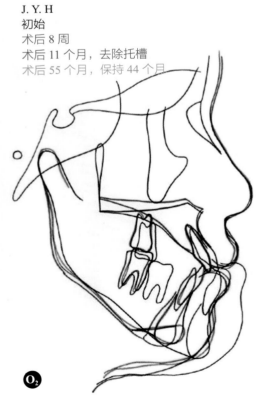

J. Y. H
初始
术后 8 周
术后 11 个月，去除托槽
术后 55 个月，保持 44 个月

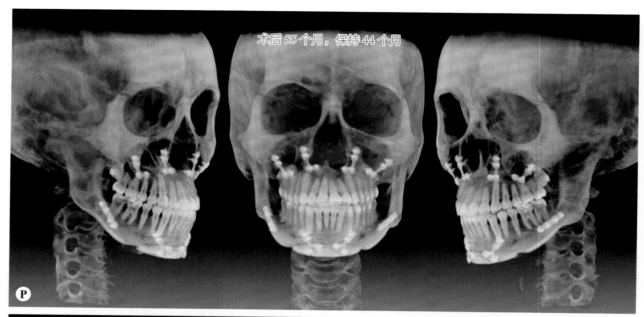

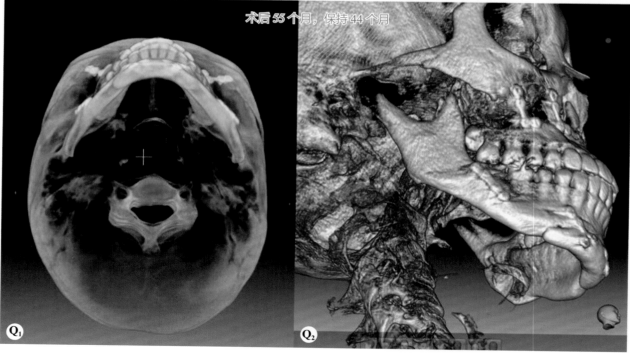

第7章　手术优先模式术后稳定性与软组织变化：口内入路下颌升支垂直截骨术与下颌升支矢状劈开截骨术的比较

Relapses and Soft Tissue Changes Following the Surgery-First Approach: Intraoral Vertical Ramus Osteotomy Versus Sagittal Split Ramus Osteotomy

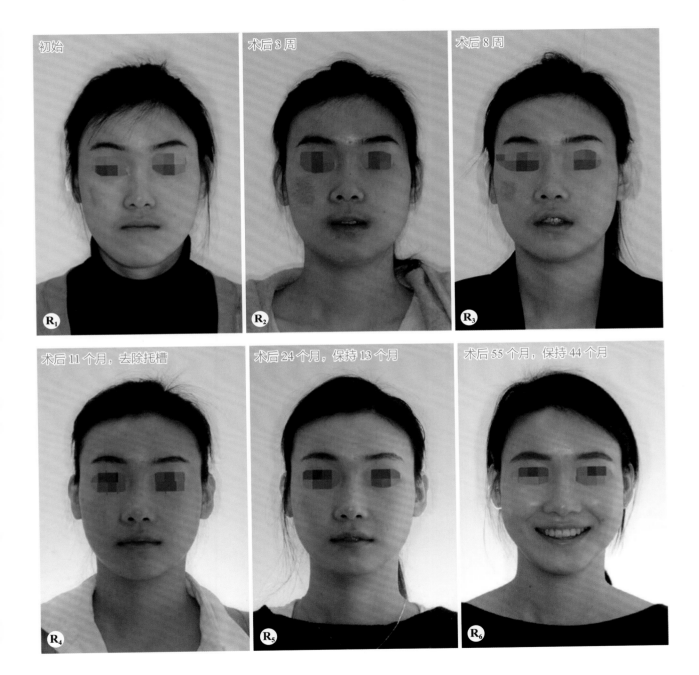

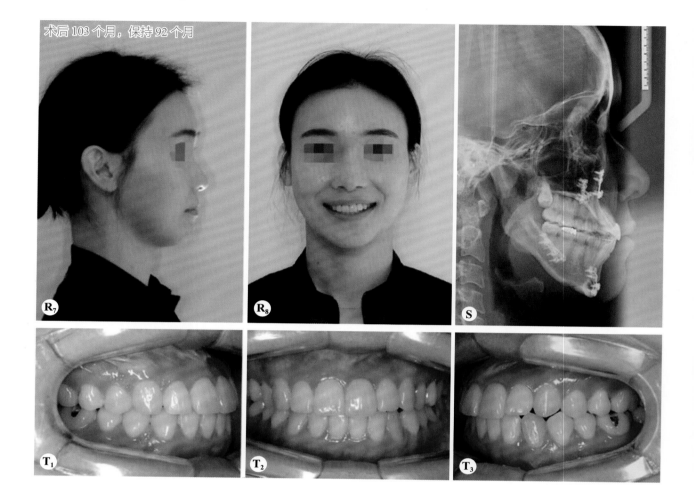

术后103个月，保持92个月

【病例 7-3】术后正畸阶段拔除牙齿

29 岁 9 个月女性患者，主诉下颌前突伴脸长。在 SFA 下行单颌手术治疗。术后正畸阶段拔除两颗上颌双尖牙，以实现上颌牙弓去代偿。请注意在术后正畸阶段下颌的垂直向变化，下颌移动到了最初设计的目标位置。

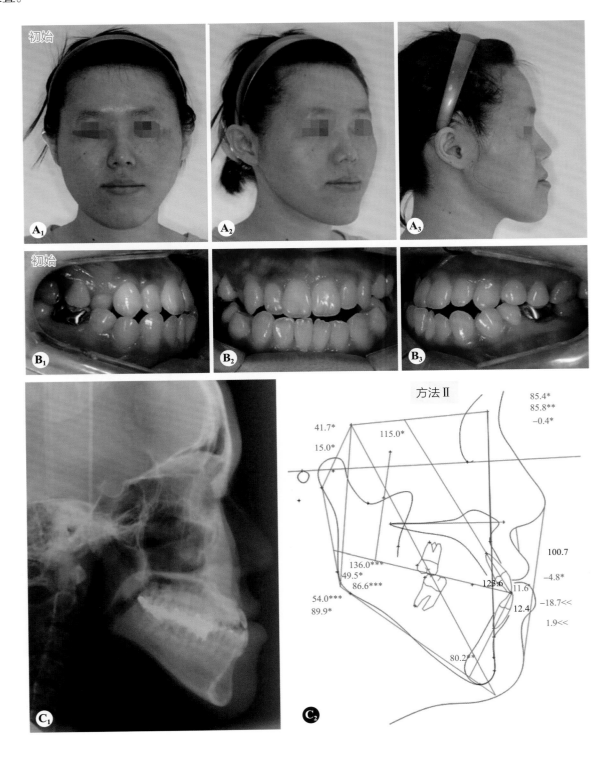

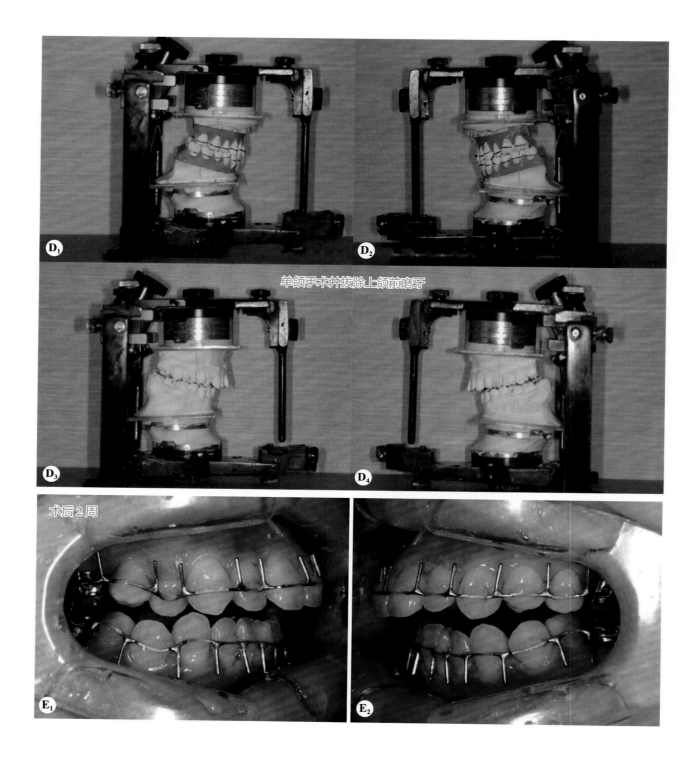

单颌手术并拔除上颌前磨牙

第7章　手术优先模式术后稳定性与软组织变化：口内入路下颌升支垂直截骨术与下颌升支矢状劈开截骨术的比较

Relapses and Soft Tissue Changes Following the Surgery-First Approach: Intraoral Vertical Ramus Osteotomy Versus Sagittal Split Ramus Osteotomy

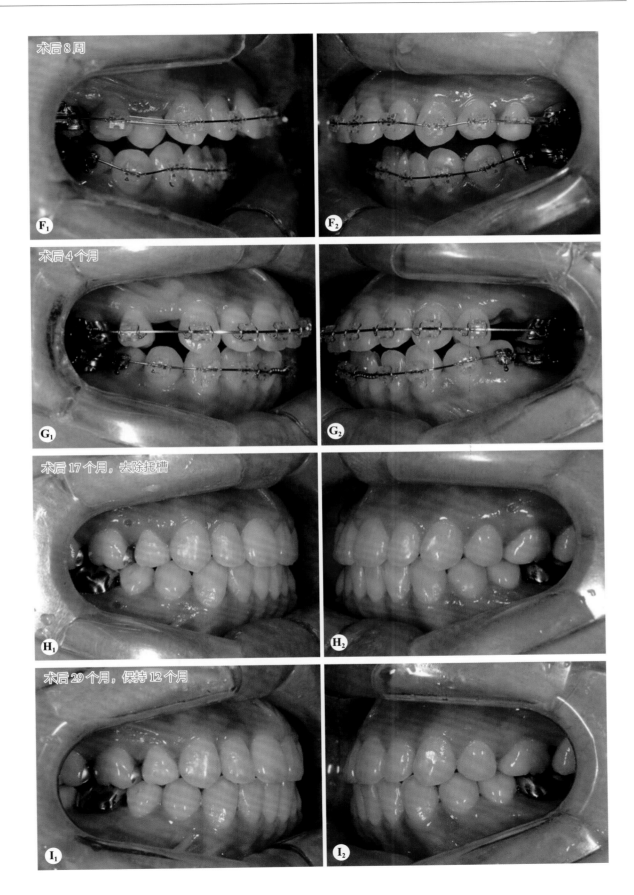

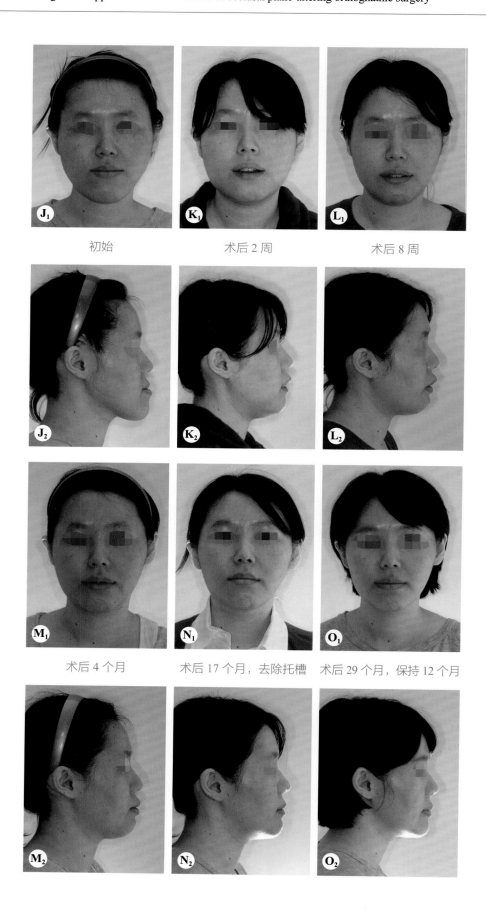

初始　　　　　　　　术后 2 周　　　　　　　术后 8 周

术后 4 个月　　　术后 17 个月，去除托槽　术后 29 个月，保持 12 个月

第7章　手术优先模式术后稳定性与软组织变化：口内入路下颌升支垂直截骨术与下颌升支矢状劈开截骨术的比较

Relapses and Soft Tissue Changes Following the Surgery-First Approach: Intraoral Vertical Ramus Osteotomy Versus Sagittal Split Ramus Osteotomy

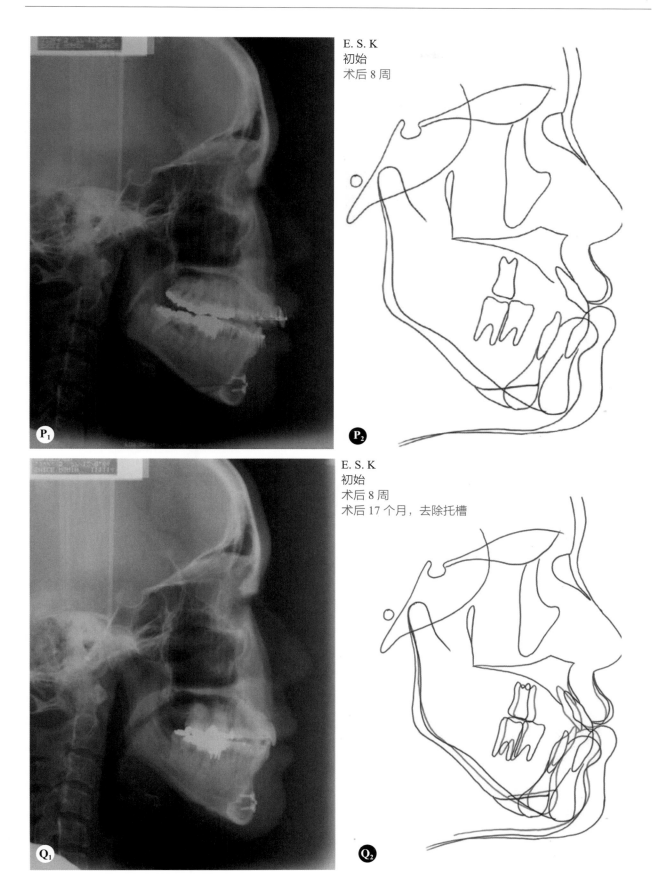

E. S. K
初始
术后 8 周

E. S. K
初始
术后 8 周
术后 17 个月，去除托槽

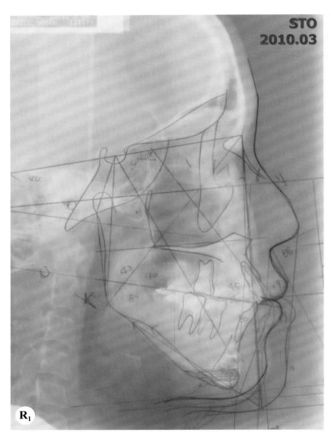

E. S. K
初始
术后 8 周
术后 17 个月，去除托槽

二、手术优先模式的术后软组织变化

先前的研究表明，SSRO 和 IVRO 两种术式术后下颌角区的横向变化相似：术后即刻双侧下颌角间宽度增加，之后逐渐减小[9-11]。在术后 1 年，下颌宽度小于术前水平，软组织的宽度变化较硬组织更为明显。这种横向的变化同样会出现在 SFA 中（图 7-3 和图 7-4），在术前有必要提前告知患者。

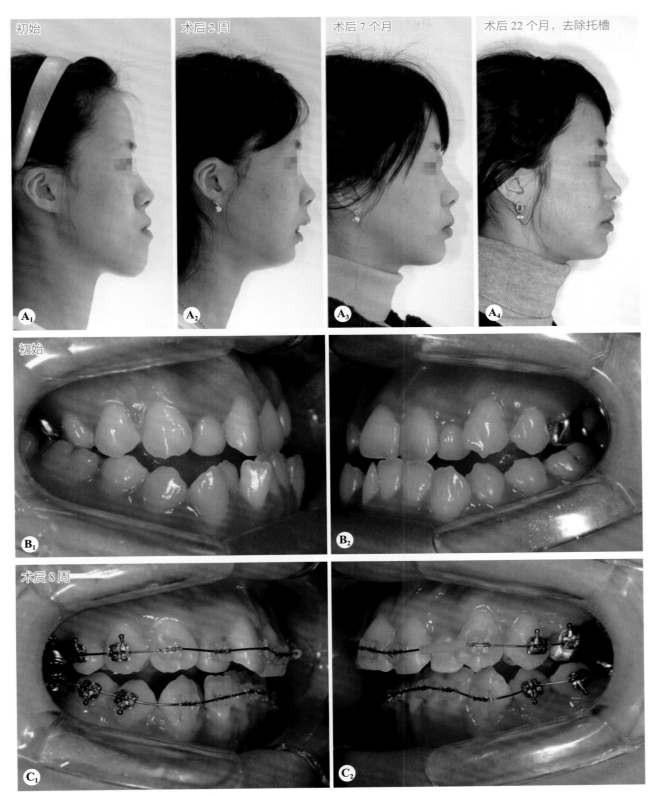

▲ 图 7-3　手术优先模式术后软组织横向变化：下颌升支矢状劈开截骨术
请注意近心骨段的横向改建使双侧下颌角间的宽度减小

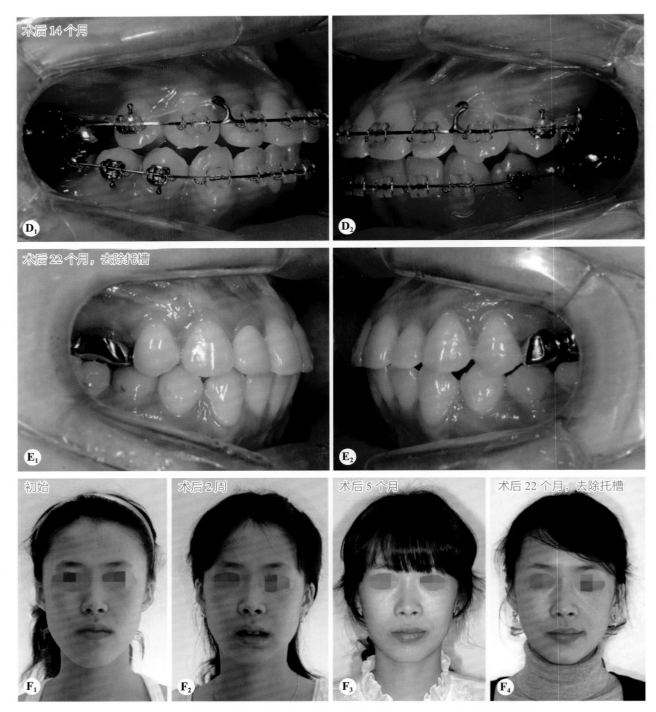

▲ 图 7-3（续） 手术优先模式术后软组织横向变化：下颌升支矢状劈开截骨术
请注意近心骨段的横向改建使双侧下颌角间的宽度减小

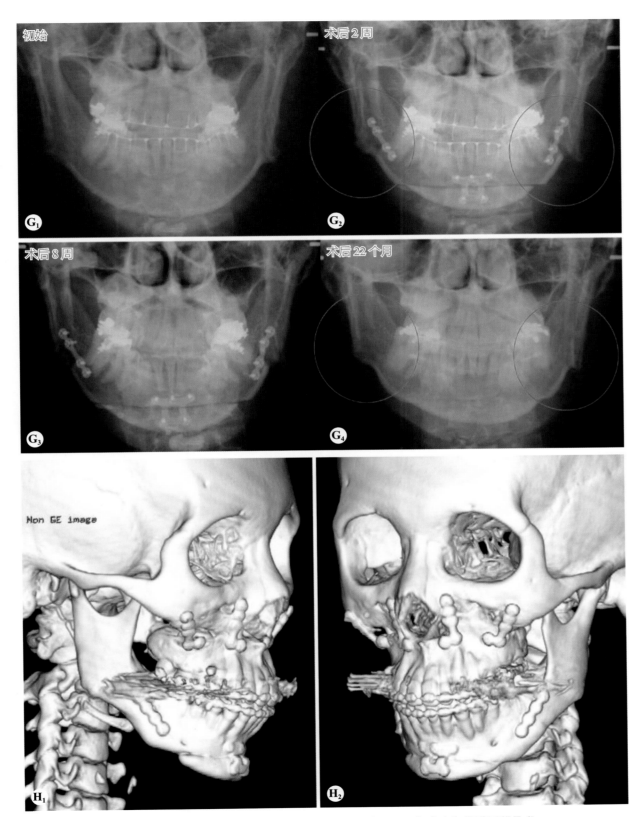

▲ 图 7-3（续）　手术优先模式术后软组织横向变化：下颌升支矢状劈开截骨术
请注意近心骨段的横向改建使双侧下颌角间的宽度减小

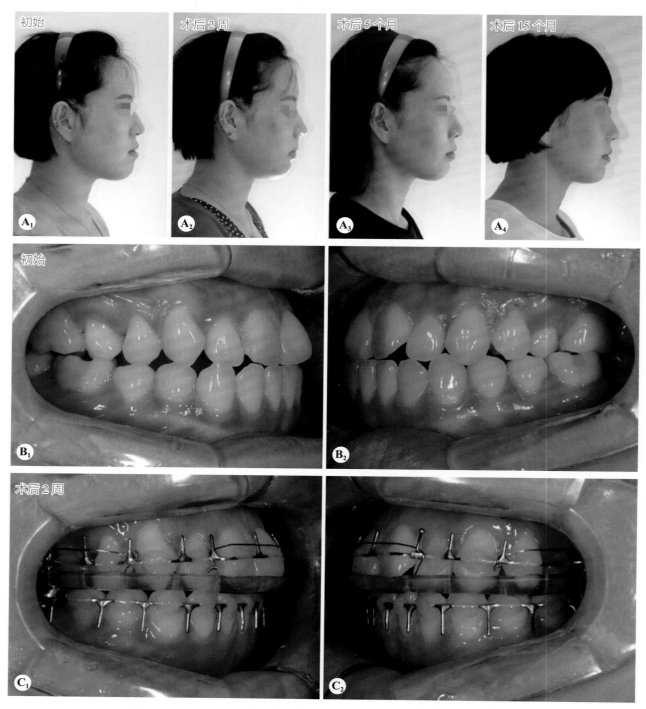

▲ 图 7-4 手术优先模式术后软组织横向变化：口内入路下颌升支垂直截骨术
术后 17 个月去除正畸装置后，双侧下颌角间宽度减小 2mm

第7章　手术优先模式术后稳定性与软组织变化：口内入路下颌升支垂直截骨术与下颌升支矢状劈开截骨术的比较

Relapses and Soft Tissue Changes Following the Surgery-First Approach: Intraoral Vertical Ramus Osteotomy Versus Sagittal Split Ramus Osteotomy

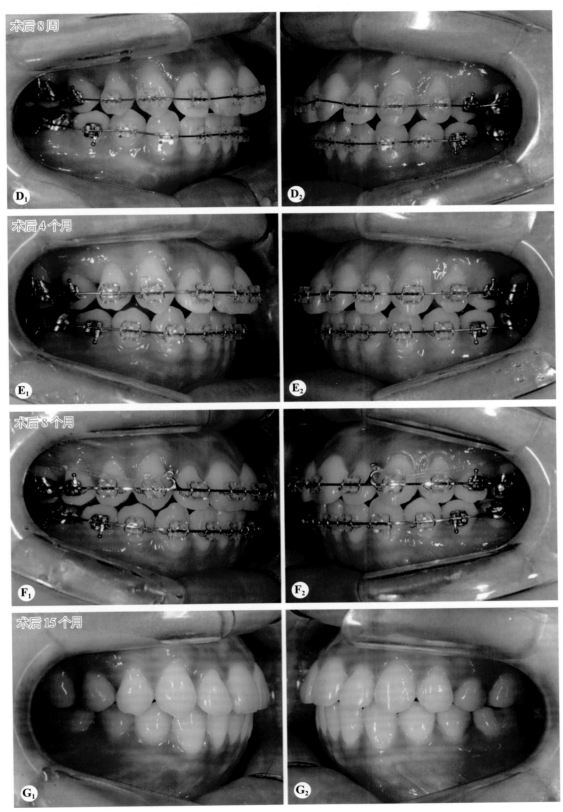

▲ 图 7-4（续）　手术优先模式术后软组织横向变化：口内入路下颌升支垂直截骨术

术后 17 个月去除正畸装置后，双侧下颌角间宽度减小 2mm

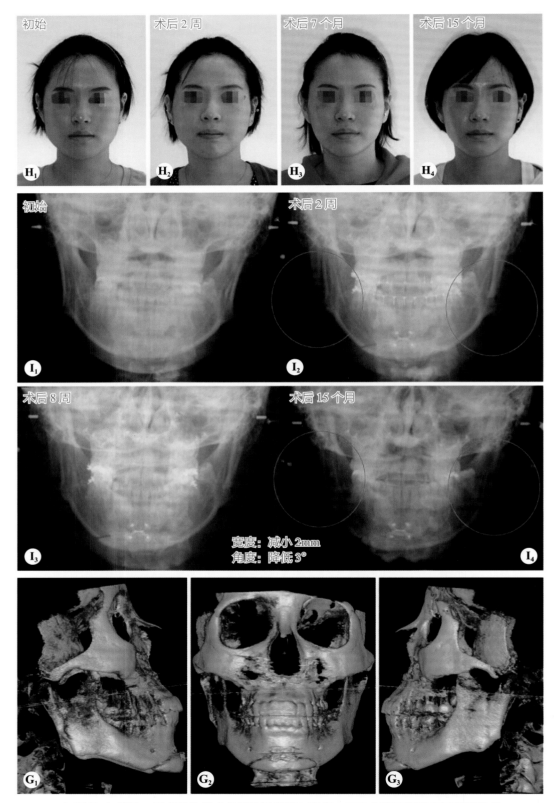

▲ 图 7-4（续）　手术优先模式术后软组织横向变化：口内入路下颌升支垂直截骨术
术后 17 个月去除正畸装置后，双侧下颌角间宽度减小 2mm

（薛竹林　译）

第7章 手术优先模式术后稳定性与软组织变化：口内入路下颌升支垂直截骨术与下颌升支矢状劈开截骨术的比较

Relapses and Soft Tissue Changes Following the Surgery-First Approach: Intraoral Vertical Ramus Osteotomy Versus Sagittal Split Ramus Osteotomy

参考文献

[1] Yoshioka I, Khanal A, Tominaga K, Horie A, Furuta N, Fukuda J. Vertical ramus versus sagittal split osteotomies: comparison of stability after mandibular setback. J Oral Maxillofac Surg. 2008;66(6):1138-44.

[2] Kitahara T, Nakasima A, Kurahara S, Shiratsuchi Y. Hard and soft tissue stability of orthognathic surgery. Angle Orthod. 2009;79(1):158-65.

[3] Al-Moraissi EA, Ellis E 3rd. Is There a Difference in Stability or Neurosensory Function Between Bilateral Sagittal Split Ramus Osteotomy and Intraoral Vertical Ramus Osteotomy for Mandibular Setback?. J Oral Maxillofac Surg. 2015;73(7):1360-71.

[4] Choi JW, Lee JY, Yang SJ, Koh KS. The reliability of a surgery-first orthognathic approach without presurgical orthodontic treatment for skeletal class Ⅲ dentofacial deformity. Ann Plast Surg. 2015;74(3):333-41.

[5] Kim CS, Lee SC, Kyung HM, Park HS, Kwon TG. Stability of mandibular setback surgery with and without presurgical orthodontics. J Oral Maxillofac Surg. 2014;72(4):779-87.

[6] Park HM, Yang IH, Choi JY, Lee JH, Kim MJ, Baek SH. Postsurgical Relapse in Class Ⅲ Patients Treated With Two-Jaw Surgery: Conventional Three-Stage Method Versus Surgery-First Approach. J Craniofac Surg. 2015;26(8):2357-63.

[7] Choi SH, Hwang CJ, Baik HS, Jung YS, Lee KJ. Stability of Pre-Orthodontic Orthognathic Surgery Using Intraoral Vertical Ramus Osteotomy Versus Conventional Treatment. J Oral Maxillofac Surg. 2016;74(3):610-9.

[8] Choi SH, Yoo HJ, Lee JY, Jung YS, Choi JW, Lee KJ. Stability of pre-orthodontic orthognathic surgery depending on mandibular surgical techniques: SSRO vs IVRO. J Craniomaxillofac Surg. 2016;44(9):1209-15.

[9] Choi HS, Rebellato J, Yoon HJ, Lund BA. Effect of mandibular setback via bilateral sagittal split ramus osteotomy on transverse displacement of the proximal segment. J Oral Maxillofac Surg. 2005;63(7):908-16.

[10] Amano K, Yagi T, Iida S, et al. Facial frontal morphological changes related to mandibular setback osteotomy using cephalograms. J Craniomaxillofac Surg. 2009;37(7):412-6.

[11] Jung YS, Kim SY, Park SY, Choi YD, Park HS. Changes of transverse mandibular width after intraoral vertical ramus osteotomy. Oral Surg Oral Med Oral Pathol Oral Radiol Endod. 2010;110(1):25-31.

第8章　正颌外科技术更新
Update on Orthognathic Surgical Techniques

一、切口和解剖分离

尽管 1960 年 H.L.Obwegeser 首次报道了双颌手术以后,手术技术有所修正,但他的基本理念并没有改变[1]。正颌手术的顺序因术者的喜好而异。就笔者个人而言,对于骨性Ⅲ类牙颌面畸形和面部不对称的患者,笔者倾向于上颌手术优先,而对于骨性Ⅱ类牙颌面畸形的患者,笔者大多采用下颌骨手术优先。笔者相信,如果外科医生了解正颌手术的解剖学和基本概念,可以有效地完成正颌手术,避免并发症的发生。

关于下颌骨手术优先还是上颌骨手术优先的问题,笔者是根据上颌骨的移动方向来决定的。如果笔者计划上抬上颌骨,则倾向于上颌骨手术优先,因为上颌骨固定后髁突的位置不会改变。相反,在下降上颌骨的情况下,笔者倾向于下颌骨手术优先,因为上颌固定后,髁突位置会随之下降。但是,笔者总是先切开并剥离下颌骨,然后再开始行上颌骨手术。笔者先从下颌骨开始以尽量减少出血并保持手术区域相对无血。下颌骨剥离后,用纱布填塞这个区域,再开始剥离上颌骨(图 8-1)。在剥离上颌骨时,骨出血可以得到控制。在完成下颌骨和上颌骨的剥离后,先行下颌骨的截骨但不劈开下颌骨。然后,开始进行 LeFort Ⅰ型截骨手术,接着再行下颌骨矢状劈开。笔者相信这样的顺序有助于减少正颌手术中可能发生的骨出血。然而,具体的顺序可能会根据情况而有所不同,例如,对于骨性Ⅱ类牙颌面畸形患者,笔者还是先进行下颌骨手术

优先的正颌手术[2]。

(一)下颌骨

通常在铺巾前行骨膜下的局部浸润麻醉。经鼻气管插管后,在双侧下颌骨升支区域的皮下及骨膜下注射含肾上腺素的局麻药。这种局部注射对于减小下颌骨骨膜下剥离时的出血是一种非常有用的方法。

采用电刀或 15 号圆刀进行传统颊侧前庭沟切口切开,采用圆形剥离子在颊侧骨膜下进行剥离,显露下颌升支前缘并适当切断该处的软组织附着,保证剥离在同一层次下进行。采用 45°、90°、U 形剥离子完成下颌骨后方和下方的骨膜剥离。

对于下颌升支内侧的剥离,确保在骨膜下进行是至关重要的。使用弧形剥离子,于骨膜下以显露水平截骨的位置。一般而言,水平截骨线应位于下颌小舌和乙状切迹之间。剥离时应适当向升支后缘延伸(图 8-1)。

然后,笔者暂时用阻射棉花和纱布填塞创面以减少骨出血。

(二)上颌骨

在做手术切口前通常局部注射局麻药和肾上腺素,如行下颌骨手术部分。使用 Bovie 电刀的切割方式,从上颌外侧缘至对侧缘行龈颊沟切口。黏膜切开后,下方的面部肌肉将收缩,将切口延伸至骨膜。这种方法有助于分解不必要的结构。使用圆形骨膜剥离子行骨膜下剥离,只在骨膜下这个平面

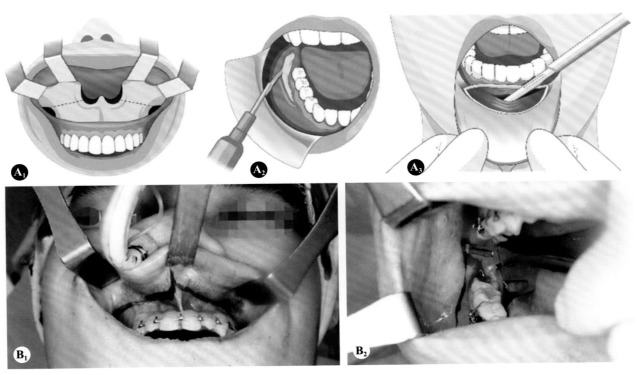

▲ 图 8-1　正颌手术基本入路

前庭沟切口用于 LeFort Ⅰ型截骨、下颌升支矢状劈开截骨术和颏形手术。先切开并剥离下颌骨，然后是上颌骨。先从下颌骨剥离的原因是为了尽量减少出血和维持一个相对无血的手术区域。在剥离下颌骨后，笔者用纱布填塞这个区域并开始剥离上颌骨

内进行。注意保护眶下神经血管束。尽量减少颧骨区域皮肤韧带的剥离，这可能会导致脸颊软组织下垂。接下来剥离鼻底和上颌骨内侧壁。在梨状孔的下外侧插入一个弧形剥离子，这是开始骨膜下剥离最容易的地方。然后，剥离上颌骨的鼻腔面及外侧面。骨膜下剥离比较困难的一个步骤是在犁骨 - 鼻中隔的交界处。为了避免撕裂鼻中隔上的黏骨膜，需要精确地在骨膜下剥离。最后，剥离至翼上颌连接（图 8-2）。因为上颌骨的后壁不是很厚，所以必须小心地进行剥离。剥离至翼上颌连接后，需要稍微向上或向下延伸剥离。就笔者个人而言，先找到上颌结节，再剥离翼上颌连接。这是 LeFort Ⅰ型截骨中离断翼上颌连接的关键部分。在剥离上颌后，暂时用阻射的棉花和纱布填塞创面以减少骨出血。

（三）颏

如果不确定是否要做颏成形术，尽管术前有计划，通常不在颏部的前庭沟做切口。如果最终有必要进行颏成形术，在完成 LeFort Ⅰ型截骨和矢状劈

开截骨术后，笔者才在颏部前庭沟做切口行颏成形术。这样的切口应该在前庭沟精确地切开。如果切口太靠近附着龈，术后的缝合可能会导致切口处形成严重的瘢痕。

采用弧形剥离子进行下颌骨下缘的剥离，过程中注意保护颏神经。为了更好地显露深部结构，笔者更喜欢 Tessier 拉钩。

二、截骨手术方式

（一）LeFort Ⅰ型截骨

在进行 LeFort Ⅰ型截骨术前，应根据手术治疗目标，使用铅笔及卡尺测量设计精确的手术截骨线。正颌手术要求至少 0.5mm 的精度，但笔者并不认为在骨切除术中使用来复锯或锯的摆动效应会影响这个精度。因为小的骨刺也会阻碍精确的骨就位，所以锯的摆动效应造成的骨损耗可以忽略（图 8-3）。

上颌骨的外侧部分被切至其全部深度，包括上

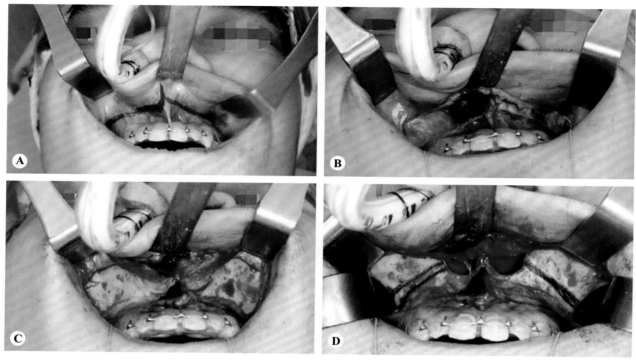

▲ 图 8-2　上颌骨剥离手术

A. 上颌骨切口标记；B. 包括前鼻棘点（anterior nasal spine，ANS）在内的上颌骨暴露；C. 完全的骨膜下剥离使外科医生能在极少出血的情况下进行手术；D. 采用铅笔描绘 LeFort Ⅰ型截骨线，上颌前部不对称的矫正计划

颌的前外侧和后壁，同时使用 Tessier 拉钩保护周围的软组织。然而，上颌骨的内侧只需切至一半深度。如果将上颌骨内侧部分全部切透，则会损伤腭降神经血管束（图 8-4）。上颌骨内侧剩余的后半部分应使用骨刀和手动的折断下降处理。对于翼上颌连接处，笔者更喜欢 Kawamoto 骨刀，它包含一个弯曲的 1cm 宽的刀片。在进行翼上颌连接离断时不使用手指感受的方式，而直接切除翼上颌连接。在这个阶段，重点分离翼上颌裂下半部分的垂直部分，这是较厚、较强的部分；这部分应完全分离，以方便后续上颌骨的折断下降。离断翼上颌连接后，LeFort Ⅰ型截骨段可以很容易地手动折断下降。笔者使用 Rowe 钳（上颌把持钳）松开软组织，检查 LeFort Ⅰ型截骨段是否完全自由活动。

如果在 LeFort Ⅰ型截骨段折断下降前出现大出血，笔者会尽快完成 LeFort Ⅰ型截骨段折断下降。LeFort Ⅰ型截骨段折断下降后，大部分出血可以得到控制。对于翼静脉丛破裂的病例，病例倾向用纱布填塞压迫至少 20min。

在大多数情况下，笔者可以保留腭降神经血管束，确保能够完成正颌手术而不出现大出血。

（二）矢状截骨术

矢状截骨术前首先要保护好重要的神经和血管结构。笔者用内侧和外侧下颌升支拉钩。最深的下颌升支后缘应在内侧和外侧可见。在下颌骨下缘及后缘下方插入 4 英寸 ×4 英寸（约 10cm×10cm）的纱布，有助于减少面神经、面动脉或静脉、下颌后静脉等神经血管结构的意外损伤。术前应清点使用的纱布数量，以确保在手术后将其全部取出。

确定理想的水平截骨线是至关重要的。笔者使用全景 X 线片或 CT 确定该截骨线的位置。水平截骨线通常位于下颌骨咬合面以上 1cm 或 1.5cm 处，但是个体差异较大。使用长裂钻，去除下颌升支内侧面一个小的三角形区域。为了防止远心骨段过小，该区域应超过下颌舌骨沟，以防止意外的短矢状分裂（图 8-5）。然后，用来复锯在近端到远端方向进行垂直切割。在 SSRO 行矢状和垂直截骨的过

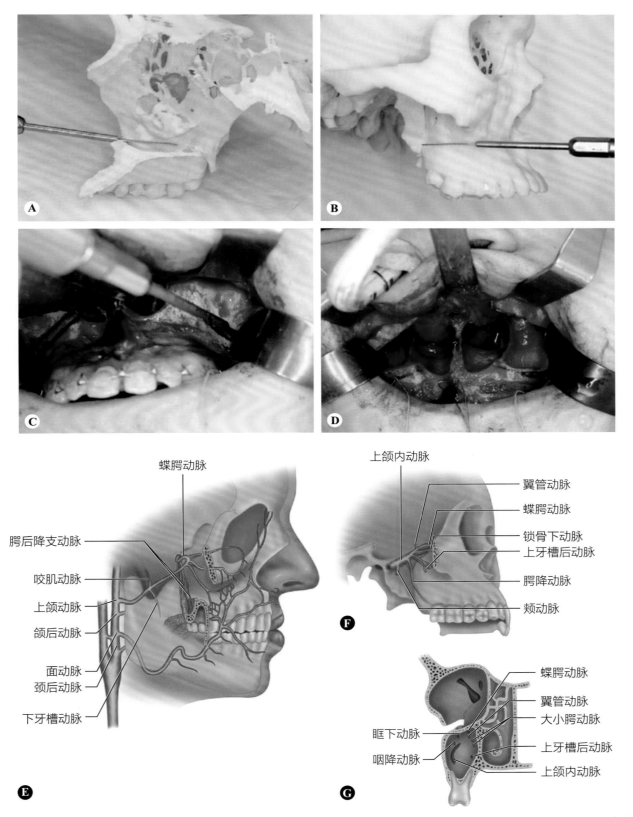

▲ 图 8-3 A 至 C. 上颌骨前外侧壁的水平截骨采用来复锯进行 LeFort Ⅰ型截骨，同时保留上颌骨后壁，外科医生应考虑血管解剖；D. 鼻中隔骨凿用于分离鼻中隔

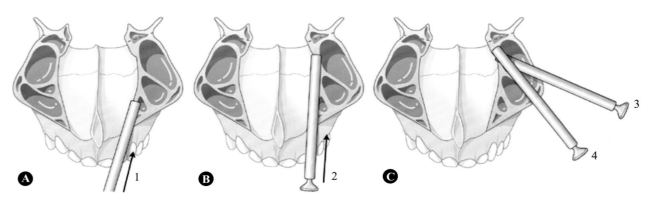

▲ 图 8-4 在保留腭降神经血管束的同时，应做内侧切口，将外侧切口扩展至全深度。截骨切口在内侧部分的终点是根据声音的变化确定的。当触及翼板时，声音就会变钝。这是内侧切口的终点

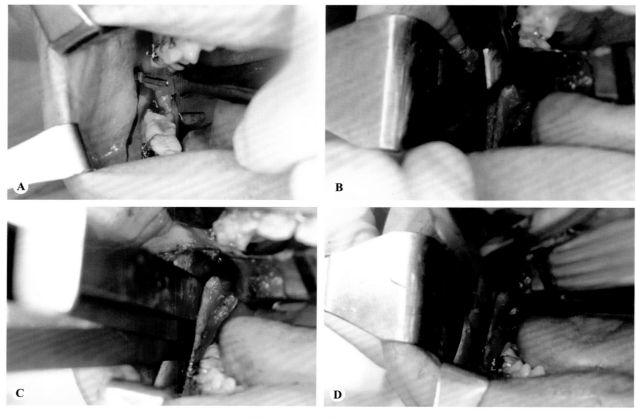

▲ 图 8-5 矢状劈开截骨术过程

A. 下颌升支矢状劈开截骨术切口；B. 矢状劈开截骨术从保护主要神经和血管结构开始，笔者用下颌升支内侧和外侧牵引器，水平截骨线通常位于下颌骨咬合面以上 1cm 或 1.5cm 处，但是个体差异较大，使用长裂钻，在升支内侧切割出一个三角形的截骨平面；C 和 D. 然后使用来复锯和骨凿，进行矢状劈开（使用骨撑开器）逐渐暴露髓质

程中，为了防止损伤神经，笔者继续使用来复锯，在完成垂直截骨时将锯移出。最后使用骨凿完成矢状劈开。就笔者个人而言，更喜欢沿着下颌骨外皮质使用弯曲的骨凿。这不仅能够在不损伤下牙槽神经的情况下完成矢状劈开，而且使舌侧劈开更为容易。虽然许多外科医生更倾向于采用撑开器进行安全的矢状劈开，但逐步重叠骨凿也有助于避免对下颌神经的损伤（图 8-6）。

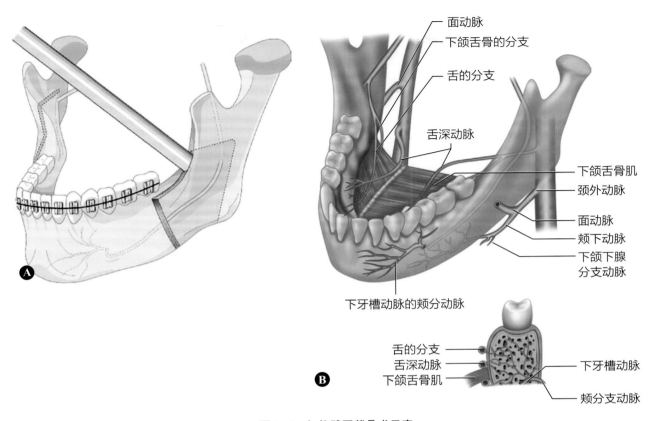

面动脉
下颌舌骨的分支
舌的分支
舌深动脉
下颌舌骨肌
颈外动脉
面动脉
颊下动脉
下颌下腺分支动脉
下牙槽动脉的颊分动脉

舌的分支
舌深动脉
下颌舌骨肌
下牙槽动脉
颊分支动脉

▲ 图 8-6　矢状劈开截骨术示意

在使用裂钻在咬合面上方 1～2cm 处做水平截骨后，笔者开始使用来复锯进行矢状劈开截骨术，然后在下颌升支上使用弯曲的骨刀，在外侧骨皮质上使用直的 Dotri 骨刀；最后可以使用骨劈撑开器实现矢状劈开，逐渐暴露骨髓质。外科医生应该了解下颌骨周围的血管解剖结构。图示显示的是皮质骨内和舌侧骨膜 – 下颌骨和口底。截骨术中应避开主要的神经和血管

矢状劈开，使用骨撑开器，逐渐暴露骨松质。一旦确定了神经血管束，就可以从近心骨段上将翼内肌和翼下颌韧带剥离。有时，近心骨段的内侧面应去除骨干扰（进行平滑处理），以减少神经损伤的风险。后退下颌时，可使用骨钳钳夹把持近心骨骨段以切除多余重叠骨段 [3]。

矢状劈开有很多方法。笔者比较喜欢的方法是沿着下颌骨的外皮质使用弯曲的锋利的骨凿。这种方法不仅避免了对下牙槽神经的损伤，而且使舌侧劈开更容易。重叠法依靠多个骨凿分离下颌骨。插入第一个骨凿后，用另一个骨凿向外重叠第一个骨凿。最后用骨撑开器来完成骨劈开。

（三）颏成形术

虽然颏成形术是最简单的步骤，但仍然要小心。来复锯插入过深可能导致颏下肌肉组织意外大出血。为了防止这个问题，笔者在锯的时候把一个指尖放在内侧骨皮质区下面。有助于在做截骨手术时能感觉到来复锯的尖端。

此外，应保护颏神经。由于已知下颌神经走行于颏孔以下 5mm，理想的颏成形术截骨线应规划在颏孔以下至少 5mm。

三、正颌手术的固定

坚固内固定是正颌手术的关键。然而，对骨段的适当处理是取得理想固定的先决条件（图 8-7）。在固定前应清除所有的骨性障碍。在笔者的实践中，固定 LeFort I 型骨段多使用 4 块微型钛板和 6mm 的螺钉。由于上颌骨的厚度，倾向于使用自攻螺钉。一般情况下，在牙槽骨上钻孔并用螺钉完全固定 LeFort I 型骨段。

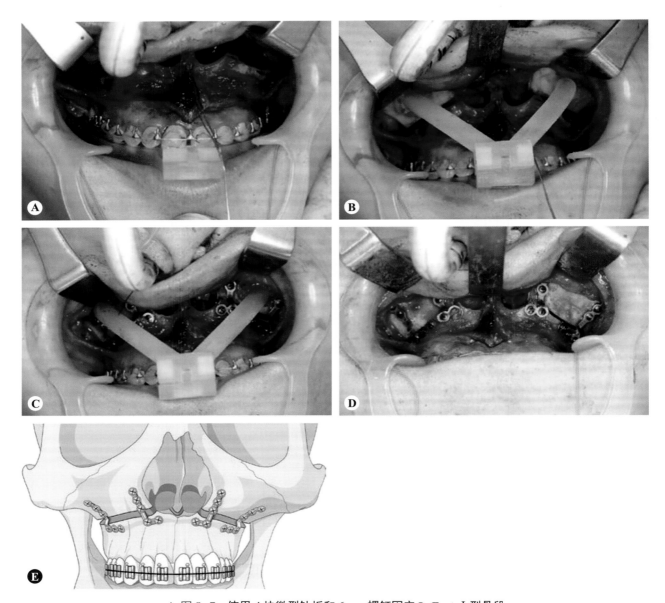

▲ 图 8-7　使用 4 块微型钛板和 6mm 螺钉固定 LeFort Ⅰ型骨段

本病例使用个性化 3D 打印导板完成 LeFort Ⅰ型和下颌升支矢状劈开截骨术手术。A. 使用 3D 打印咬合导板后的视图；B. 带 LeFort Ⅰ型截骨导向的 3D 打印导板；C. LeFort Ⅰ型截骨术后使用 4 个微型钛板固定；D. 上颌固定后的视图

对于下颌骨固定，笔者倾向于半刚性固定。对于骨性 Ⅲ 类牙颌面畸形的患者，远端部分应后退，笔者在每侧采用半刚性方式使用一个 4 孔小型钛板和 6mm 螺钉。基于拉力螺钉，笔者不认为使用单皮质或双皮质固定有什么区别。然而，对于骨性 Ⅱ 类牙颌面畸形患者，笔者总是在每侧使用 2 个小型钛板，以防止颏下肌肉的回缩力导致

下颌骨远端段旋转（图 8-8 和图 8-9）。相比于可生物降解的内固定板和螺钉系统的使用，笔者倾向于在正颌手术中使用钛板钛钉进行固定。虽然文献上说可生物降解的内固定板和螺钉系统可以提供类似的结果，但笔者相信钛板钛钉系统可以支持患者更早的下颌活动，因为它具有更强的固定力。

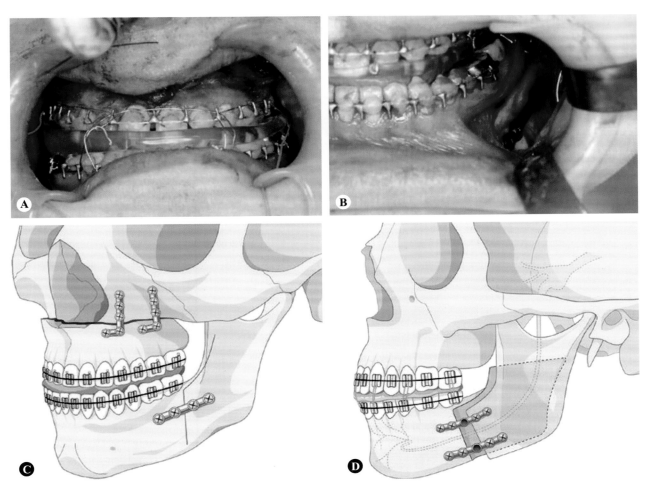

▲ 图 8-8 对于骨性 Ⅲ 类牙颌面畸形的患者，远心端部分应该有后退，笔者在每侧使用 **1 枚 4 孔小型钢板**和 **6mm 螺钉**，采用半刚性方式固定。然而，对于骨性 Ⅱ 类牙颌面畸形患者，笔者总是在每侧使用 **2 个小型钛板**

| 剥离下颌升支骨膜 | 下颌骨劈开 | 髁突的移动 | 固定下颌骨断端 |

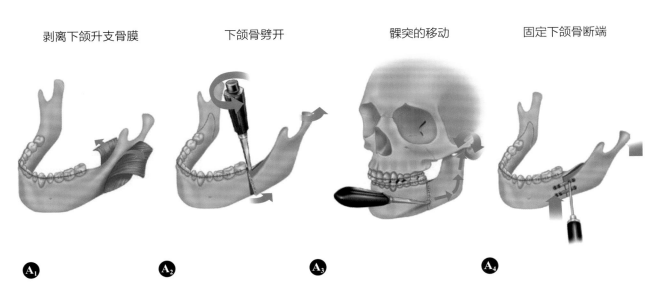

▲ 图 8-9 正颌手术术中生物力学效应

A_1 至 A_4. 在移位和固定骨段时，应考虑髁突的变化

髁突位置改变　　　　　咬肌翼内肌悬韧带张力改变　　　　　术后正畸的牵引力量

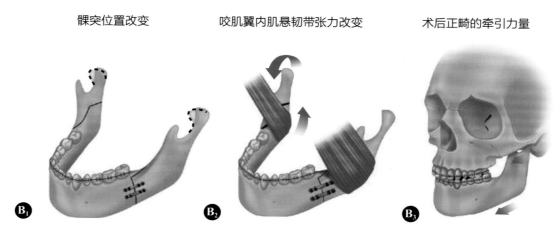

▲ 图 8-9（续）　正颌手术后生物力学效应

B₁ 至 B₃. 应考虑术后肌肉的牵拉作用

（吴　煜　译）

参考文献

[1] Obwegeser HL. Orthognathic surgery and a tale of how three procedures came to be: a letter to the next generations of surgeons. Clin Plast Surg. 2007;34(3):331-55.

[2] Proffit WR, Turvey TA, Phillips C. Orthognathic surgery: a hierarchy of stability. Int J Adult Orthodon Orthognath Surg. 1996;11(3):191-204.

[3] Choi SH, Yoo HJ, Lee JY, Jung YS, Choi JW, Lee KJ. Stability of pre-orthodontic orthognathic surgery depending on mandibular surgical techniques: SSRO vs IVRO. J Craniomaxillofac Surg. 2016;44(9):1209-15.

第 9 章 正颌外科虚拟手术规划和 3D 模拟

Virtual Surgical Planning and Three-Dimensional
Simulation in Orthognathic Surgery

一、模拟引导的正颌外科简介

我们正处在第四次工业革命的时代，涌现了 3D 计算机仿真、计算机辅助设计、计算机辅助制造技术、3D 打印技术、人工智能、增强现实、虚拟现实和导航等技术。一些医生可能认为这些技术主要用于工业。其实不然，3D 技术在医学上的应用已经成为现实。尤其是颅颌面外科医生，他们是这些技术临床应用的先驱者。自 20 世纪 90 年代末以来，3D 计算机模拟、计算机建模和 3D 打印技术得到了应用。21 世纪以来，快速成型模型已被广泛应用于颅颌面外科手术规划。自 2010 年以来，3D 打印技术已成为许多颅颌面外科手术实践的日常常规 [1-4]（图 9-1）。

当你开车时，你是否使用导航？是的，大部分时间笔者都会使用。当然，没有导航笔者也能到达目的地（图 9-2）。但是，在导航的引导下驾驶会更自在。笔者认为新的 3D 技术的应用，类似我们自主的导航系统，可以帮助我们快速、准确、可重复地到达目的地。这正是 3D 模拟和 3D 打印技术在医学中的重要作用。

在正颌外科，模型外科是一个经典的术前模拟方式，咬合导板作为手术导板使术前模拟在真实手术中得以实现。

正畸和颌面外科医生使用这些模拟已经有很长一段历史了，笔者认为现在他们可以更容易适应全新的 3D 技术。

模拟引导的正颌外科（simulation-guided orthignathic surgery，SGOS）是一个使用 3D 患者数据逐步指导准确诊断、提供 3D 头影测量、虚拟设计手术步骤，并预测每一步产生的牙骨段复合体和软组织改变的过程。

2012 年，笔者开始将 3D 模拟和 3D 打印技术应用于正颌手术。在早前，即使没有这些技术，笔者也能成功地开展正颌手术。但是，这些技术可以帮助笔者更细致、更精确地实施手术，并更客观地评价手术效果。

最近有几份报道旨在建立这一领域的基础。因此，该技术的路线（从数据采集开始，通过分割、手术步骤模拟和设计转化模板设计）现在已被广泛接受 [4-6]。此外，3D 软组织模拟软件实现了软组织预测，提供了不同人群的审美标准（以美学为导向的虚拟规划）[7-9]。据报道，对比传统方式，虚拟手术规划（virtual surgical planning，VSP）可以为截骨和再定位提供更高的准确性，使模拟和手术更加省时 [10-13]。

正如预期的那样，随着这些技术的日益普及，人们开始关注测量结果的准确性，并将其与传统方法进行比较，以及对不同技术的比较 [14, 16]。然而，测量 SGOS 精度需要考虑两个问题：第一，VSP 与真实手术比较的适用性，因为 VSP 应作为一个独立的实体进行测量，有自己的控制因素，无论其在规

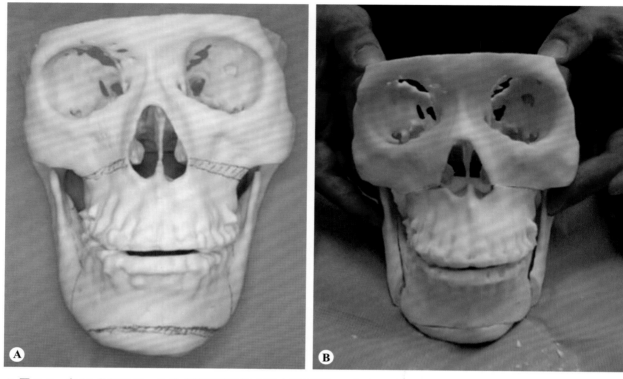

▲ 图 9-1　自 21 世纪以来，快速成型模型已被广泛应用于颅颌面外科手术规划，包括正颌外科手术。**3D 打印模型为外科医生提供了触觉、动手设计体验及在实际手术之前检查骨骼解剖和骨干扰的便利**

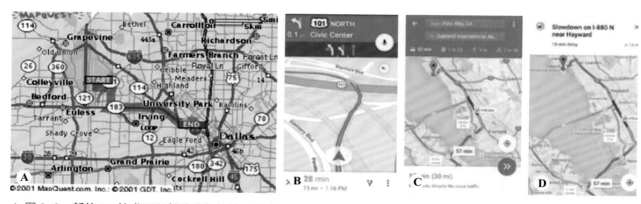

▲ 图 9-2　新的 **3D** 技术可以帮助我们快速、准确、可重复地到达目的地。这正是 **3D** 模拟和 **3D** 打印技术在医学中的重要作用

划手术技术准确性方面的效用如何；第二，测量的绝对差异主要取决于大的移动距离。因此，需要采用另一种检测小幅度移动结果精度的方法来准确研究影响 VSP 适用性的因素。为了让读者理解，接下来笔者将介绍如何将 3D 计算机模拟和针对患者的 3D 打印技术应用到正颌手术中，并分享模拟引导正颌手术相关的研究结果。

二、虚拟手术的方法 [17, 18]

（一）数据获取

在虚拟流程开始之前，需要获得两种形式的数据：①保存为 DICOM（digital imaging and communications in medicine）格式的 CBCT 数据（层厚 1mm）；②用

专门的 3D 扫描设备（Morpheus 3D；Dental Solution MDS，Seoul，South Korea）拍摄的 3D 面相（软组织 3D 照片）（图 9-3）。

接着，将这两个数据通过半自动程序配准后应用于 3D 模拟。为了避免有些牙性标志不清楚，需要获得另外的牙列扫描数据，将它融合于骨性 3D 模型。在研究中我们使用了两种类型的软件：Mimics 软件（version 19，Materialise-NV，Leuven，Belgium）主要用于骨组织分割和头影测量；

Morpheus 3D 软件（Dental Solution MDS，Seoul，South Korea）主要用于软组织模拟。两者均用于 VSP 手术虚拟规划。

（二）虚拟手术规划

使用模拟工具，计划的上下颌截骨得以实施，包括上颌 LeFort Ⅰ型截骨和下颌双侧矢状劈开截骨及颏成形。之后，颌骨段相对 X、Y、Z 轴按比例移动。这些移动都是根据软件里提前输入的正畸计

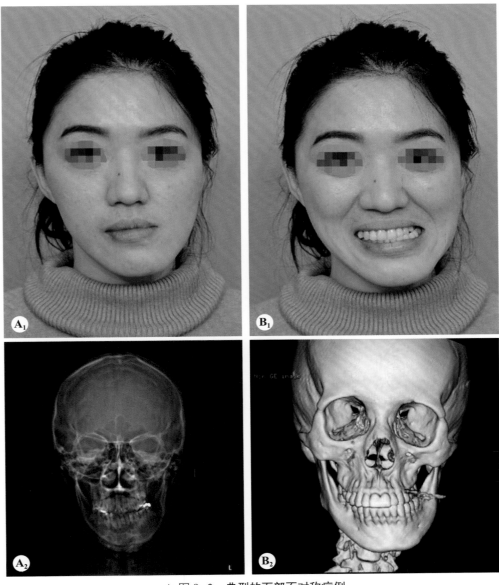

▲ 图 9-3　典型的面部不对称病例

从 CT 获取的 DICOM 数据（层厚 1mm），用以创建 3D 数据模型

划和系统数据库存储的韩国美貌人群测量参考值来实施的（图 9-4）。

（三）模板设计和生产

手术导板的设计包括中间𬌗板和终末𬌗板及定位导板（图 9-5）。根据模拟的结果，设计在 3-matic（version 11，Materialise-NV）软件中实现。接着，使用液化立体光刻技术 3D 打印模板，并准备好于术中使用。

（四）作用

这些模板术前经过低温等离子灭菌，以避免变形的风险。上颌 LeFort Ⅰ型截骨后，中间𬌗板和上颌定位导板用来 3D 引导上颌骨段就位。同样，下颌截骨后，终末𬌗板和下颌定位导板用于引导下颌骨段就位（图 9-6）。

三、数字化正颌术后测量研究

笔者将介绍我们关于数字化正颌术后测量的其中一个研究。该回顾性研究纳入了从 2015 年 6 月到 2017 年 2 月于峨山医疗中心（首尔，韩国）整形外科接受 3D 虚拟引导双颌手术的牙颌面畸形患者。研究纳入标准为 ≥16 岁，采用虚拟手术设计引导和数字设计定位导板的双颌手术患者。排除既往已行正颌手术患者后，共纳入 35 例。如图 9-7 所示，将 3D CT 数据和 3D 照相数据融合。

（一）测量方案

在术前、手术模拟、术后 3D 模型上通过记录一些点的位置进行重复测量，包括上颌的左上尖牙、右上尖牙、左上第一磨牙、右上第一磨牙、左上切牙、前鼻棘点、后鼻棘点；下颌的右下第一磨牙、左下第一磨牙、下牙槽座点、颏前点。这些点在以蝶鞍点为原点，3 个互相垂直的固定平面（Frankfort 水平面、冠状面、矢状面）构成的坐标系内进行测量（图 9-8）。

随后计算各点相对于 X、Y、Z 轴的移动距离作为位置差。计划移动距离（Tp）表示从术前到术后模拟位置的移动，实际移动距离（Ta）表示术前到术后早期位置的移动（图 9-1）。每个点测量 2 次，2 次测量的平均值都接近最近的 0.01mm。

为了计算准确性，我们测量了 Ta 和 Tp 之间的绝对差异来确定绝对误差指数（absolute misapplication index，abMAI）和另外 2 个方程来确定相对误差指数（relative misapplication index，rMAI）。

$$rlMAI = \frac{ab(Ta - Tp)}{Tp}$$

$$rMAI = \frac{ab(Ta - Tp)^2}{Tp}$$

（二）数据分析

在计算了每个点的上述指标后，我们使用了 Kolmogorov-Smirnov 和 Shapiro-Wilk 法测试来确定分布的正态性。随后，采用 Mann-Whitney U 检验

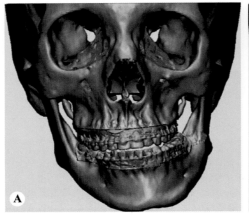
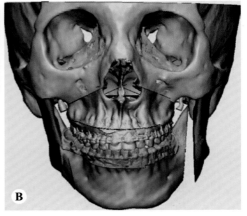

▲ 图 9-4　通过牙列扫描数据、CT 数据与 DICOM 逐层配准，以获得 3D 计算机模型

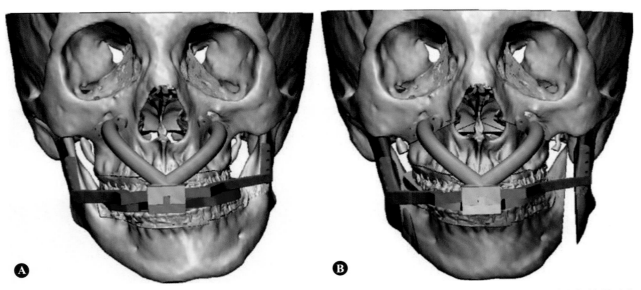

▲ 图 9-5 传统的正颌手术通过下颌位置定位上颌牙骨段，**3D** 技术中 **3D** 打印的截骨导板和咬合导板使我们能通过上颌自身的位置定位上颌牙骨段。这张图同时展示了 **3D** 打印导板可以用于稳定下颌近心骨段

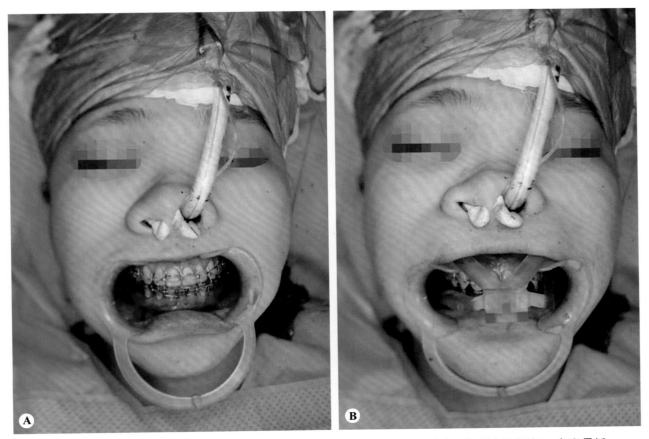

▲ 图 9-6 **3D** 打印正颌手术导板的临床应用实例，包括上颌固定导板和稳定下颌近心骨段的 **3D** 打印导板

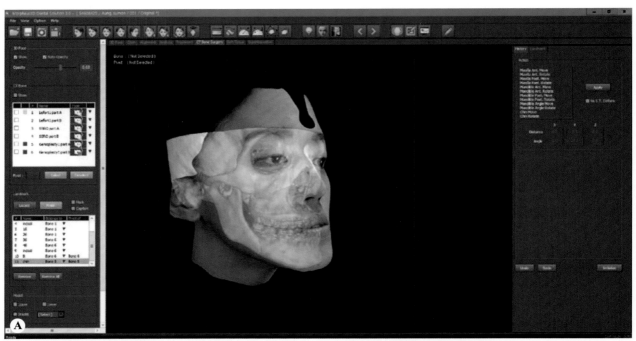

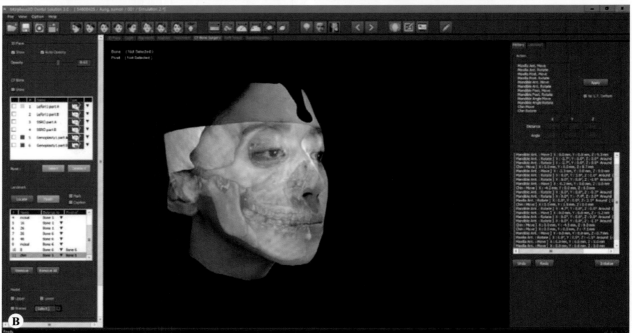

▲ 图 9-7　面部不对称伴面部高度增加的患者通过 3D 模拟引导正颌手术

A. 术前外貌；B. 术后外貌

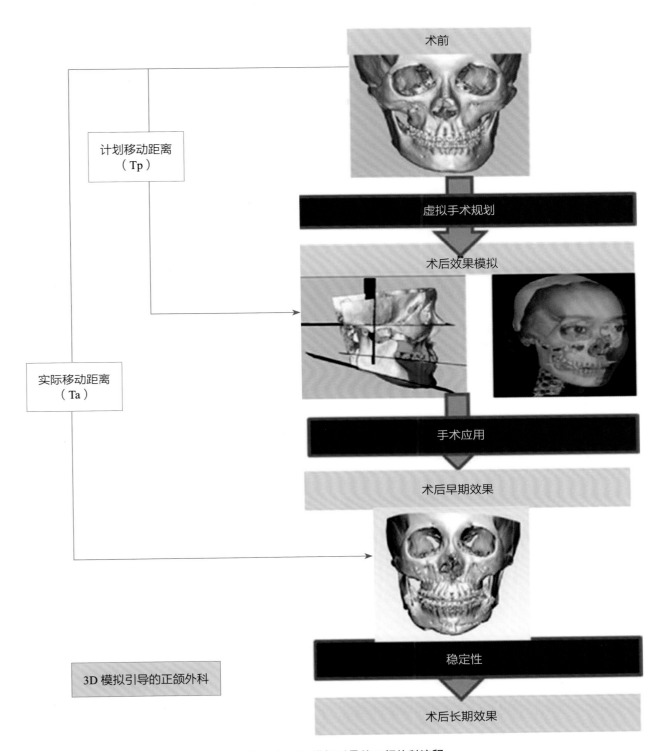

▲ 图 9-8 **3D 模拟引导的正颌外科流程**
虚拟手术规划通过 3D 打印导板在实际正颌手术中实现

比较下颌和上颌点的 MAI 值。而且，对不同 MAI 和 Tp 公式之间的相关性进行 Pearson 相关系数检验。

（三）结果（图 9-9）

所有受试者获得了满意的功能及美学效果，且都没有严重并发症。患者年龄 16—40 岁（平均 22.9 岁），其中，54% 为女性。排除移动距离<0.5mm，我们共移动了 330mm（0.5~18mm，平均 4.96mm，标准差 3.7mm）。上下颌计划移动距离 Tp 分别为（3.3±2.1）mm、（8.4±4.1）mm。Pog 点和 B 点移动距离最长，分别为（10±4.5）mm、（9.7±3.7）mm。上尖牙点和 ANS 点移动距离最小，分别是（1.6±1.1）mm、（2.2±0.7）mm。

分析显示，虚拟移动距离和实际移动距离的绝对差异，即 abMAI 为（1.11±1.13）。Mann-Whitney U 检验显示，上颌的绝对差异 abMAI [（0.82±0.69）mm] 和下颌的绝对差异 abMAI [（1.7±1.5）mm] 之间的差异有统计学意义（$P<0.001$）。此外，不同的标志点之间有差异：B 点有最大的 abMAI [（2.4±1.8）mm]，上尖牙点和上颌磨牙点有最小的 abMAI（均接近 0.7mm）。

Pearson 相关系数分析显示 abMAI 与移动距离大小之间存在显著的正相关关系（图 9-6）。

对测定相对 MAI 的两个公式进行分析，结果显示与 r1MAI 呈负相关，与 rMAI 无显著相关；平均 rMAI 为 0.51（SD=0.83）。使用 rMAI 值重复 Mann-Whitney U 检验显示，上颌骨 rMAI（平均值，0.46；SD=0.75）和下颌骨 rMAI（平均值，0.63；SD=0.97）之间没有显著差异（$P=0.186$）。

上颌与下颌 rMAI 值比较差异无统计学意义（上颌骨：平均 0.46 mm，SD=0.75；下颌骨：平均 0.63mm，SD=0.97）。此外，上颌和下颌点的 rMAI 值与 abMAI 值的排列也不同。

分析某些因素对每个患者使用平均 rMAI 值适用性的影响，发现非对称和对称病例之间差异不显著（$P=0.677$）（图 9-7）。同样，我们发现手术优先组和正畸优先组之间的差异不显著（$P=0.224$）。腭裂组（平均 rMAI 为 0.51mm；SD=0.22）较非裂隙组（平均 rMAI 为 0.28mm；SD=0.1）的适用性低（$P=0.006$）。

（四）讨论

双颌手术依赖于多骨段的交互重新定位，是 3D SGOS 的重要应用。VSP 预测每个骨段移动产生的影响，不仅可用于骨骼的头影测量和咬合模拟，而且可用于表面软组织变化的预测，因此，可预测最终的美学结果 [7, 8, 19, 20]。3D 模拟引导正颌手术存在几个问题。

第一，3D 打印咬合板的使用很重要。由于传统 CT 扫描无法提供正颌手术所需的咬合板的精确度，我们应该使用口腔扫描仪来获得 3D 打印咬合板。尽管存在一些争议，但口腔扫描仪正变得越来越受欢迎。另外，用 3D 打印机制作咬合板会产生额外的误差。因此，笔者在临床实践中一直在测试 3D 打印咬合板的可靠性，情况越来越好了。虽然出于安全考虑，笔者在使用传统咬合板的同时也在使用 3D 打印咬合板，但笔者相信 3D 打印咬合板取代传统咬合板的那一天很快就会到来。

第二，3D 模拟引导的正颌手术的成本效益。到目前为止，如果外科医生采用 3D 方法，成本会相对高很多。然而，随着时间推移，笔者确信 3D 方法的成本效益会越来越好。笔者之所以喜欢在自己的临床实践中采用 3D 技术，是因为它可以得到更一致的结果。不管笔者的个人情况如何，都能以最小的误差进行手术。笔者认为，在手术前模拟和手术指导的配合下，无论医生的状态如何，都能进行更加一致的手术。

第三，3D 面相测量预测在正颌手术中的准确性是有争议的。虽然在下一章描述了这个问题，但 3D 面相预测是正颌手术领域的一个模式转变。正颌手术不仅是改变咬合的有力工具，而且是改变面部轮廓的有力工具，因此，正颌手术越来越重视软组织轮廓。由于数据不足，对软组织的预测是有限的。因此，笔者相信 3D 软组织预测将在人工智能时代实现。人工智能技术将很快实现精确的 3D 软组织预测。

关于笔者对 3D 模拟引导正颌手术的研究细节，需要再多解释一下。一些研究集中在测量 SGOS 的准确性，旨在评估这一快速发展的技术，并建立一个理想的应用策略。一些研究人员研究了 3D 头影

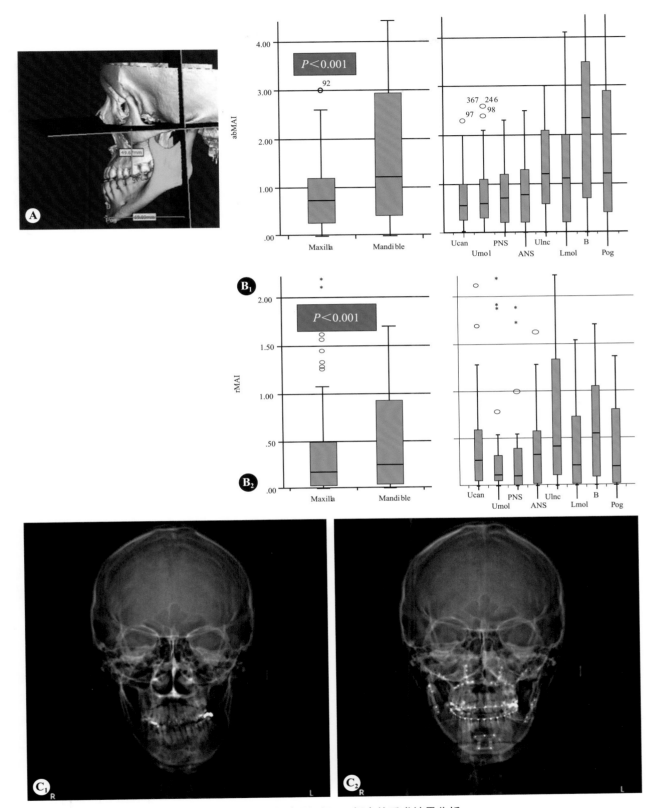

▲ 图 9-9 各种硬组织 3D 标志的手术结果分析

3D 头影测量能够进行 3D 结果分析，而 2D 头影测量只能提供 2D 图像；abMAI. 绝对误差指数；ANS. 前鼻棘点；B. 下牙槽座点；Lmol. 下颌磨牙点；Mandible. 下颌；Maxilla. 上颌；PNS. 后鼻棘点；Pog. 颏前点；rMAI. 相对误差指数；Ucan. 上颌尖牙点；Uinc. 上颌切牙点；Umol. 上颌磨牙点

测量的差异[14,16]，而另一些研究人员测量了每个骨段的角度值[21]。然而，大多数研究都是在X、Y、Z轴上追踪不同点的运动[19,22-24]。

测量VSP在实际手术中的适用性是模拟引导双颌手术精度评估的重要组成部分。在本研究中，计算Ta和Tp的绝对差值（abMAI）显示下颌骨和上颌骨之间有显著差异（$P<0.001$）。这一发现与之前测量双颌手术准确性的研究结果相吻合。Zhang等[22,25]报道的上颌骨和下颌骨的平均误差分别为0.71mm和0.91mm。同样，Tran等[22,25]报道的平均误差分别为0.79mm和1mm。

上述差异可归因于上颌骨和下颌骨之间的平均移动距离的变化（分别为3.3mm和8.4mm）。因此，我们使用不同的方程来确定rMAI。随后，距离相关性检验显示，公式$\frac{(Ta-Tp)^2}{Ta}$可以计算rMAI，该公式不受整体移动距离的影响，不表明上颌骨和下颌骨之间有显著差异。因此，这个指标（rMAI）可以用来准确地测量VSP的适用性，即使是小的移动。

正如预期的那样，有几个因素会影响VSP在实际手术中的适用性。

第一个因素，是计划转移模板的准确性，该模板负责根据预先计划的值控制上颌和下颌骨段的移动。虽然这些模板有多种形式，咬合板仍然被认为是最重要的组件，特别是用于指导咬合相关的移动。此外，外科医生可以根据临床判断在术中修改某些动作，包括那些与美学结果相关的（如颏部定位）。为了缩小VSP与手术目标之间的差距，外科、正畸和模拟团队之间的长期合作至关重要。

由于我们的病例是由同一个团队执行的，使用相同的模拟技术，我们研究了畸形模式对VSP适用性的影响。首先，我们研究了面部不对称，使用2D方法时，该类患者的术前规划是一个很大的挑战[23-28]。使用3D虚拟规划时，一些规划方面变得更容易预测了，如上下颌复合体绕Y轴旋转运动（偏航角运动）。统计分析未能揭示不对称组和对称组之间的rMAI值有显著差异（$P=0.677$）。这一发现表明，通过3D模拟，非对称组和对称组的术前规划难度差距减小。

第二个因素，研究显示VSP在与唇/腭裂相关的牙颌面畸形中的适用性低于非唇/腭裂组（$P=0.006$）（图9-11）。这可能是由于早前腭裂修复形成的瘢痕组织限制了上颌骨段的移动。此外，上颌水平和垂直发育不全的特征性畸形模式也导致了适应性的降低[29,31]。这一发现需要进一步的VSP分析和相应的手术应用于唇/腭裂相关正颌手术病例。

第三个因素，正畸时机，这是近十年来研究的一个重要课题。一些研究将手术优先模式（SFA）作为经典序列的替代方法[32,34]。然而，数据分析显示，手术优先组和正畸优先组之间的VSP适用性无显著差异（$P=0.224$）（图9-11）。这些发现与之前的研究相关联，表明两种方案具有相似的可靠性和结果。

分析影响VSP适用性的因素是未来研究的重要目标，为发展这些模拟技术建立临床基础。此外，建立报告这些结果的标准化方法将允许不同研究之间的准确比较。

最后，笔者需要指出3D模拟引导的正颌手术在实际临床实践中存在的障碍。为了得到3D计算机模型，需要对每个CT图像进行分割，这需要相当长的时间。有时专家需要1～2h，初学者需要5～6h。为了解决这个问题，一些公司正在提供医疗服务来做到这一点。尽管有这样的支持，在临床实践中采用3D模拟引导正颌手术需要额外的时间来进行手术模拟和制作3D打印导板。随着网络化交互服务的实现，这一过程的效率将会越来越高。笔者的梦想是在3D技术的基础上完成自己所有的手术。笔者相信3D模拟引导的正颌手术迟早会成为所有外科医生的日常工作。

（五）结论

在双颌手术中使用骨和软组织模拟可以精确规划上颌和下颌骨段的3D位置。该方案在实际手术中的适用性是决定SGOS总体准确性的重要组成部分。因此，我们提出了计算MAI的方法，数值描述了VSP在实际手术中的适用性，甚至对较小的移动也适用。通过研究各因素对VSP适用性的影响，发现唇/腭裂相关牙颌面畸形的VSP适用性较低，而不对称性和正畸时机对VSP适用性无影响（图9-10至图9-12）。

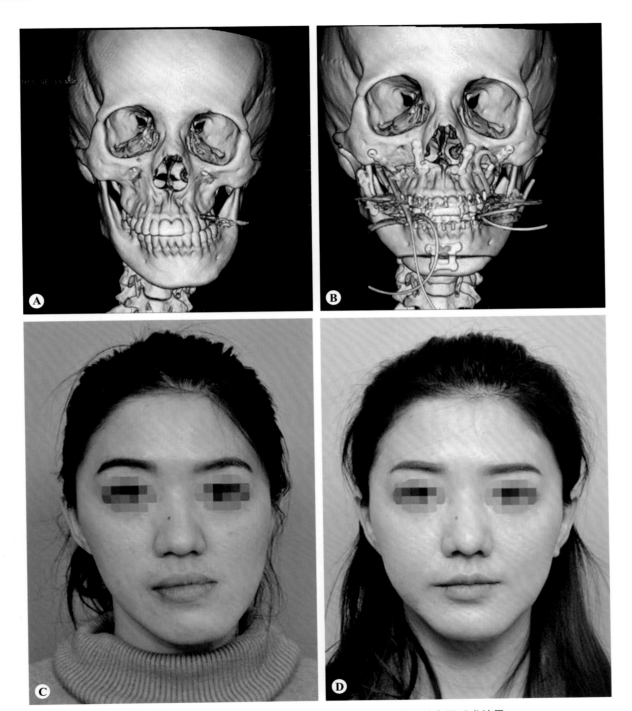

▲ 图 9-10　面部不对称患者在模拟引导下正颌手术后的实际手术结果

3D 技术为面部不对称患者提供了更理想的矫正方案

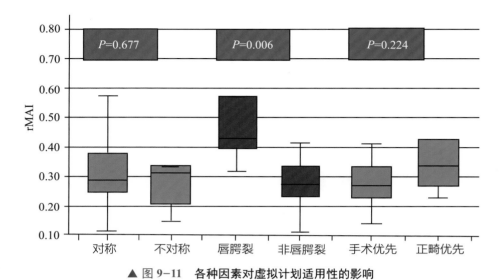

▲ 图 9–11　各种因素对虚拟计划适用性的影响

P 值代表 Mann-Whitney U 检验的显著性解释（*P*<0.05 代表差异有统计学意义）。rMAI. 相对误差指数

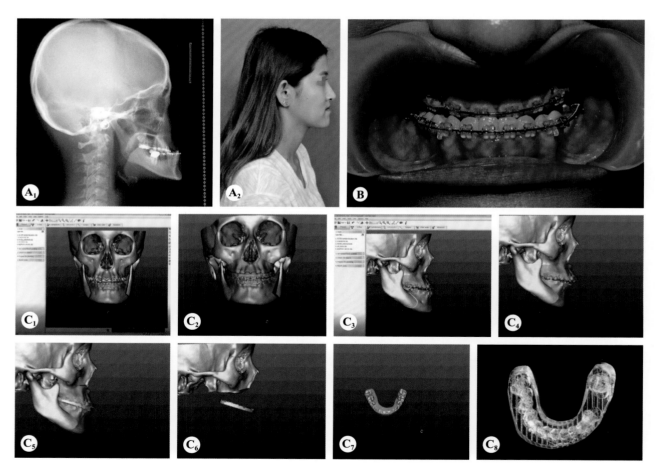

▲ 图 9–12　**3D 计算机模拟和 3D 打印技术的过程**

虚拟计划、3D 打印导板和咬合板在骨性Ⅲ类牙颌面畸形病例中的临床应用

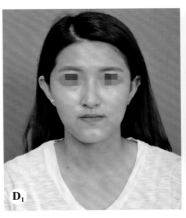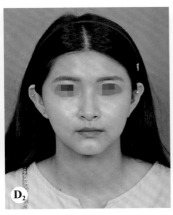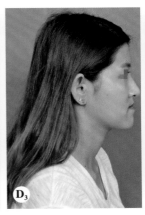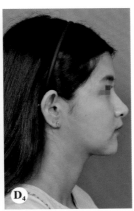

▲ 图 9-12（续） **3D 计算机模拟和 3D 打印技术的过程**

虚拟计划、3D 打印导板和咬合板在骨性Ⅲ类牙颌面畸形病例中的临床应用

【病例 9-1】骨性Ⅲ类牙颌面畸形

22 岁男性骨性Ⅲ类牙𬌗面畸形患者行 3D 模拟引导下正颌手术。对每个 CT 切片进行分割后的 3D 计算机建模，将 3D 图像与 3D 牙颌科扫描数据合并。然后在电脑屏幕上进行 3D 模拟正颌手术。基于 SGOS，生成患者专用的 3D 打印导板，包括上颌和下颌骨位置导板。3D 打印的中间和终末咬合板是连接手臂的关键元素。为了保持下颌骨近心骨段在原始位置不变，我们将近心骨段的稳定臂包含在我们的 3D 打印导板中。

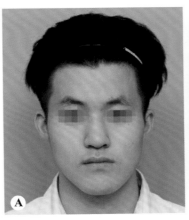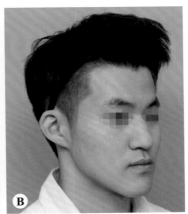

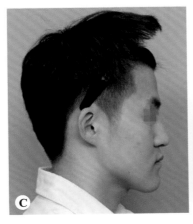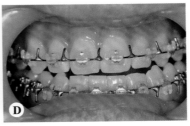

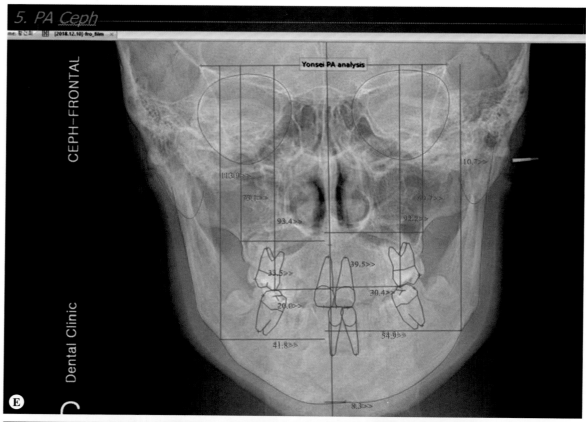

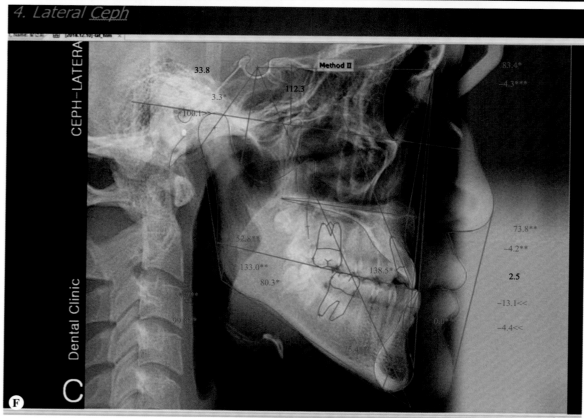

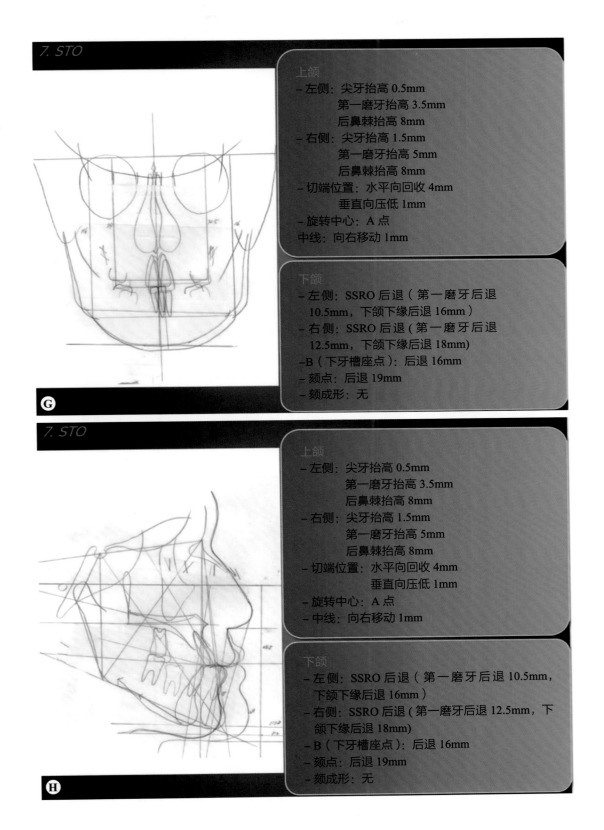

7. STO

上颌
- 左侧：尖牙抬高 0.5mm
      第一磨牙抬高 3.5mm
      后鼻棘抬高 8mm
- 右侧：尖牙抬高 1.5mm
      第一磨牙抬高 5mm
      后鼻棘抬高 8mm
- 切端位置：水平向回收 4mm
        垂直向压低 1mm
- 旋转中心：A 点
  中线：向右移动 1mm

下颌
- 左侧：SSRO 后退（第一磨牙后退 10.5mm，下颌下缘后退 16mm）
- 右侧：SSRO 后退（第一磨牙后退 12.5mm，下颌下缘后退 18mm)
- B（下牙槽座点）：后退 16mm
- 颏点：后退 19mm
- 颏成形：无

G

7. STO

上颌
- 左侧：尖牙抬高 0.5mm
      第一磨牙抬高 3.5mm
      后鼻棘抬高 8mm
- 右侧：尖牙抬高 1.5mm
      第一磨牙抬高 5mm
      后鼻棘抬高 8mm
- 切端位置：水平向回收 4mm
        垂直向压低 1mm
- 旋转中心：A 点
- 中线：向右移动 1mm

下颌
- 左侧：SSRO 后退（第一磨牙后退 10.5mm，下颌下缘后退 16mm）
- 右侧：SSRO 后退（第一磨牙后退 12.5mm，下颌下缘后退 18mm)
- B（下牙槽座点）：后退 16mm
- 颏点：后退 19mm
- 颏成形：无

H

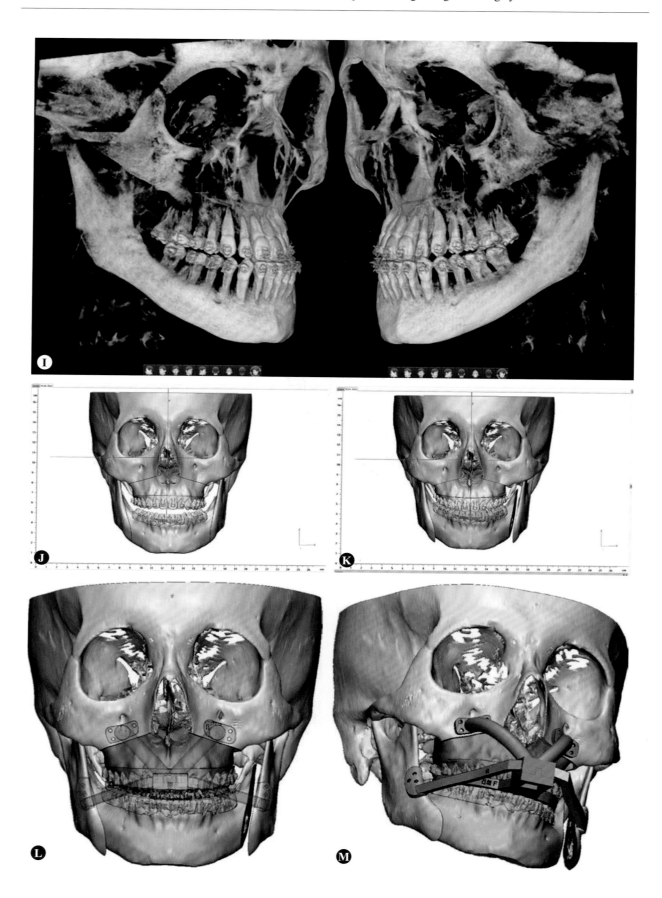

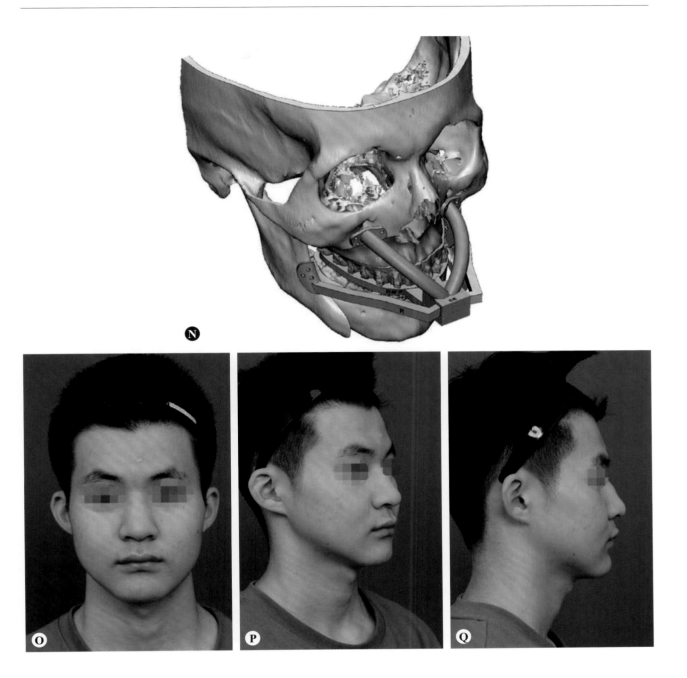

【病例 9-2】牙槽突突出

28 岁女性患者，特发性血小板减少性紫癜（idiopathic thrombocytopenic purpura，ITP）伴牙槽突突出，行 3D 模拟引导下正颌手术。同样，我们也进行了类似的 3D 准备过程。为了治疗牙槽突突出，上颌轻微的顺时针旋转和后退，然后下颌骨自动旋转。进行了颏部前徙的颏成形术。为避免 ITP 相关并发症，笔者在术前为患者提供了新鲜冷冻血浆（fresh frozen plasma，FFP）。虽然，血小板数量低于 $800 \times 10^9/L$，但整个过程无须额外输血即可完成。

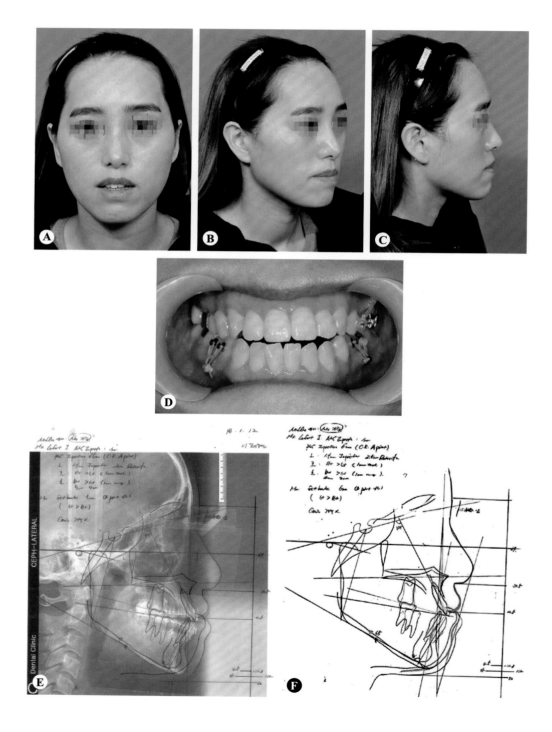

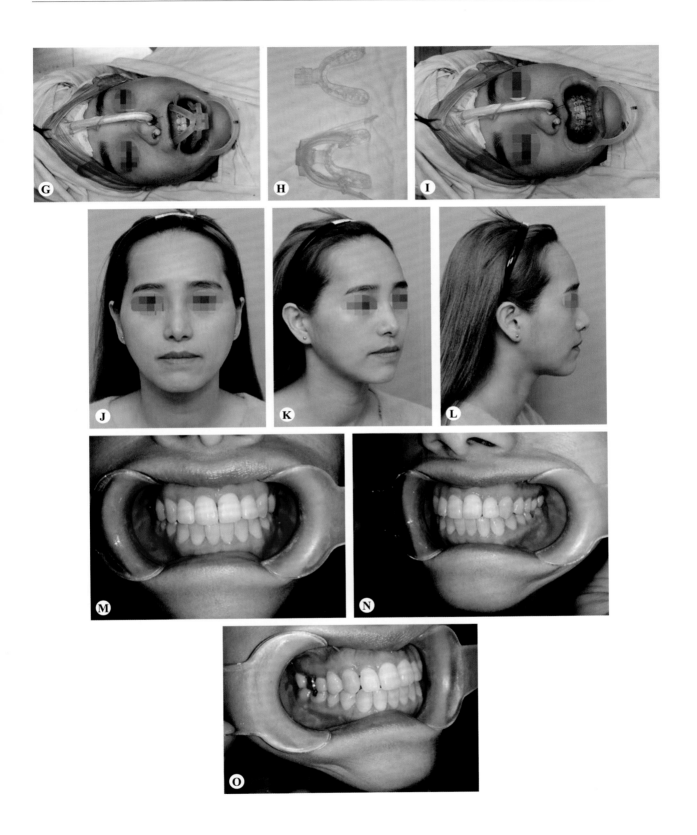

（叶国华 译）

参考文献

[1] Nkenke E, Zachow S, Benz M, et al. Fusion of computed tomography data and optical 3D images of the dentition for streak artefact correction in the simulation of orthognathic surgery. Dentomaxillofac Radiol. 2004;33(4):226-32.

[2] Lin HH, Lonic D, Lo LJ. 3D printing in orthognathic surgery-a literature review. J Formos Med Assoc. 2018;117(7): 547-58.

[3] Lonic D, Sundoro A, Lin HH, Lin PJ, Lo LJ. Selection of a horizontal reference plane in 3D evaluation: identifying facial asymmetry and occlusal cant in orthognathic surgery planning. Sci Rep. 2017;7(1):2157.

[4] Swennen GR. 3D virtual treatment planning of orthognathic surgery. In: 3D virtual treatment planning of orthognathic surgery. New York: Springer; 2017. p. 217-77.

[5] Lin HH, Lonic D, Lo LJ. 3D printing in orthognathic surgery-a literature review. J Formosan Med Assoc = Taiwan yi zhi. 2018.

[6] Stokbro K, Aagaard E, Torkov P, Bell RB, Thygesen T. Virtual planning in orthognathic surgery. Int J Oral Maxillofac Surg. 2014;43(8):957-65.

[7] Liebregts J, Xi T, Timmermans M, et al. Accuracy of three-dimensional soft tissue simulation in bimaxillary osteotomies. J Cranio-Maxillo-Facial Surg. 2015;43(3):329-35.

[8] Marchetti C, Bianchi A, Muyldermans L, Di Martino M, Lancellotti L, Sarti A. Validation of new soft tissue software in orthognathic surgery planning. Int J Oral Maxillofac Surg. 2011;40(1):26-32.

[9] Van Hemelen G, Van Genechten M, Renier L, Desmedt M, Verbruggen E, Nadjmi N. Three-dimensional virtual planning in orthognathic surgery enhances the accuracy of soft tissue prediction. J Cranio-Maxillo-Facial Surg. 2015;43(6):918-25.

[10] Iorio ML, Masden D, Blake CA, Baker SB. Presurgical planning and time efficiency in orthognathic surgery: the use of computer-assisted surgical simulation. Plast Reconstr Surg. 2011;128(3):179e-81e.

[11] Resnick CM, Inverso G, Wrzosek M, Padwa BL, Kaban LB, Peacock ZS. Is there a difference in cost between standard and virtual surgical planning for orthognathic surgery? J Oral Maxillofac Surg. 2016;74(9):1827-33.

[12] Steinhuber T, Brunold S, Gartner C, Offermanns V, Ulmer H, Ploder O. Is virtual surgical planning in orthognathic surgery faster than conventional planning? A time and workflow analysis of an office-based workflow for single- and double-jaw surgery. J Oral Maxillofacial Surg. 2018;76(2):397-407.

[13] Dehghani M, Fazeli F, Sattarzadeh AP. Efficiency and duration of orthodontic/orthognathic surgery treatment. J Craniofac Surg. 2017;28(8):1997-2000.

[14] De Riu G, Virdis PI, Meloni SM, Lumbau A, Vaira LA. Accuracy of computer-assisted orthognathic surgery. J Cranio-Maxillo-Facial Surg. 2018;46(2):293-8.

[15] Ritto FG, Schmitt ARM, Pimentel T, Canellas JV, Medeiros PJ. Comparison of the accuracy of maxillary position between conventional model surgery and virtual surgical planning. Int J Oral Maxillofac Surg. 2018;47(2):160-6.

[16] Bengtsson M, Wall G, Greiff L, Rasmusson L. Treatment outcome in orthognathic surgery-A prospective randomized blinded case-controlled comparison of planning accuracy in computer-assisted two-and three-dimensional planning techniques (part Ⅱ). J Cranio-Maxillo-Facial Surg. 2017;45(9):1419-24.

[17] Choi JW, Jeong WS. Occlusal plane altering 2 jaw surgery based on the clockwised rotational surgery-first orthognathic approach. Plast Reconstr Surg Glob Open. 2017;5(10): e1492.

[18] Fawzy HH, Choi JW. Evaluation of virtual surgical plan applicability in 3D simulation-guided two-jaw surgery. J Craniomaxillofac Surg. 2019;47(6):860-6.

[19] Heufelder M, Wilde F, Pietzka S, et al. Clinical accuracy of waferless maxillary positioning using customized surgical guides and patient specific osteosynthesis in bimaxillary orthognathic surgery. J Cranio-Maxillo-Facial Surg. 2017;45(9):1578-85.

[20] Olate S, Zaror C, Blythe JN, Mommaerts MY. A systematic review of soft-to-hard tissue ratios in orthognathic surgery. Part Ⅲ: Double jaw surgery procedures. J Cranio-Maxillo-Facial Surg. 2016;44(10):1599-606.

[21] Stokbro K, Aagaard E, Torkov P, Bell RB, Thygesen T. Surgical accuracy of three-dimensional virtual planning: a pilot study of bimaxillary orthognathic procedures including maxillary segmentation. Int J Oral Maxillofac Surg. 2016;45(1):8-18.

[22] Zhang N, Liu S, Hu Z, Hu J, Zhu S, Li Y. Accuracy of virtual surgical planning in two-jaw orthognathic surgery: comparison of planned and actual results. Oral Surg Oral Med Oral Pathol Oral Radiol. 2016;122(2):143-51.

[23] Cousley RRJ, Bainbridge M, Rossouw PE. The accuracy of maxillary positioning using digital model planning and 3D printed wafers in bimaxillary orthognathic surgery. J Orthod. 2017;44(4):256-67.

[24] Dreiseidler T, Lentzen MP, Zirk M, Safi AF, Zoeller JE, Kreppel M. Systematic three-dimensional analysis of wafer-based maxillary repositioning procedures in orthognathic surgery. J Cranio-Maxillo-Facial Surg. 2017;45(11): 1828-34.

[25] Tran NH, Tantidhnazet S, Raocharernporn S, Kiattavornchareon S, Pairuchvej V, Wongsirichat N. Accuracy of three-dimensional planning in surgery-first orthognathic surgery: planning versus outcome. J Clin Med Res. 2018;10(5):429-36.

[26] Chen YF, Liao YF, Chen YA, Chen YR. Treatment outcome of bimaxillary surgery for asymmetric skeletal class Ⅱ deformity. Clin Oral Investig. 2019;23(2):623-32.

[27] De Riu G, Meloni SM, Baj A, Corda A, Soma D, Tullio A.

Computer-assisted orthognathic surgery for correction of facial asymmetry: results of a randomised controlled clinical trial. Br J Oral Maxillofac Surg. 2014;52(3):251-7.

[28] Thiesen G, Gribel BF, MPM F, Oliver DR, Kim KB. Mandibular asymmetries and associated factors in orthodontic and orthognathic surgery patients. Angle Orthod. 2018; 88(5):545-51.

[29] Jeong WS, Jeong HH, Kwon SM, Koh KS, Choi JW. Cleft-related orthognathic surgery based on maxillary vertical lengthening of the anterior facial height. Plast Reconstr Surg. 2018;141(3):736-46.

[30] Yamaguchi K, Lonic D, Lo LJ. Complications following orthognathic surgery for patients with cleft lip/palate: a systematic review. J Formosan Med Assoc = Taiwan yi zhi. 2016;115(4):269-77.

[31] Yun YS, Uhm KI, Kim JN, et al. Bone and soft tissue changes after two-jaw surgery in cleft patients. Arch Plast Surg. 2015;42(4):419-23.

[32] Choi JW, Lee JY, Yang SJ, Koh KS. The reliability of a surgery-first orthognathic approach without presurgical orthodontic treatment for skeletal class Ⅲ dentofacial deformity. Ann Plast Surg. 2015;74(3):333-41.

[33] Huang CS, Chen YR. Orthodontic principles and guidelines for the surgery-first approach to orthognathic surgery. Int J Oral Maxillofac Surg. 2015;44(12):1457-62.

[34] Uribe F, Agarwal S, Shafer D, Nanda R. Increasing orthodontic and orthognathic surgery treatment efficiency with a modified surgery-first approach. Am J Orthodontics Dentofacial Orthopedics. 2015;148(5):838-48.

[35] Hossam H Fawzy, Jong-Woo Choi. Evaluation of virtual surgical plan applicability in 3D simulationguided two-jaw surgery. Journal of Cranio-Maxillo-Facial Surgery. 2019; 47:860-6.

第 10 章　正颌外科手术的 3D 面型分析

Three-Dimensional Photogrammetric Analysis in Orthognathic Surgery

一、3D 摄影测量技术

（一）2D 和 3D 摄像机对比

长期以来，2D 图像一直作为面部美学规划和评价的标准。然而技术的进步使 3D 摄像机成为现实。与传统的 2D 照片不同，3D 摄影测量技术可以测量各种面部软组织标志物的精确数值，甚至可以精确测量面积和体积。笔者相信这项技术代表着所有涉及面部医学领域的模式转变，这也是笔者期待已久的事情。

随着近年来技术的进步，3D 摄影测量技术可以客观、可靠地获取数据，减少误差。此外，它还有助于术前规划和术后结果模拟。

市场上目前有两种类型的 3D 摄像机。下面将介绍结构光法和立体测量法之间的理论差异（图 10-1）。

结构光型系统包括一个投影仪和一个摄像机。该系统可以准确地捕捉 3D 网格数据却难以捕捉移动物体。相反，立体测量型系统由两个摄像头组成，能够捕捉移动物体，但 3D 网格数据的准确性会降低，因为如果对应点不具备足够的特征，它就无法定位结构上所有的对应点，例如，在一个面部光滑的患者身上。

当我们在实践中比较这些系统时，结构光型系统需要使用一个工业摄像机来完整捕捉多张图像。因此，纹理质量是令人满意的，并且 3D 网格精度高、3D 图像处理速度快。

如上所述，立体测量型系统的缺点是无法在皮肤光滑的患者身上找到对应点。因此，它需要一个高分辨率数码单反摄像机来辅助生成具有非常高的纹理质量和令人满意的 3D 网格精度的图像，但其 3D 图像处理速度中等（图 10-2）。

结构光型摄影测量使用的工业摄像机的价格已下降，分辨率却在提高，纹理质量也越来越好。立体测量型系统由于纹理质量已经很高，进一步提高的可能性较小，而结构光型系统则有可能在纹理质量和网格精度方面不断改进。

结构光型 3D 摄像机呈现的图像具有令人满意的纹理质量，而 3D 摄影测量摄像机具有高纹理质量的 3D 图像。结构光型 3D 摄像机可以在 25s 内渲染一张图像，而立体测量型 3D 摄像机需要 2min 以上才能渲染一张图像（图 10-3）。

那么，为什么我们对这项新技术的实际应用心怀疑虑呢？这项技术的广泛应用一直存在着一些障碍。3D 摄像机的分辨率与标准数码单反摄像机的分辨率不一样，并且 3D 图像处理时间过长。此外，缺乏用户友好的软件也导致了这项技术无法被普遍采用。

最后，我们如何在实际手术中使用术前模拟图像呢？

在本章中，笔者将介绍自己如何在实践中使用 3D 摄影测量技术。

（二）3D 摄影测量技术在正颌外科中的应用

用于矫正牙颌面畸形的正颌外科手术，有两个

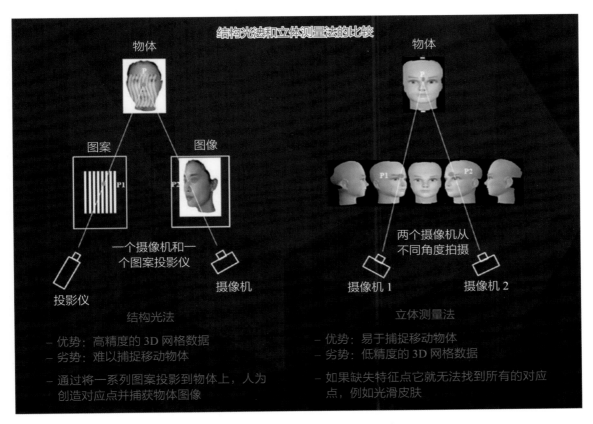

▲ 图 10-1　市场上的两种类型 3D 摄像机

结构光型由一个投影仪和一个摄像机组成。该系统提供高精度的 3D 网格数据，但难以捕捉移动物体。立体测量型由两台摄像机组成，该系统能够准确地捕获移动物体，但 3D 网格数据的准确性会降低，因为如果对应点特征缺失，它就无法找到所有的对应点，例如皮肤光滑的患者

关键目标：矫正错殆畸形和术后良好的面部美学。正颌手术可以通过改变骨骼组织来改变面部软组织的轮廓，从而可以创造一个更有吸引力的面部。然而，骨骼手术对软组织轮廓的影响并不容易预测[1]。

虽然 2D 头影测量法已被用于软组织分析，但它只能评估侧面轮廓而不能用于前后方正面分析，尤其是面部软组织（图 10-4）。因此，2D 头影测量法关注硬组织标志，因为其可重复性优于软组织标志[2-4]。其他软组织分析方法包括人体测量法、摄影法、立体摄影测量法、摄影头部测量法和 Moire 拓扑法[5-7]，但这些方法都有很大的局限性，例如时间需求、可重复性差或可能出现平移误差[5]。

这些缺点促进了 3D 成像技术的应用。例如，用光学 3D 传感器可以评估面中部牵引或 LeFort Ⅰ型上颌前徙术后可见的面部软组织体积变化[8-10]。此外，具有体积渲染功能的 3D CT 技术已被用于正

颌手术后的软组织分析[11-14]，但这些技术有一系列测量限制，例如，潜在的辐射危险和与传统的摄影测量相比较差的分辨率[15, 16]（图 10-5）。

2007 年，笔者的诊所引进了第一台用于分析软组织标志的商用 3D 摄像机。基于它与传统的摄影测量相似的高分辨率，它产生了准确、可重复的数据。3D 摄像机可以进行以前不可能使用头影测量法进行的正面视角分析。此外，3D 摄像机图像可以旋转、平移和放大，为计划的正畸和外科手术治疗效果提供真实模拟。相比之下，传统摄影测量结果无法进行类似操作，尽管使用自然头位的多侧照片，仍无法进行连续人体测量分析（图 10-6）。

尽管 3D 摄像系统已被证明能产生可靠和可重复的结果[17-19]，但其在正颌外科手术后的有效性尚未得到评估。因此，我们在骨性Ⅲ类牙颌面畸形患者中测试了 3D 摄像系统分析软组织标志的能力，

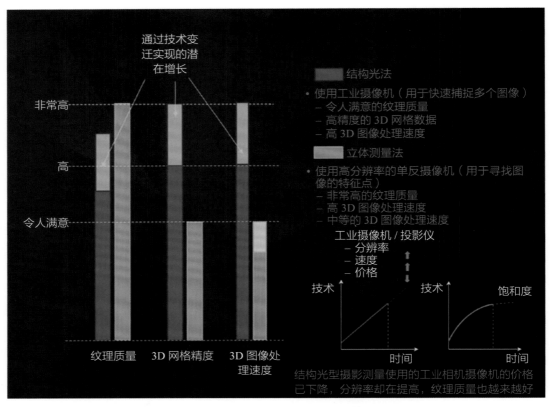

▲ 图 10-2　结构光法和立体测量法的比较（实践）
结构光型 3D 摄像机呈现令人满意的纹理质量的图像，3D 摄影测量摄像机生成高纹理质量的图像

患者均进行了双颌旋转伴上颌后部抬高术（two-jaw rotations with maxillary posterior impaction），但没有上颌前徙。这种手术方法对于亚洲骨性Ⅲ类牙颌面畸形患者而言可以获得比传统方法（包括上颌前徙和下颌后退）更好的美学效果。我们使用新的 3D 摄像系统来定量分析软组织变化，重点关注面部比例，包括垂直和水平距离，中面部和下面部面积，以及正面软组织标志（图 10-7）。

二、成像和测量方法

从现在开始，笔者将介绍自己的一项与使用 3D 摄像机评估正颌手术前后的软组织变化有关的调查。该研究涉及 25 名骨性Ⅲ类牙颌面畸形随访患者。2008 年 1 月至 2009 年 12 月期间，这些患者在首尔峨山医疗中心接受了双颌旋转后退手术（two-jaw rotational setback surgery），采用上颌后部抬高术，无上颌前徙。患者均为亚洲人，平均年龄 22 岁（范围

17—32 岁）。排除接受传统上颌前徙和下颌后退手术的患者，以及接受上颌前部垂直缩小手术（anterior maxillary vertical reduction）的患者，同时排除患有综合征疾病引起的牙颌面畸形患者，例如唇腭裂继发（secondary cleft-related）相关的牙颌面畸形[2]。

（一）成像方法

使用 3D 立体摄影测量摄像机和软件系统进行正面软组织分析（Vectra，Canfield Scientific，Parsippany-Troy Hills，新泽西州，美国；图 10-8A）。摄像机由三台数码相机、一个闪光灯和控制装置组成。使用前校准相机定义摄像的 3D 坐标系。3D 摄像时患者保持自然头位，每个患者面对镜子保持自然面部表情（图 10-8B）。为了测试 3D 摄影测量工具的可靠性，我们进行了精度和准确度测试。该测试涉及 10 名正常成人（2 名男性，8 名女性）和 3 名观察员。对每名受试者拍摄 6 张照片，每名观察员重复 2 次，对每张 3D 图像计算 7 个线性测

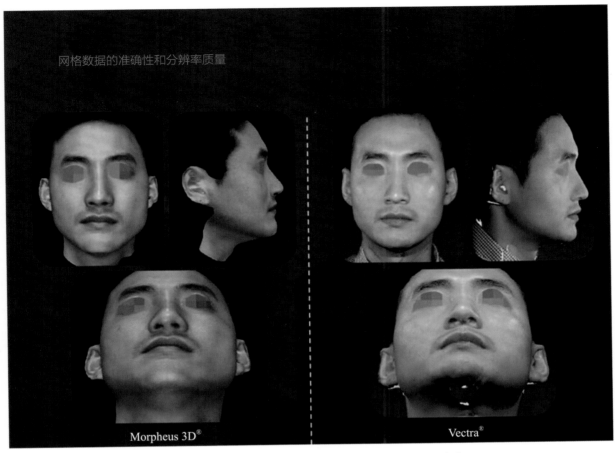

▲ 图 10-3　结构光型和立体测量型比较 3D 图像处理速度
结构光型 3D 摄像机可以在 25s 内处理一张图像，而立体测量摄像机需要 2min 以上的时间

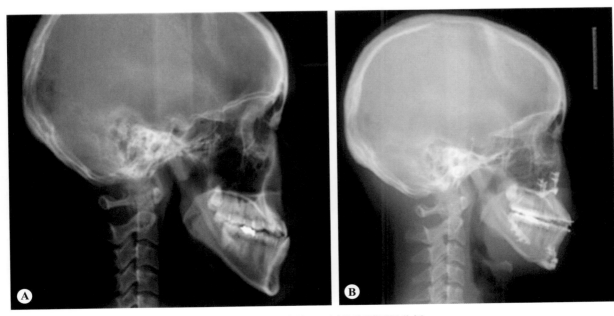

▲ 图 10-4　传统的 2D 侧位头影测量分析
A. 术前；B. 术后

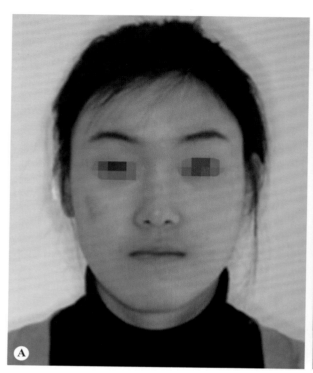
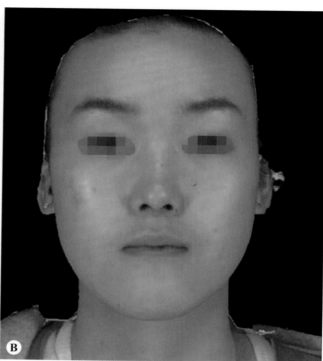

▲ 图 10-5　传统 **2D** 摄影测量（**A**）与 **3D** 摄影测量（**B**）的比较

3D 摄影测量提供了各种软组织标志的精确客观测量

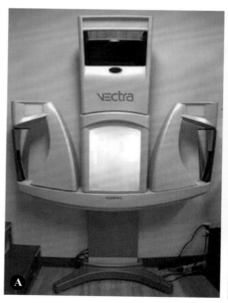
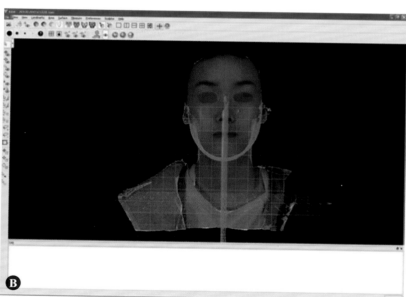

▲ 图 10-6　基于立体摄影测量的 **3D** 摄像机

A. 3D 摄影测量摄像系统（第二代，Vectra，Canfield，美国）；B. 轴校准过程。在此过程中可以获得正确的正面视图。通过 3D 图像的偏航角、俯仰角和翻滚角旋转实现校准

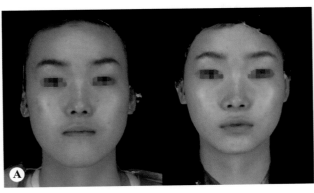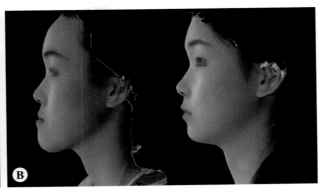

▲ 图 10-7　基于白色结构光法的术前和术后 3D 摄像图像
尽管 3D 图像未使用自然头位拍摄，但与 2D 摄像不同，它们可以被校正

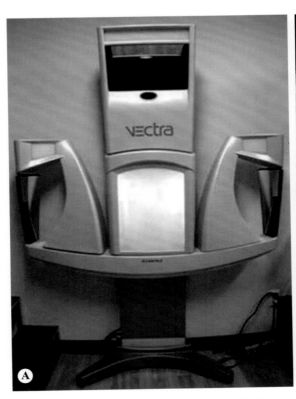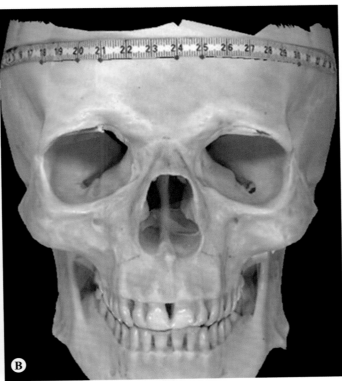

▲ 图 10-8　3D 摄像机的精度测量验证
使用颅骨模型对 3D 摄像机的测量误差进行调研以比较实际测量和 3D 测量的差异。例如，实际颅骨模型长度 20mm、30mm、50mm，在 3D 图像上计算为 20.164mm、30.241mm、50.567mm

量和 4 个角测量指标。精度测试表明，线性测量的平均绝对误差在 1.2mm 以内，与其他测量工具相比被认为非常精确。Kruskal-Wallis 检验未能证明观察员或校准之间有任何统计上的显著差异。准确度测试显示测量值之间有 1.4mm 的差异。Pearson 相关系数显著，3D 测量值具有非常好的准确度和精度。

3D 摄影测量的结果与其他使用不同测量工具的报告基本一致。

（二）标志点识别

在设置标志点之前，通过 3D 图像的偏航角、翻滚角和俯仰角旋转来校准坐标轴（图 10-9）。2

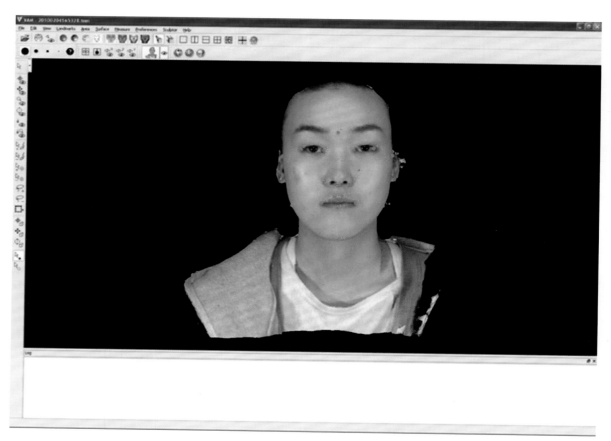

▲ 图 10-9　**3D 软组织标志点**

标志点包括用于垂直测量的发缘点、鼻根点、鼻尖点、鼻下点、口裂点、颏下点、双颧点、双下颌角点、内外眦点和口角点

名观察员分别在面部软组织图像上设置标志点，重复 2 次。软组织标志点与先前描述基本一致，但根据以前的报告进行了改进以适应 3D 分析[17, 18]。这些标志点包括用于垂直测量的发缘点（trichion）、鼻根点（nasion）、鼻尖点（nasal tip）、鼻下点（subnasale）、口裂点（stomion）、颏下点（menton）、双颧点（bizygomatic points）、双下颌角点（bigonial points）、内外眦点（medial and lateral canthus）和口角点（oral commissures）。为了正确定位这些标志点，我们放大和（或）旋转 3D 图像，同时将坐标轴与先前识别的轴线关联。

（三）3D 图像的实际距离和表面积测量

我们使用软件测量术前和术后至少 6 个月的软组织标志之间的实际距离（表 10-1）。垂直参数包括面部的上分、中分（从鼻根点到鼻下点）和下分（从鼻下点到下巴）的长度，以及上唇和下唇的长度。横向参数包括双颧和双下颌角宽度；双颧宽度被用来评估组内和组间差异，因为这些值除非进行颧骨缩窄手术，否则不会因正颌手术而改变。上颌骨垂直长度定义为从鼻下点延伸至口裂点；下颌骨垂直长度定义为从口裂点延伸至颏下点。鼻部侧貌分析包括鼻翼宽度、鼻尖和鼻柱（columellar）高度的测量；唇形分析包括水平和垂直长度测量。使用 3D 软件程序（Vectra，Canfield）测量面部中分、下分的表面积。为确定面部不对称情况，我们比较术前和术后内外眦点与口角点之间的距离。最后，测量面颊软组织突度。统计分析采用配对 t 检验和 Wilcoxon 符号秩检验。如果正态性检验（如 Kolmogorov-Smirnova 检验）可信则进行参数配对 t 检验。如果 Kolmogorov-Smirnova 检验不可信，或样本数量小于 20，则进行非参数 Wilcoxon 符号秩

表 10-1 面部软组织标志的定义

类　别	标　志	定　义
面部比例	上 1/3	发缘点至眉毛上缘
	中 1/3	眉毛上缘至鼻下点
	下 1/3	鼻下点至颏下点
上颌骨和下颌骨	上颌骨高度	鼻下点至口裂点
	下颌骨高度	口裂点至颏下点
横向宽度	颧骨宽度	颧弓最外侧点之间的长度（下眶点水平）
	下颌角间宽	下颌角最外侧点之间的长度（口裂点水平）
	鼻翼宽度	鼻翼间的长度
鼻部	鼻根点—鼻尖点	鼻根点至鼻尖点
	鼻尖点—鼻下点	鼻尖点至鼻下点
唇部	上红唇面积	上唇中点红线至口裂点
	下红唇面积	口裂点至下唇红线
	唇长	口角点之间的长度
	上红唇高度	中线上的上唇珠上缘至口裂点
	下红唇高度	中线上的口裂点至下唇珠下缘
表面积	上面部面积	眉下点到口裂点水平的面部表面积
	下面部面积	口裂点到颏下点水平的面部表面积
对称性	内眦点—右口角点	内眦末端至右口角最外侧点
	内眦点—左口角点	内眦末端至左口角最外侧点
	外眦点—右口角点	外眦末端至右口角最外侧点
	外眦点—左口角点	外眦末端至左口角最外侧点

标志根据以前的报告确定并为 3D 分析做了一些修改

检验。所有统计分析均使用 SPSS 统计软件包（18.0 版本，SPSS，芝加哥，伊利诺伊州，美国）。

三、临床应用结果

（一）头影测量的变化

笔者将介绍关于 3D 摄影测量分析在基于 PNS 抬高的顺时针旋转正颌手术中的应用研究数据。该结果将有助于大家了解 3D 摄像机在正颌手术中的影响。它不仅可以分析侧面的软组织轮廓，还可以客观地分析正面的软组织轮廓。分析 25 名接受了基于 3～8mm PNS 抬高的顺时针旋转正颌手术的患者术后效果[21]。颌骨旋转正颌手术在所有 25 名患者中均取得满意的术后效果。下颌平均后退 10.7mm（范围 5～17mm），没有证据表明存在严重的上呼吸道阻塞。在 7 个病例中，进行了缩小或前徙颏成形术，平均缩小 2.31mm，平均前徙 2.02mm。上颌骨后部平均抬高 4.5mm。双颌旋转的轴点大多是 A 点。没有一个患者接受上颌前徙手术。因此，平均 SNA 从 77.4° 增加到 77.8°，但平均连接蝶鞍点—鼻根点—B 点的角度（the lines connecting the sella, nasion, and point B，SNB）从 89.2° 下降到 81.1°。由于双颌旋转伴上颌骨后部抬高术，平均咬合面从 8.7° 增加到 11.4°。

（二）垂直面部比例（表 10-2）

面部上 1/3 的长度在颌骨手术后没有变化，而面中 1/3 的长度则略有减少，从 58.8mm 减少到 57.8mm（$P=0.059$），可能是因为术中上颌骨前部高度略有下降；只有上颌骨后部高度在进行上颌骨顺时针旋转的后部抬高术时有所下降。相比之下，面部下 1/3 的长度明显减少，从 70.4mm 降至 68.2mm（$P=0.0006$）。我们发现，上颌骨垂直高度显著增加，从 22.7mm 增加到 23.7mm（$P=0.023$），而下颌骨垂直高度显著降低，从 47.9mm 减少到 44.2mm（$P<0.0001$）上下颌骨垂直长度之比从术前的 1：2.11 变为术后的 1：1.86。

（三）水平面部比例（表 10-2）

术前和术后颧骨宽度用于确定测量偏差，因为双颌手术后这些值不应改变。术后，平均颧骨横向宽度从 141.8mm 变为 141.6mm（$P=0.814$）。术后平均下颌角间宽明显变小，从 113.5mm 变为 109.2mm（$P=0.0028$），表明上颌骨后部抬高术造成下颌骨向上旋转后退，下颌角间宽减小。

（四）鼻部和面部突度（表 10-3）

鼻翼宽度从 34.7mm 增加到 36.1mm（$P=0.0002$），而鼻根点和鼻尖点之间以及鼻尖点和鼻下点之间的长度都有所下降，分别从 47.0mm 减少到 45.6mm（$P=0.02$）和从 16.4mm 减少到 15.2mm（$P=0.017$）。面颊突度从 171.8° 显著修复到 155.9°（$P=0.0007$）。

（五）唇部轮廓（表 10-3）

上唇的垂直长度，中线上从唇珠上缘到口裂点，从 7.9mm 增加到 8.1mm（$P=0.10$），而唇形水平长度没有变化（从 45.1mm 增加到 44.4mm；$P=0.21$）。大多数患者下颌角间宽减少，由于唇长和下颌角间之比的相对变化（从 1：2.52 到 1：2.47），导致感觉上唇长增加。

表 10-2　双颌旋转后退正颌手术后面部比例变化的结果

变　量		术　前			术　后			P 值	正态检验 P 值	
		数　量	平均值	标准差	数　量	平均值	标准差		术　前	术　后
面部比例	上 1/3	24	63.35	7.43	24	63.48	7.30	0.4482	0.200	0.200
	中 1/3	25	58.76	6.22	25	57.83	5.85	0.0592	0.143	0.200
	下 1/3	25	70.44	4.87	25	68.17	3.96	0.0006	0.110	0.200
上颌骨和下颌骨	上颌骨高度	25	22.75	2.57	25	23.75	2.24	0.0234	0.080	0.200
	下颌骨高度	25	47.92	3.48	25	44.20	3.10	<0.0001	0.200	0.200
水平宽度	颧骨宽度	25	141.80	5.48	25	141.69	5.19	0.8145	0.200	0.056
	下颌角间宽	25	113.52	7.42	25	110.16	5.22	0.0028*	0.002	0.200

配对 t 检验或 Wilcoxon 符号秩检验（＊）　　　　　　　　　　　　　　　Kolmogorov-Smirnova 检验

*. 配对 t 检验和 Wilcoxon 符号秩检验用于统计分析

表 10-3 双颌旋转后退正颌手术后与唇部、鼻部、面部突度有关的软组织标志变化

变 量		术 前			术 后			P 值	正态检验 P 值	
		数 量	平均值	标准差	数 量	平均值	标准差		术 前	术 后
鼻部	鼻翼宽度	25	34.73	1.90	25	36.08	1.92	0.0002	0.200	0.080
	鼻根点—鼻尖点	14	47.03	2.67	15	45.64	2.35	0.0219*	0.200	0.200
	鼻尖点—鼻下点	14	16.43	1.96	15	15.22	1.82	0.0175*	0.200	0.200
唇部	上红唇面积	3	3.47	0.75	3	3.94	0.60	0.1088*	—	—
	下红唇面积	3	3.89	0.65	3	3.08	0.53	0.1088*	—	—
	唇长	25	45.08	2.83	24	44.43	3.55	0.2144	0.200	0.200
	上红唇高度	25	7.98	1.65	24	8.16	1.57	0.8114	0.200	0.157
	下红唇高度	25	9.35	1.92	24	8.87	1.61	0.0247	0.200	0.200
面部突度	面颊突度	17	171.86	5.93	16	155.97	8.15	0.0007*	0.200	0.200

配对 t 检验或 Wilcoxon 符号秩检验（*）　　　　　　　　　　　　　　　Kolmogorov-Smirnova 检验

*. 配对 t 检验和 Wilcoxon 符号秩检验用于统计分析

（六）正面中、下 1/3 面部表面积（表 10-4）

面部中、下 1/3 的平均正面表面积显著减少，分别从 171.8mm² 减少到 166.2mm²（P=0.026），从 71.2mm² 减少到 61.9mm²（P<0.0001），成为当前许多亚洲女性喜爱的小脸（图 10-5）。

（七）与面部对称性相关的软组织标志（表 10-5）

内眦点与口角点的平均距离，右侧从 69.6mm 变为 68.9mm，左侧从 69.8mm 变为 68.8mm；外眦点与口角点的距离，右侧从 76.1mm 变为 75.1mm，左侧从 76.2mm 变为 74.8mm。

四、经验总结

我们使用的 3D 摄像系统为正颌手术后软组织标志和面部比例变化提供了宝贵的定量数据（图 10-10）。通过 3D 摄像机，我们发现双颌旋转后退正颌手术显著改变了下面部垂直尺寸、上颌骨和下颌骨垂直长度比、面部表面积、鼻部侧貌和面颊突度。相比之下，手术没有显著影响静止的唇部轮廓、正面中 1/3 的垂直尺寸或面部对称性标志。这些发现表明，3D 摄像机适用于无法使用其他工具进行的正面软组织分析。使用传统摄像机进行连续测量可能在校正过程中产生错误的结果。误差甚至可能发生在相当耗时的人体测量过程中。尽管 Moire 拓扑法对于评估面部整体卷曲是有效的，但精确分析量化不足。摄影头部测量法在平移过程中会引入大量的偏差误差[5]。尽管 3D 激光成像设备在其他医学领域已经变得越来越普及，但光学激光扫描不能提供足够的分辨率来正确分析面部软组织标志[8]。这些发现表明，扫描设备通常不足以评估软组织标志[22]。尽管激光设备的许多限制可以通过 3D CT 来克服，但后者的分辨率无法正确评估软组织标志，并且对于重复测试具有潜在限制（辐射危

表 10-4 双颌旋转后退正颌手术后面部表面积变化								
变 量	术 前			术 后			P 值	正态检验 P 值	
	数 量	平均值	标准差	数 量	平均值	标准差		术 前	术 后
表面积 上面部面积	25	171.87	31.12	25	166.23	28.45	0.0264*	0.001	0.004
下面部面积	25	71.23	11.34	25	61.94	10.68	<0.0001*	0.003	0.003
Wilcoxon 符号秩检验（*）								Kolmogorov-Smirnova 检验	

*. Wilcoxon 符号秩检验用于统计分析

表 10-5 双颌旋转后退正颌手术后与面部对称性相关的软组织标志性变化								
变 量	术 前			术 后			P 值	正态检验 P 值	
	数 量	平均值	标准差	数 量	平均值	标准差		术 前	术 后
对称性 内眦点—右口角点	25	69.62	4.44	25	68.90	4.38	0.1238	0.200	0.200
内眦点—左口角点	25	69.82	4.09	25	68.85	4.02	0.0146	0.200	0.196
外眦点—右口角点	25	76.13	4.12	25	75.10	4.44	0.0504	0.200	0.200
外眦点—左口角点	25	76.24	4.22	25	74.88	4.21	0.0007	0.200	0.200
配对 t 检验								Kolmogorov-Smirnova 检验	

害）[12]。更准确的面部软组织标志分析需要与摄影类似的分辨率。

3D 摄影测量提供了与摄影相似的分辨率[18, 19]。此外，目前使用的 3D 摄像系统可以对软组织标志和面部比例进行精确的连续测量。在本研究中，组内及组间可靠性的平均差异分别为 0.618mm 和 0.712mm。此外，该系统是自动化的，易于使用，图像采集过程与传统摄像机相似，拍摄 3D 图像（包括校准过程）所需时间不到 5min。一项对骨性错𬌗畸形患者的 3D 面部表面积分析研究表明，3D 扫描有助于正颌外科手术，而且可靠性很高，误差范围为（1.9±0.8）mm，这一发现与我们的结果相似。

患者对正颌手术结果的看法受术后软组织轮廓的强烈影响。虽然正颌外科手术中矫正错𬌗畸形是必不可少的，但现代美学正颌外科已提出更高的要求。大多数牙颌面畸形患者都关心他们的术后外观，包括面部比例、鼻部和唇部效果，以及面部轮廓的变化。在进行双颌旋转后退正颌手术后，我们发现患者的面部比例得到了改善，许多患者告诉我们，他们的脸变小了，看起来更年轻、更均衡了。术前，大多数骨性Ⅲ类患者的下面部较大，下颌角间宽较宽，上颌骨与下颌骨垂直比超出正常范围（图 10-6）。总体而言，患者反馈非常积极，甚至在表达大笑的时候也是如此。这可能是由于许多亚洲

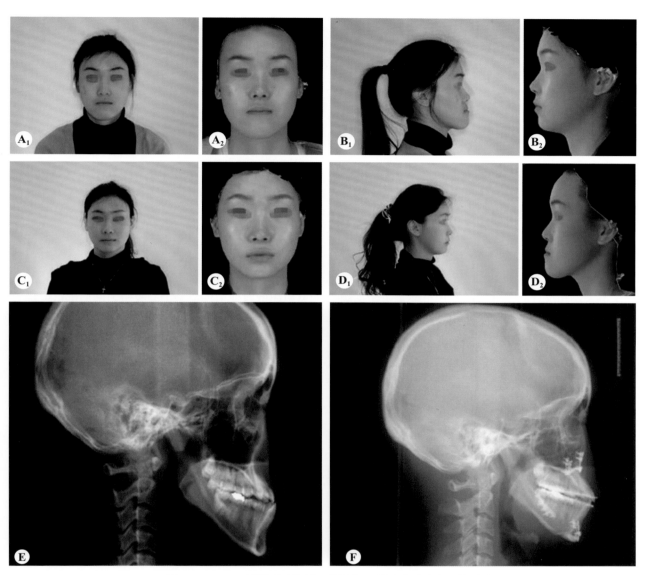

▲ 图 10-10　**3D 摄影测量分析双颌旋转正颌手术后咬合面的改变**
该过程进行 3D 正面软组织分析，包括对各种长度、面积和体积的分析

骨性Ⅲ类牙颌面畸形患者的咬合面趋于平坦。即使咬合面的微小改变也有助于这些患者咬合面正常化和面部美学的提高。

3D 摄像机的应用展现了双颌旋转后退正颌手术后许多与正面软组织标志有关的有价值的 3D 变化。例如，整体面部垂直高度（定义为从发缘点到颏下点的距离）保持不变。而上颌骨与下颌骨垂直长度比从 1 : 2.11 变为 1 : 1.86，从而使面部比例更接近理想状态。最显著的变化发生在面下 1/3 的表面积。从正面看，正面的中、下 1/3 的平均表面积分别

从 171.89cm² 减少到 166.23cm²，从 71.23cm² 降至 61.94cm²。这些变化导致脸型变小，而这正是东北亚大多数女性喜爱的脸型。这些结果可能是由于双颌旋转后退正颌手术，以及在某些情况下的颏缩小成形术。大量的上颌骨后部抬高术使得下颌骨可以有更大的向上和向后运动。此外，由于本研究包括 7 例颏成形术病例，虽然颏成形术的范围相对较小，但是我们建议在分析结果时考虑这方面的问题。面部体积测量值也出现了相应的变化。Nkenke 等报道了 20 名接受 LeFort Ⅰ 型截骨术和推进术的成年患

者情况。对术前和术后 12 个月头颅侧位片和光学 3D 扫描图像进行评估。软硬组织比为：上唇中点（labrale superius）和上切点（incision superius）为（80±94）%，调节向量（accommodation vector）和上切点为（56±79）%（右）和（51±56）%（左），最大旁矢状面前徙（parasagittal advancement）软组织和上切点为（97±79）%（右）和（98±89）%（左）。Shimomatsu 等评估了患颌面畸形和正常日本女性的 3D 软组织结构，建立 3D 面部软组织畸形的多边形视图 [9, 10]。但由于未事先评估体积测量误差，我们无法评估这些参数。

尽管有报道称双颌外科手术会导致唇部伸长（lip elongation）[2, 22]，但我们观察到唇部水平长度变化不大。相反，唇部伸长的增加可能是由于下颌角间宽的减少，导致唇部水平长度与下颌角间宽的比例从 1∶2.52 增加到 1∶2.47。此外，外侧的口角点（lateral oral commissure）即便在自然位下也倾向于略微向上移动。这些结果使患者的自然表达更有亲和力，看起来更亲切，并改善了大多数患者的微笑弧度。

我们还发现，基于 A 点的上颌后部抬高手术引起了轻度的鼻尖上旋转（cephalic rotation），这一结论得到鼻尖上转折（supratip break）轻微增加的支持。这些变化有助于改善鼻部侧貌，类似鼻尖成形术的效果。观测到存在轻度的鼻翼增宽。但无上颌前徙的上颌后部抬高术很可能最大限度地减少鼻翼增宽。面部突度是影响面部吸引力的一个主要因素，因此，必须对有面部凹陷的骨性Ⅲ类患者进行处理。与面颊软组织轮廓有关的面部突度不能使用传统的头影测量法测量。我们发现在不涉及上颌前徙的手术过程中，可以使用 3D 摄像机复原面颊体积，纠正面部凹陷。

虽然咬合矫正是正颌手术的主要目标，但通过软组织的改变来创造一个有吸引力的面部已经成为一个高度优先的事情。使用 3D 摄像机可以对面部软组织标志进行定量和连续测量。确定硬组织和软组织变化之间的相关性对于正颌外科的发展非常重要。3D 摄像机可能会彻底改变正颌外科的术前规划、模拟和术后效果评估过程 [21, 22]（图 10-11 至图 10-14）。

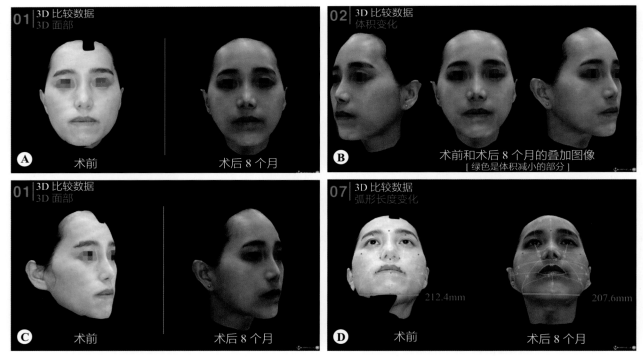

▲ 图 10-11 使用结构光型 3D 摄像机对双颌旋转正颌手术进行 3D 摄影测量分析，可以进行 3D 正面软组织分析，包括各种长度、面积和体积

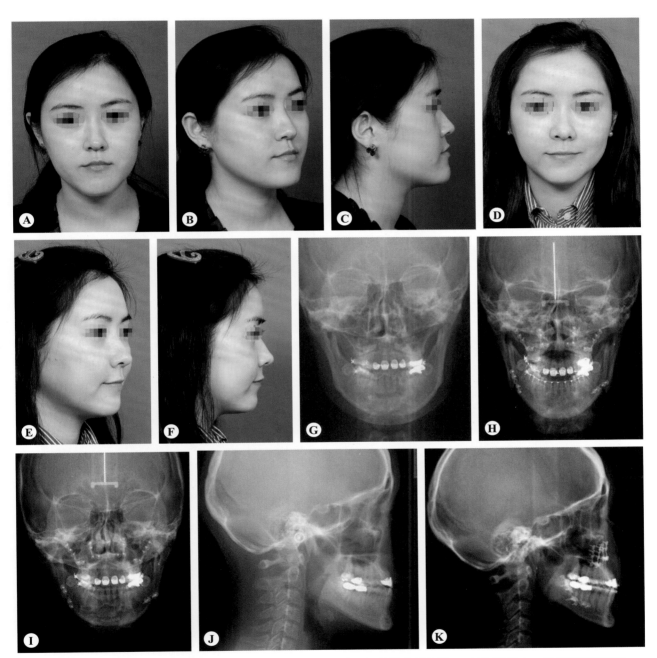

▲ 图 10-12　与传统的 2D 摄像技术相比，3D 摄影测量法使我们能够分析各种 3D 软组织标志，包括面积和体积

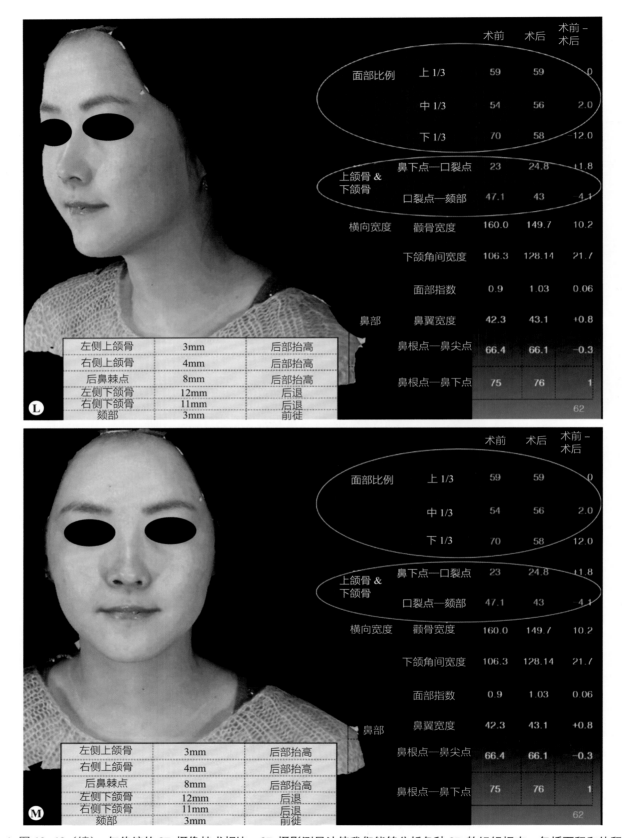

▲ 图 10-12（续） 与传统的 2D 摄像技术相比，3D 摄影测量法使我们能够分析各种 3D 软组织标志，包括面积和体积

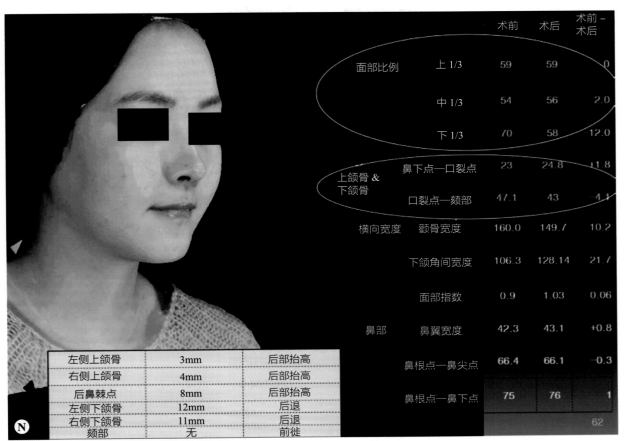

		术前	术后	术前 - 术后
面部比例	上 1/3	59	59	0
	中 1/3	54	56	2.0
	下 1/3	70	58	12.0
上颌骨 & 下颌骨	鼻下点—口裂点	23	24.8	11.8
	口裂点—颏部	47.1	43	-4.1
横向宽度	颧骨宽度	160.0	149.7	10.2
	下颌角间宽度	106.3	128.14	21.7
	面部指数	0.9	1.03	0.06
鼻部	鼻翼宽度	42.3	43.1	+0.8
	鼻根点—鼻尖点	66.4	66.1	-0.3
	鼻根点—鼻下点	75	76	1

左侧上颌骨	3mm	后部抬高
右侧上颌骨	4mm	后部抬高
后鼻棘点	8mm	后部抬高
左侧下颌骨	12mm	后退
右侧下颌骨	11mm	后退
颏部	无	前徙

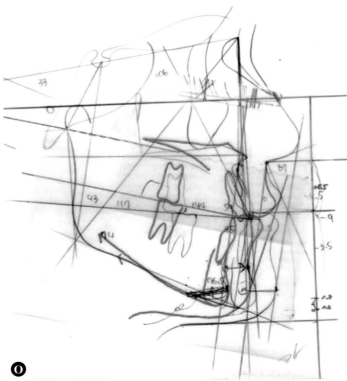

▲ 图 10-12（续）　与传统的 **2D** 摄像技术相比，**3D** 摄影测量法使我们能够分析各种 **3D** 软组织标志，包括面积和体积

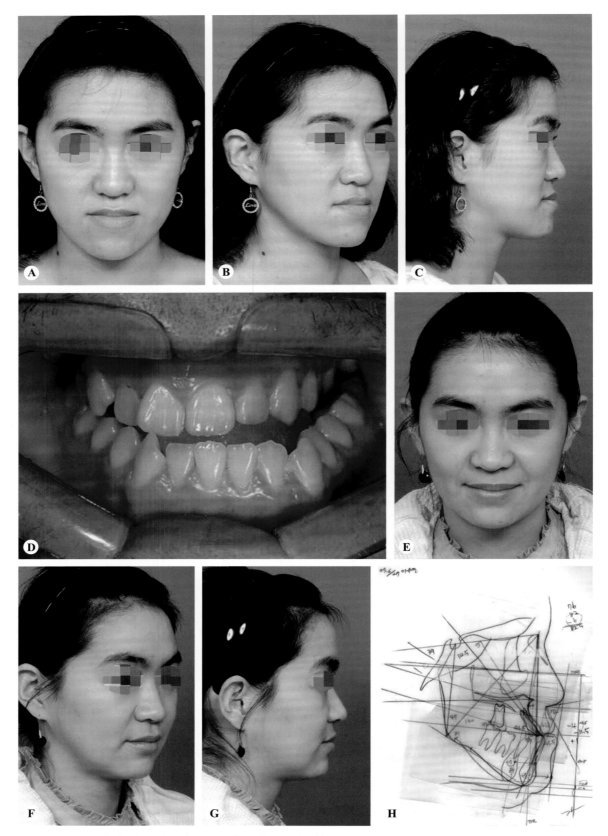

▲ 图 10-13　典型骨性 Ⅲ 类牙颌面畸形患者接受顺时针旋转正颌外科手术，术后结果用 3D 摄影机进行分析

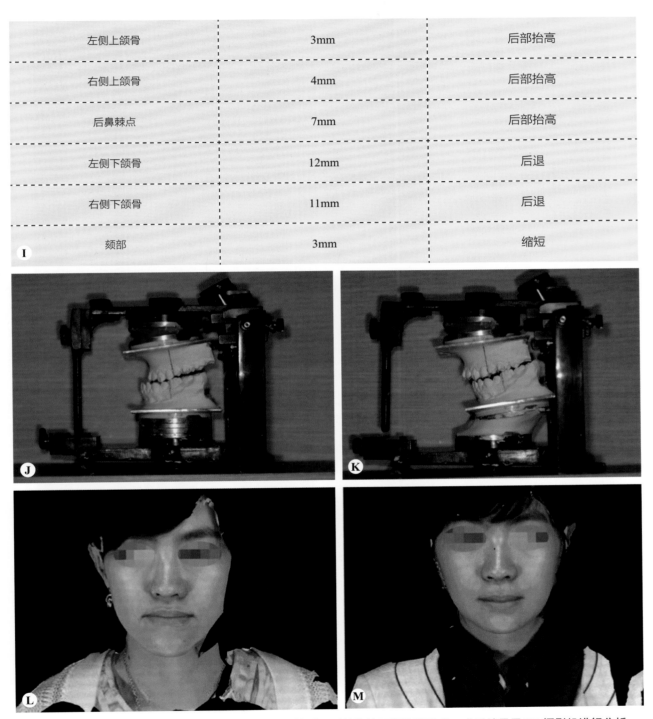

左侧上颌骨	3mm	后部抬高
右侧上颌骨	4mm	后部抬高
后鼻棘点	7mm	后部抬高
左侧下颌骨	12mm	后退
右侧下颌骨	11mm	后退
颏部	3mm	缩短

▲ 图 10-13（续）　典型骨性Ⅲ类牙颌面畸形患者接受顺时针旋转正颌外科手术，术后结果用 3D 摄影机进行分析

唇部	上红唇面积	2.75	2.65	−0.1
	下红唇面积	2.53	2.47	−0.06
	唇长	50.94	46.3	−4.64
	上红唇高度	7.7	7.25	−0.45
	下红唇高度	9.08	9.01	−0.07
表面积	上面部面积	193.65	187.5	−6.15
	下面部面积	58.5	54.57	−3.93
对称性	内眦点—右口角点	61.43	60.36	−1.1
	内眦点—左口角点	62.19	59.14	−3.05
	外眦点—右口角点	69.01	70.09	1.08
	外眦点—左口角点	68.53	71.315	2.785
	中线对比额中线			0
				0

N

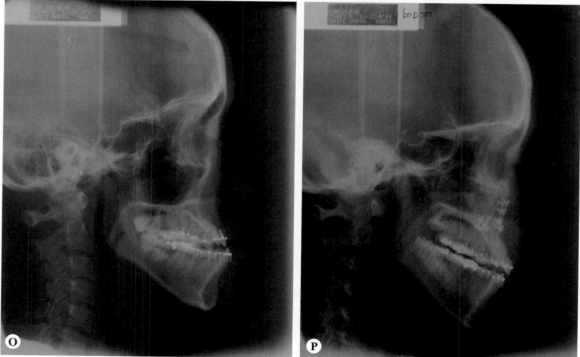

▲ 图 10−13（续） 典型骨性Ⅲ类牙颌面畸形患者接受顺时针旋转正颌外科手术，术后结果用 **3D** 摄影机进行分析

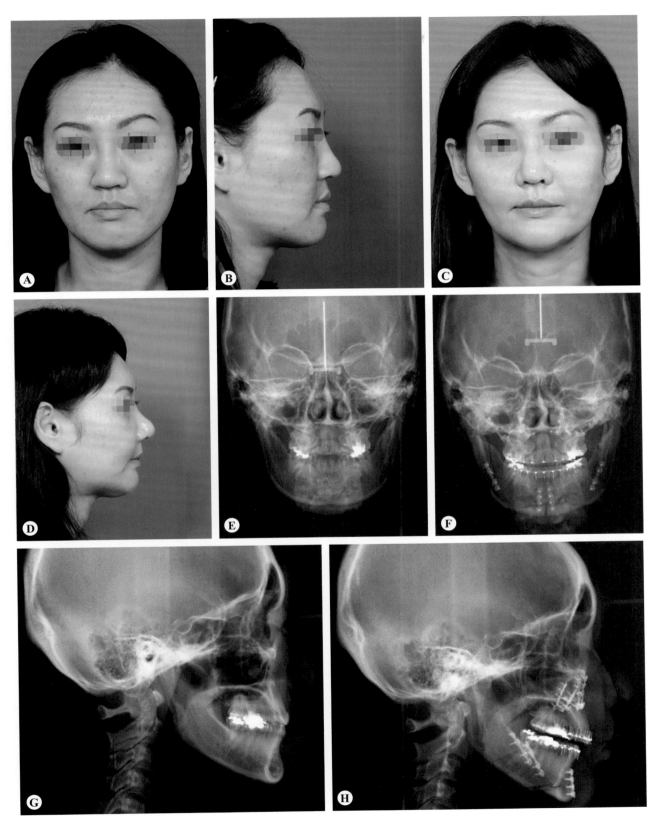

▲ 图 10-14　术前和术后 **2D** 和 **3D** 视图的对比
与传统的 2D 摄影技术不同，3D 摄影测量法可以向医生展示 3D 轮廓

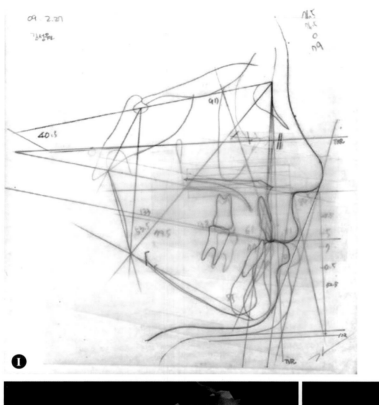

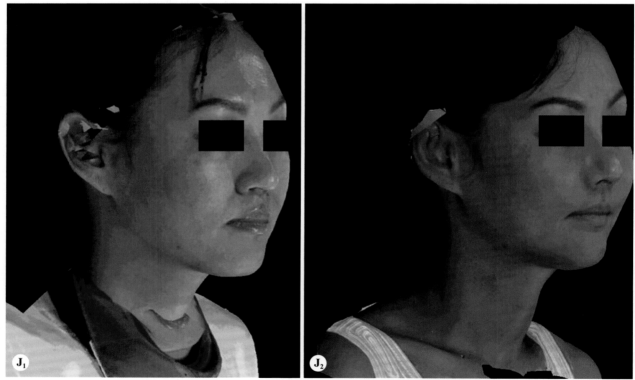

▲ 图 10-14（续） 术前和术后 2D 和 3D 视图的对比

与传统的 2D 摄影技术不同，3D 摄影测量法可以向医生展示 3D 轮廓

（方嘉琨　译）

参考文献

[1] Legan HL, Burstone CJ. Soft tissue cephalometric analysis for orthognathic surgery. J Oral Surg. 1980 Oct;38(10): 744-51.

[2] McCance AM, Moss JP, Fright WR, James DR, Linney AD. A three dimensional analysis of soft and hard tissue changes following bimaxillary orthognathic surgery in skeletal III patients. Br J Oral Maxillofac Surg. 1992 Oct;30(5):305-12.

[3] McCance AM, Moss JP, Fright WR, James DR, Linney AD. A three-dimensional analysis of bone and soft tissue to bone ratio of movements in 17 Skeletal II patients following orthognathic surgery. Eur J Orthod. 1993 Apr;15(2):97-106.

[4] Enacar A, Taner T, Toroglu S. Analysis of soft tissue profile changes associated with mandibular setback and double-jaw surgeries. Int J Adult Orthodon Orthognath Surg. 1999;14(1):27-35.

[5] Phillips C, Greer J, Vig P, Matteson S. Photocephalometry: errors of projection and landmark location. Am J Orthod. 1984 Sep;86(3):233-43.

[6] Tsuchiya M, Takasugi H, Kakiuchi K, Yoshida K, Sakuda M. Symmetry analysis of the human face based on Moire topography. J Osaka Univ Dent Sch. 1988 Dec;28:17-25.

[7] Shen YH, Shieh TY. The application of Moire topography in analysis of face among Taiwanese adults. Gaoxiong Yi Xue Ke Xue Za Zhi. 1995 Jun;11(6):339-52.

[8] Soncul M, Bamber MA. The optical surface scan as an alternative to the cephalograph for soft tissue analysis for orthognathic surgery. Int J Adult Orthodon Orthognath Surg. 1999;14(4):277-83.

[9] Cavalcanti MG, Ruprecht A, Vannier MW. 3D volume rendering using multislice CT for dental implants. Dentomaxillofac Radiol. 2002 Jul;31(4):218-23.

[10] Cavalcanti MG, Rocha SS, Vannier MW. Craniofacial measurements based on 3D-CT volume rendering: implications for clinical applications. Dentomaxillofac Radiol. 2004 May;33(3):170-6.

[11] Rodt T, Bartling SO, Zajaczek JE, Vafa MA, Kapapa T, Majdani O, et al. Evaluation of surface and volume rendering in 3D-CT of facial fractures. Dentomaxillofac Radiol. 2006 Jul;35(4):227-31.

[12] Baik HS, Lee HJ, Lee KJ. A proposal for soft tissue landmarks for craniofacial analysis using 3-dimensional

laser scan imaging. World J Orthod. 2006 Spring;7(1):7-14.

[13] Calignano F, Vezzetti E. Soft tissue diagnosis in maxillofacial surgery: a preliminary study on three-dimensional face geometrical features-based analysis. Aesthet Plast Surg. 2010 Apr;34(2):200-11.

[14] Marakhtanov NB, Zhulev EN. Comparative analysis of soft tissue of the face in men and women. Stomatologiia (Mosk). 2010;89(6):62-3.

[15] Baek SH, Kim K, Choi JY. Evaluation of treatment modality for skeletal Class III malocclusion with labioversed upper incisors and/or protrusive maxilla: surgical movement and stability of rotational maxillary setback procedure. J Craniofac Surg. 2009 Nov;20(6):2049-54.

[16] Sforza C, Peretta R, Grandi G, Ferronato G, Ferrario VF. Three-dimensional facial morphometry in skeletal Class III patients. A non-invasive study of soft-tissue changes before and after orthognathic surgery. Br J Oral Maxillofac Surg. 2007 Mar;45(2):138-44.

[17] Sforza C, Peretta R, Grandi G, Ferronato G, Ferrario VF. Soft tissue facial volumes and shape in skeletal Class III patients before and after orthognathic surgery treatment. J Plast Reconstr Aesthet Surg. 2007;60(2):130-8.

[18] Baik HS, Kim SY. Facial soft-tissue changes in skeletal Class III orthognathic surgery patients analyzed with 3-dimensional laser scanning. Am J Orthod Dentofac Orthop. 2010 Aug;138(2):167-78.

[19] Alves PV, Zhao L, Patel PK, Bolognese AM. Three-dimensional facial surface analysis of patients with skeletal malocclusion. J Craniofac Surg. 2009 Mar;20(2):290-6.

[20] Patel PK, Novia MV. The surgical tools: the LeFort I, bilateral sagittal split osteotomy of the mandible, and the osseous genioplasty. Clin Plast Surg. 2007 Jul;34(3):447-75.

[21] Choi JW, Lee JY, Oh TS, Kwon SM, Yang SJ, Koh KS. Frontal soft tissue analysis using a 3 dimensional camera following two-jaw rotational orthognathic surgery in skeletal class III patients. J Craniomaxillofac Surg. 2014;42(3): 220-6.

[22] Choi JW, Jeong WS. Occlusal plane altering 2 jaw surgery based on the clockwised rotational surgery-first orthognathic approach. Plast Reconstr Surg Glob Open. 2017;5(10):e1492.

第 11 章　手术优先模式在骨性 III 类牙颌面畸形的临床应用

Clinical Application of Surgery-First Orthognathic Surgery in Patients with Class III Dentofacial Deformities

一、骨性 III 类牙颌面畸形的治疗选择

正颌手术治疗牙颌面畸形的传统流程包括术前正畸—正颌手术—术后正畸，这套流程作为标准的、可预测的矫治手段，鲜少被质疑和修改。虽然传统手段优势明显，但也存在不少缺点，例如术前正畸时间长，如果术前正畸效果不佳可能导致手术不断被延期。在这一漫长过程中，原有的面部容貌缺陷会进一步加重，尤其是骨性 III 类牙颌面畸形患者。如果手术优先模式（SFA）可行，就能避免这些缺点[1-5]。

术前正畸在去代偿阶段通过将牙齿移动到相对基骨的正确位置，暴露真实的骨性缺陷（图 11-1）。然而由于牙列代偿是患者咀嚼功能适应的结果，在术前通过正畸力很难将其完全纠正，往往还需要术后正畸继续调整（图 11-2）[6-10]。

因此，我们提出假设——如果没有术前正畸，仅通过正颌手术和术后正畸，也可能达到传统手术模式的矫治效果。

如果正颌手术前没有进行牙列去代偿，术后牙列的生理性代偿调整方向和术后正畸去代偿的方向是一致的[16-25]。另外，正颌术后的"加速移动

现象"（regional accelerated phenomenon，RAP）会加快术后正畸牙齿移动的速率，使得整体治疗时间大大缩短（图 11-3）。因此，SFA 可能是矫治骨性 III 类牙颌面畸形的更优选择。我们的治疗团队从 2007 年开始为牙颌面畸形患者提供手术优先模式（图 11-4）。

我们的 SFA 基于在牙列模型上的术前模拟。虽然我们的方案不需要术前正畸，但术前牙列模型模拟可以帮助我们预测术后正畸过程，避免术后出现咬合不稳定的情况。

为了证明 SFOA 的有效性，我们进行了前瞻性研究对比手术优先与传统策略的治疗结果[26]，其中有 22 例采用传统标准治疗流程，32 例采用 SFA。入组患者均为 2007—2010 年在首尔峨山医学中心接受正颌手术的骨性 III 类牙颌面畸形患者（图 11-5）。试验组患者执行严格的纳入 / 排除标准，适应证以术前牙列模型模拟为准，通过术前模拟评估手术优先的可行性。我们排除了牙列过度拥挤、牙列缺损、综合征患者及唇腭裂继发的牙颌面畸形患者。随访不满 18 个月的患者也被排除。患者为非随机分组，但术前均进行了头影测量分析以保证相关指标的组间均质性。术前、术后即刻和术后 1 年内头影测量值的变化反映了两组在垂直向和水平向的变化差异。在手术优先组，除用于颌间结扎的矫治装置外，术

术前正畸的目标

- 去除牙列代偿以暴露真实的骨性畸形

在存在骨性畸形时，牙齿会自然代偿
以实现咬合功能

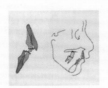

去代偿
排齐
整平
协调

A

术前正畸治疗——前后向

- 回收唇倾上前牙
- 纠正下前牙舌倾
- 拔除第一或第二前磨牙
- 解除牙列拥挤

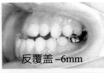

反覆盖 –6mm

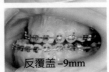

反覆盖 –9mm

B

术前正畸治疗——水平向

- "上下牙弓宽度不调"
- 微螺钉
- 横向扩弓
- 手术辅助快速扩弓
- 分块截骨

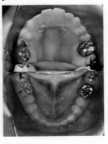

C

术前正畸治疗——垂直向

前牙区垂直向去代偿主要取决于：
- 上前牙露齿量
- 前牙覆合覆盖
- 面下 1/3 高度

D

▲ 图 11-1　术前正畸的治疗目标

去代偿过程中患者仍需行使咀嚼功能
➤ 口周肌肉、韧带和牙齿：需要适应新环境
➤ 咬合不稳定
➤ 垂直向变化
➤ 侧貌畸形程度加重
➤ 出现新的代偿

正确的去代偿

➤ 暴露在理想的牙齿位置下真实的骨
　性缺陷
➤ 完美去代偿没有必要

▲ 图 11-2　术前正畸治疗

由于牙列代偿是患者咀嚼功能适应的结果，术前正畸很难完全纠正牙列代偿，往往需要术后正畸继续调整咬合

前无正畸干预。但术前需要在牙列模型上进行手术模拟，以获得准确的咬合导板，并预估术后正畸的治疗流程。术前模拟是我们 SFA 的关键步骤。

完整流程包括以下几步：①术前获取准确的咬合记录；②在模型上进行牙齿测量和分割，将因骨性畸形代偿性错位的牙齿移动到正确位置，模拟实际术前正畸；③用已经重排好的牙列模型进行正颌手术模拟，这一过程与传统的模型外科相似，例如，在骨性Ⅲ类牙颌面畸形病例中，在模型上可以模拟上颌前徙或压低及下颌后退，这一步在模型

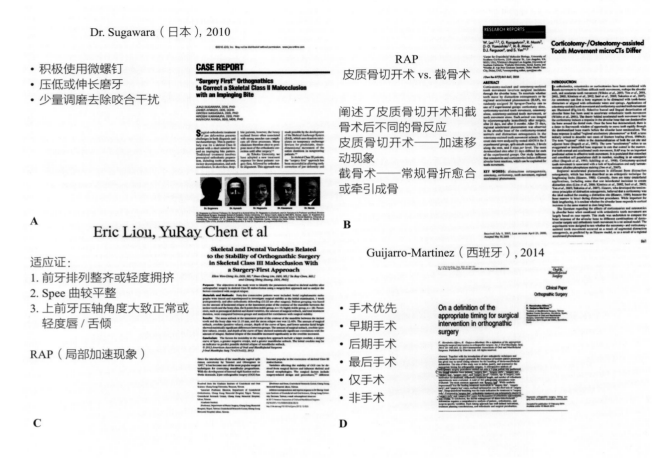

▲ 图 11-3　加速移动现象（RAP）可以加速术后正畸过程中的牙齿移动速率，缩短治疗周期。然而，我们的治疗团队应用了不同于 RAP 的治疗理念 [11-15]

上完成了经过术前正畸和正颌手术后的咬合模拟；④此时，在牙列模型上将牙齿恢复到模拟术前正畸前的初始位置，也就是原始牙列模型，我们就获得了手术优先的"术后即刻咬合"，通过定制的磁性模型固定装置可以记录并转移牙列模型的变化；⑤在模型外科的基础上，制作未经术前正畸的中间和终末咬合导板（图 11-6）。

SFA 的手术步骤与传统的标准治疗方法相似。上颌 LeFort Ⅰ 型截骨后上颌后部抬高，下颌经双侧升支矢状劈开截骨术后上下颌骨复合体整体顺时针旋转，使远心骨段后退。上下颌骨复合体的整体顺时针旋转对于亚洲骨性 Ⅲ 类牙颌面畸形伴齿槽前突的患者来说，似乎是一种理想的处理方式。

二、试验组和对照组结果分析

下颌远近心骨段使用小型钛板进行坚固内固定。比较术前（T0）、术后即刻（T1）和术后 12 个月（T2）[11-15] 的头影测量结果。由 2 名颅颌面外科医生使用 V-ceph 软件（V-ceph，Osstem Implant，Seoul，Korea）描记头颅正侧位 X 线片。我们比较分析了试验组和对照组在不同时间的头影测量结果。术前两组的头影测量结果使用 t 检验和 Kruskal-Wallis 检验进行分析，构建混合线性模型对比分析不同组不同治疗阶段的头影测量数据。如果组别 – 时间的相互影响是显著的，我们将分析同一时间不同组的数据差异和同一组内不同时间的数据差异。如果组别 – 时间的相互影响不显著，我们将从分析

Ⓐ 功能性正颌外科（2002，韩国）

模型外科新工作流程

在上下颌骨移动到位后，在模型上分割所有牙齿

重新定义了不需要术前正畸治疗的手术优先理念

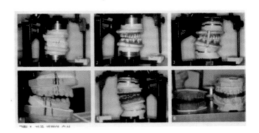

Changok Oh, HB Son. Functional

Orthognathic Surgery (1).

The Korean Journal of Clinical Orthodontics

2002;1(1):32-9.

Ⓑ JW Choi, JY Lee (Korea), 2013

· 2007—2010

· 24 名传统正畸正颌联合治疗 vs. 32 名手术优先方案

· 分析了牙齿和软组织侧貌在垂直向和水平向的变化

AESTHETIC SURGERY

The Reliability of a Surgery-First Orthognathic Approach Without Presurgical Orthodontic Treatment for Skeletal Class III Dentofacial Deformity

Jong Woo Choi, MD, PhD, MMM,* Jang Yoel Lee, DDS,† Sung Joon Yang, MD,* and Kyung Suk Koh, MD, PhD*

Ⓒ 手术优先的模型外科流程

第一步 制作牙齿模型
第二步 牙齿分割后模拟术前正畸后的排列
第三步 将原始牙列替换为重组牙列
第四步 在模型上模拟手术
第五步 将重组牙列替换为原始牙列

Ⓓ 牙齿的自然调整术后正畸

术后正畸牙齿移动方向
‖
牙齿天然代偿方向

▲ 图 11-4　我们最初在模型上设计手术优先方案时将其定义为"功能性正颌外科"（发表于 *The korean Journal of Clinical Orthodontics*）。功能性正颌外科是指手术优先的术后正畸相比于传统的术前正畸更加顺应咬合功能。我们的团队借助多种治疗理念逐步实现了手术优先，其中包括"牙齿加速移动现象"等。其中我们最关键的治疗理念在于术后正畸的牙齿移动方向与术后天然代偿的方向是一致的。为了解决术后即刻咬合不稳定的问题，我们在牙列模型上将所有牙齿分割并模拟术前正畸过程中的移动方式。这一过程不仅能够呈现未经术前正畸时术后即刻的咬合状态，也能克服术后即刻咬合不稳定的问题。我们通过模型模拟来判断患者是否适用手术优先方案

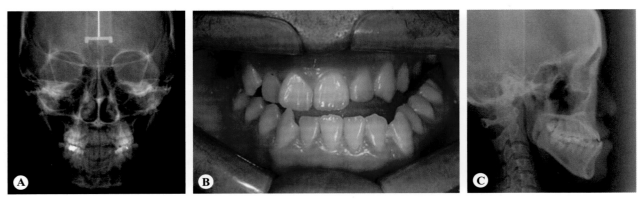

▲ 图 11-5　骨性 Ⅲ 类牙颌面畸形的典型患者

A. 正面观基本对称；B. 咬合功能诱导的牙列代偿性倾斜；C. 侧面观牙列代偿掩饰下颌发育过度

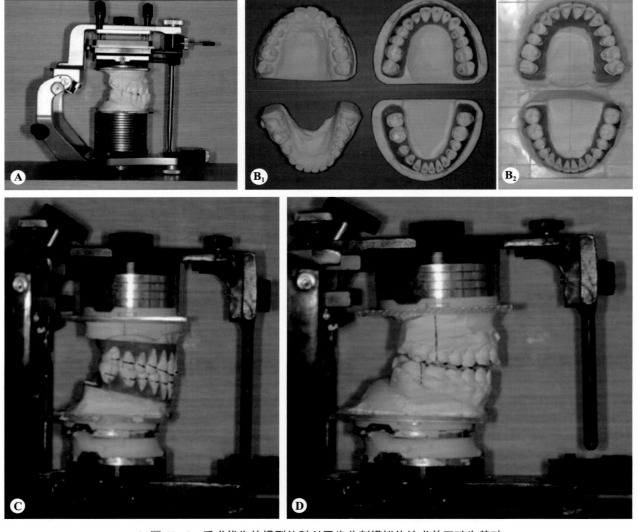

▲ 图 11-6　手术优先的模型外科以牙齿分割模拟传统术前正畸为基础

A. 按照标准流程记录咬合并转移至牙列模型；B₁ 和 B₂. 分割牙齿并将其移动至模拟术前正畸结束时的恰当位置；C. 模拟正颌手术移动颌骨，这一过程与标准的正颌手术基本一致；D. 用原始牙列模型替换模拟术前正畸后的牙列模型，我们就可以看到未经术前正畸时术后即刻的咬合状态。通过整个模型外科流程，我们可以获得手术的中间及终末咬合导板

中排除这一因素。我们使用 SAS（version 9.2，SAS Institute，Cary，NC，USA）软件进行数据处理和分析。在显著性的定义上，均为双侧检验且 $P<0.05$。

（一）结果（图 11-7 至图 11-10）

研究纳入的所有患者均为亚洲人，平均年龄为 22.4 岁，包括 16 名男性和 40 名女性，所有手术均由同一名外科医生主刀。随访周期为 12~36 个月，平均 20.5 个月。56 名患者均获得了满意的治疗效果，没有出现因咬合不稳定或者其他手术并发症需要二次手术的状况。因为该研究不是随机临床对照试验，我们在术前对手术优先组和对照组进行了评估。除了颏前点到鼻根点垂直线的距离（Pog to N-perp）、SNB、下中切牙牙轴相对于下颌𬌗平面的夹角（LOcc plane to L1）、上中切牙牙轴与前颅底平面的夹角（U1 to SN）、上中切牙牙轴与眶耳平面的夹角（U1 to FH）、上中切牙暴露量（Ui to Stm）、下中切牙与下颌平面夹角（IMPA）、上下中切牙牙轴夹角（interincisal angle）、鼻唇角（lower nasolabial angle）和 FA¶B¶A，大部分头影测量指标在术前没有显著的组间差异。由于手术优先组没有进行术前正畸，牙性相关指标的组间差异是可以接受的。因此，尽管该研究不是一项随机对照研究，术前的组间均质性还是能够为术后评价 SFA 的有效性提供可靠的证据基础。术后不同时期的组间差异会分别进行评估。

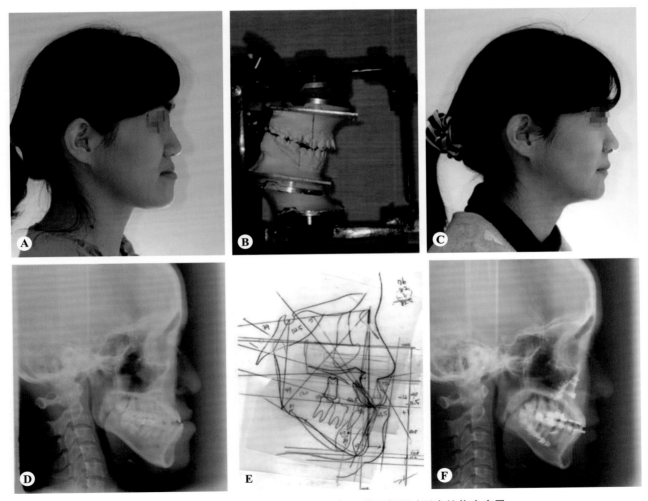

▲ 图 11-7　手术优先方式在矫治骨性Ⅲ类牙颌面畸形中的临床应用
骨性和牙性标志点的位置均具有良好的长期稳定性

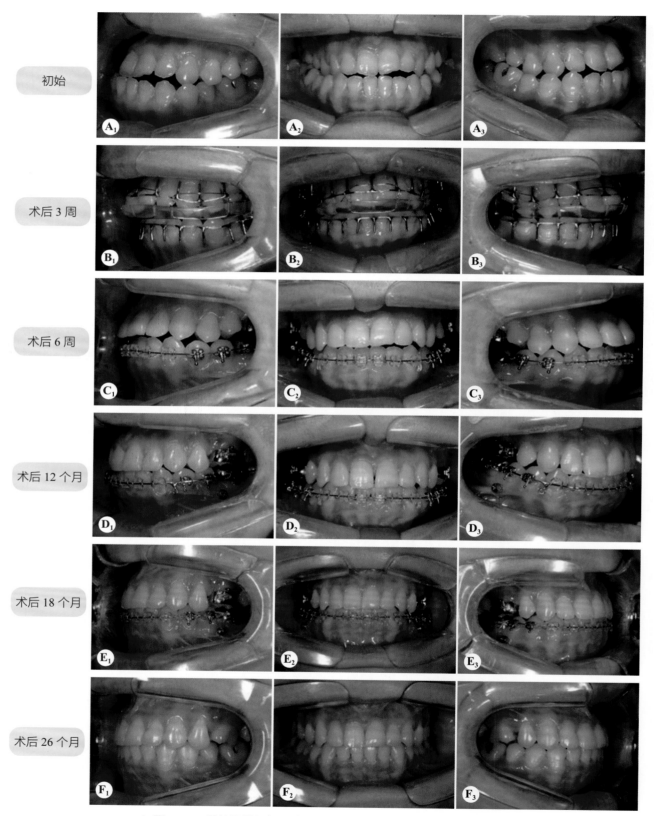

初始

术后 3 周

术后 6 周

术后 12 个月

术后 18 个月

术后 26 个月

▲ **图 11-8 骨性 Ⅲ 类牙颌面畸形患者手术优先治疗过程中的咬合变化**
手术后 3 周，患者表现出前牙开𬌗。然而随着术后正畸治疗的推进，正常的功能咬合很快建立

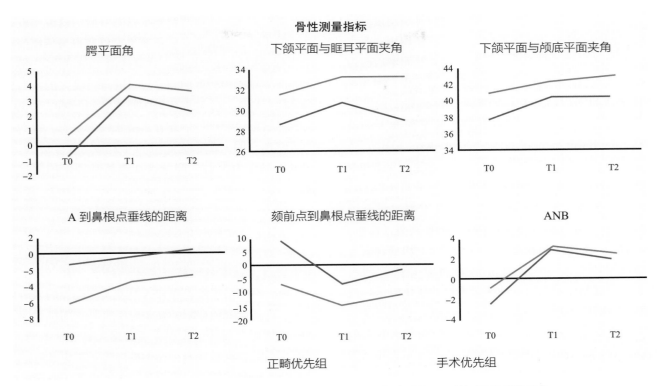

骨性测量指标

正畸优先组　　　　　手术优先组

▲ 图 11-9　对比传统治疗方式和手术优先治疗过程中骨性和牙性测量指标的变化

A. 上齿槽座点；ANB. 上齿槽座点、鼻根点及下齿槽座点连线的角度；T0. 术前；T1. 术后即刻；T2. 术后 12 个月

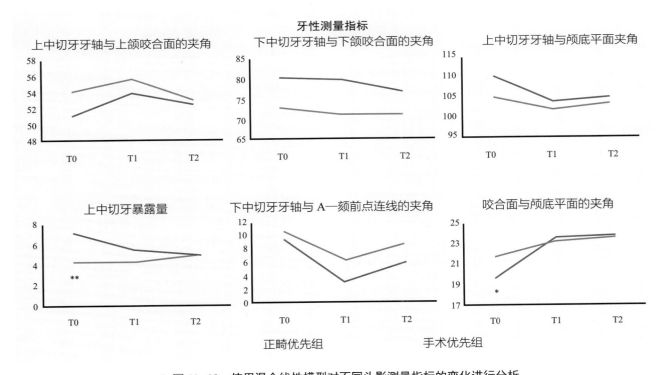

牙性测量指标

正畸优先组　　　　　手术优先组

▲ 图 11-10　使用混合线性模型对不同头影测量指标的变化进行分析

两组的骨性测量指标随时间进展呈现平行的变化趋势，而牙性测量指标则在 T2 期呈汇聚趋势。T0. 术前；T1. 术后即刻；T2. 术后 12 个月

数据分析结果显示，术后两组的骨性测量指标随时间的变化趋势是平行的，没有相互作用，各组的变化相对独立且具有一定相似性。然而术后两组的牙性测量指标随时间变化呈现为相交势，因为尽管术前和术后即刻有显著差异，随访终期的数据并没有显著差异。与术前相似，除了前面下高度比（the lower anterior facial height ratio，FHR）、A点和B点连线与下颌平面的夹角（AB to mandible plane）、SNB和下中切牙与下颌平面夹角（IMPA）以外，各项头影测量指标的术后复发率也没有组间显著差异。除了 SNB，下颌升支高度（ramus height），上中切牙暴露量（Ui to Stm）和咬合面与颅底平面夹角（occlusal plane to SN）以外，两组术后即刻相比术前的骨性测量指标的变化值是相近的，包括腭平面角（palatal plane angle）、眶耳平面-下颌平面角（FMA）、下颌平面与颅底平面的夹角（MP-SN）、A点到鼻根点垂线的距离（A-to N-perp）、颏前点到鼻根点垂线的距离（Pog-to N-perp）、连接 A点—鼻根点—B点的角度（the lines connecting point A，the nasion，and point B，ANB）、面凸角（facial convexity）和下颌体长度（mandible body length）。术后即刻和术后远期对比术前，大部分的骨性测量指标的变化是非常显著的，这说明术中颌骨均进行了较大幅度的移动。手术优先组和对照组头影测量的骨性相关指标没有显著差异，说明了 SFA 矫治骨性Ⅲ类牙颌面畸形的可靠性。例如，代表垂直向变化的头影测量标志，腭平面和下颌平面相对于 SN 的角度，两组在不同阶段均没有显著差异（时间效应 $P=0.8272$，组间效应 $P=0.2579$）。另外，体现水平向变化的骨性头影测量指标，如上齿槽座点（A point）和颏前点（pogonion）到过 N 点垂线的距离，两组间也无显著性差异。这些结果说明，SFA 的术后稳定性与传统治疗相比是可靠的[26]。

相比之下，牙性测量指标包括上下前牙轴角等呈现随时间的相交趋势，尽管 T0 和 T1 期的组间差异显著，到术后 1 年两组数据基本一致。这说明没有术前正畸，仅依靠术后正畸也可以获得与传统治疗流程相似的治疗效果。这意味着 SFA 能够获得与标准治疗流程相似的颌骨位移并维持良好的术后稳定性。另外，牙性指标随时间逐渐归一的结果也说明术后正畸治疗可以弥补术前正畸的缺失。我们的研究也表明，手术优先组的牙齿移动幅度更大，这也可以作为术后早期牙齿加速移动理论的间接证据[26]。

（二）总结

综上，尽管接受术前正畸与不接受术前正畸的两组患者术前在骨性特征和牙性特征上有一些区别，通过标准治疗流程和 SFA 均获得了满意的术后效果。这项研究的局限性在于它不是临床随机对照研究，然而术前两组头影测量数据无显著性差异，说明术后的数据是具有可比性的。为了避免术后正畸咬合不稳定的问题，我们基于术前模拟正畸设定了纳入和排除标准。首先，我们基于完整的术前实验室模拟研究的纳入和排除标准解决了咬合干扰问题；其次，我们排除了牙列重度拥挤、牙列缺损和唇腭裂继发颌骨畸形患者；最后，通过正畸治疗来维持术后稳定性，可能会用到包括微螺钉之类的装置。我们的研究结果显示，通过完善的术前术后正畸模拟和术后正畸治疗，SFA 颌骨的长期稳定性是可以达到的。

我们的研究表明，在纳入及排除标准掌握得当，且结果准确的术前模拟后，不经过术前正畸的 SFA 是一种可靠且有益的诊疗模式。这一积极结果也将推动我们展开后续的 SFA 的相关研究[26]。

我们在这一章展示了不经过术前正畸的 SFA 及在牙列模型上实现特定术前模拟的过程。我们的研究结果证明，SFA 可以达到和传统治疗模式，即正畸优先相似的牙颌面畸形矫治效果。因此，这一新方法可以作为传统正颌诊疗模式的替代方法（图 11-11 至图 11-14）。

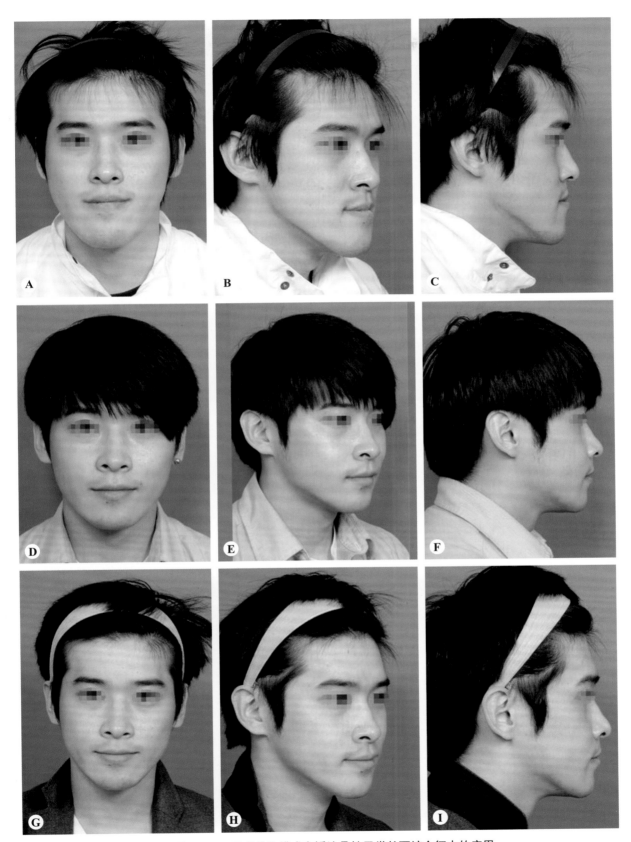

▲ 图 11-11　手术优先模式在矫治骨性Ⅲ类长面综合征中的应用

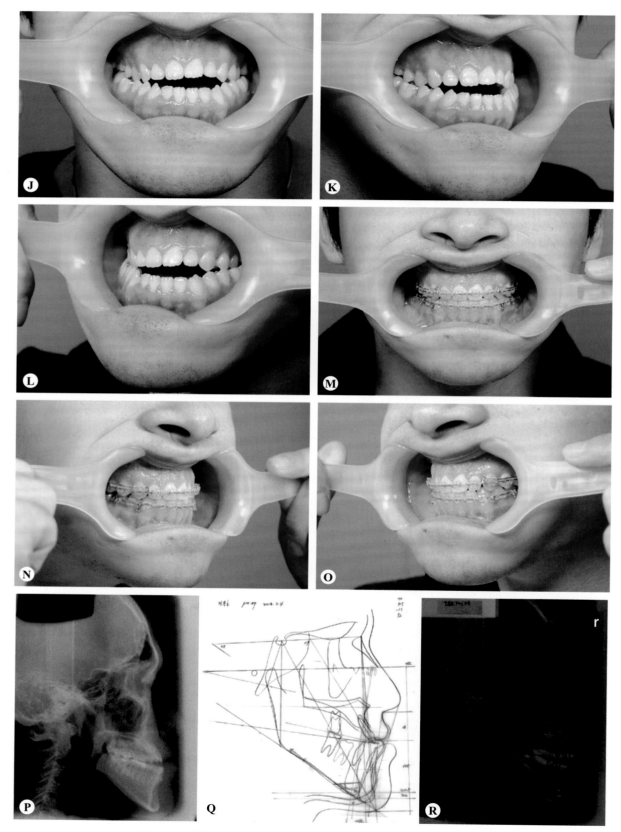

▲ 图 11-11（续） 手术优先模式在矫治骨性 Ⅲ 类长面综合征中的应用

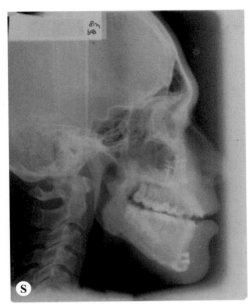

上颌

- ANS：升 1mm
- 左侧：尖牙升 1.5mm
  第一磨牙升 3.5mm
  后鼻棘点升 8mm
- 右侧：尖牙升 3mm
  第一磨牙升 4.5mm
  后鼻棘点升 8mm
- 上前牙切端：水平回收 3mm，垂直向下降 1mm
- 旋转中心：A 点
- 中线：右移 0.5mm

下颌

- 左侧：SSRO 后退（第一磨牙后退 11mm，下颌后缘后退 13mm）
- 右侧：SSRO 后退（第一磨牙后退 13mm，下颌后缘后退 15mm）
- B 点：后退 13mm
- 颏 – 点：后退 15mm
- 颏成形：缩短 5mm

▲ 图 11-11（续）　手术优先模式在矫治骨性Ⅲ类长面综合征中的应用

SSRO. 下颌升支矢状劈开截骨术

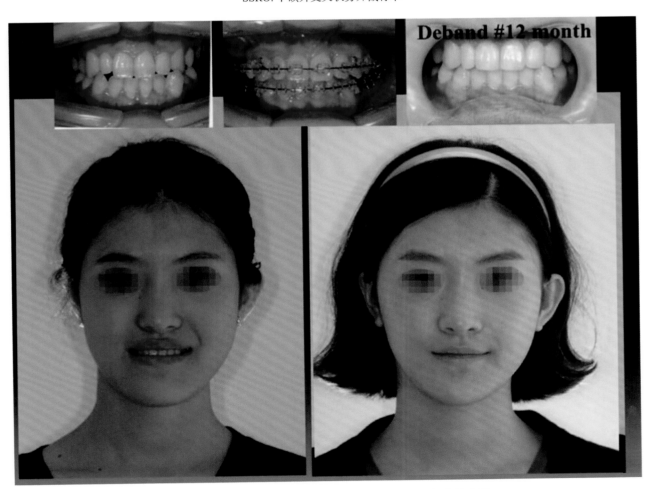

▲ 图 11-12　手术优先模式在矫治骨性Ⅲ类长面综合征中的应用

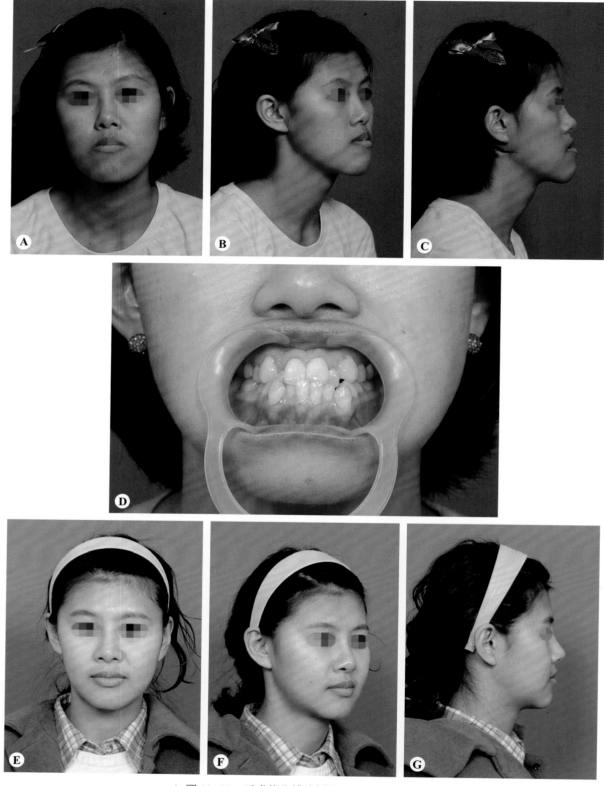

▲ 图 11-13　手术优先模式矫治的复杂病例（一）

女性，19 岁，骨性Ⅲ类错殆畸形，伴有上下颌牙列重度拥挤，未经术前正畸，接受了手术优先模式的矫治方案，最终获得了良好的咬合功能和美学效果。这一病例提示我们，手术优先模式同样可以应用于牙列重度拥挤的病例中

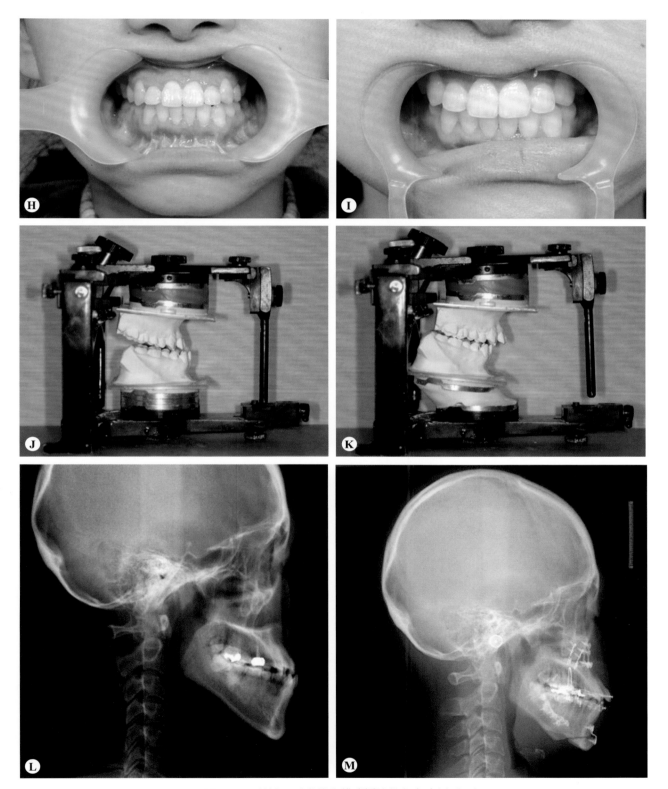

▲ 图 11-13（续） 手术优先模式矫治的复杂病例（一）

女性，19 岁，骨性Ⅲ类错𬌗畸形，伴有上下颌牙列重度拥挤，未经术前正畸，接受了手术优先模式的矫治方案，最终获得了良好的咬合功能和美学效果。这一病例提示我们手术优先模式同样可以应用于牙列重度拥挤的病例中

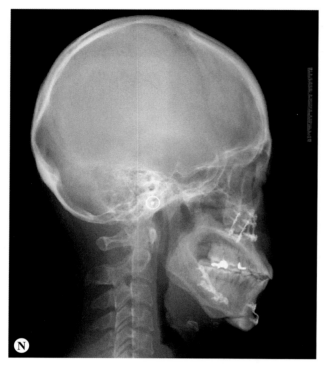

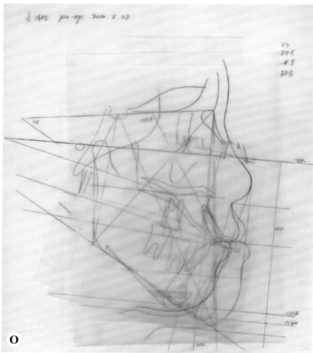

1. 正畸前
2. 手术

上颌
　- ANS：升 2.5mm
　- 左侧：尖牙升 3.0mm
　　　　第一磨牙升 6.0mm
　　　　后鼻棘点升 8mm
　- 右侧：尖牙升 2.5mm
　　　　第一磨牙升 4.5mm
　　　　后鼻棘点升 8mm
　- 上前牙切端：水平回收 3mm，垂直向下降 2mm
　- 旋转中心：A 点
　- 中线：左移 0.5~1mm
　- 轴向旋转：无

下颌
　- 左侧：SSRO 后退（第一磨牙后退 11.5mm，下颌后缘后退 17mm）
　- 右侧：SSRO 后退（第一磨牙后退 10.5mm，下颌后缘后退 16mm）
　- B 点：后退 15.5mm
　- 颏点：后退 15.5mm
　- 颏成形：缩短 4mm，前徙 4mm

▲ 图 11-13（续）　手术优先模式矫治的复杂病例（一）

女性，19 岁，骨性Ⅲ类错𬌗畸形，伴有上下颌牙列重度拥挤，未经术前正畸，接受了手术优先模式的矫治方案，最终获得了良好的咬合功能和美学效果。这一病例提示我们，手术优先模式同样可以应用于牙列重度拥挤的病例中
SSRO. 下颌升支矢状劈开截骨术

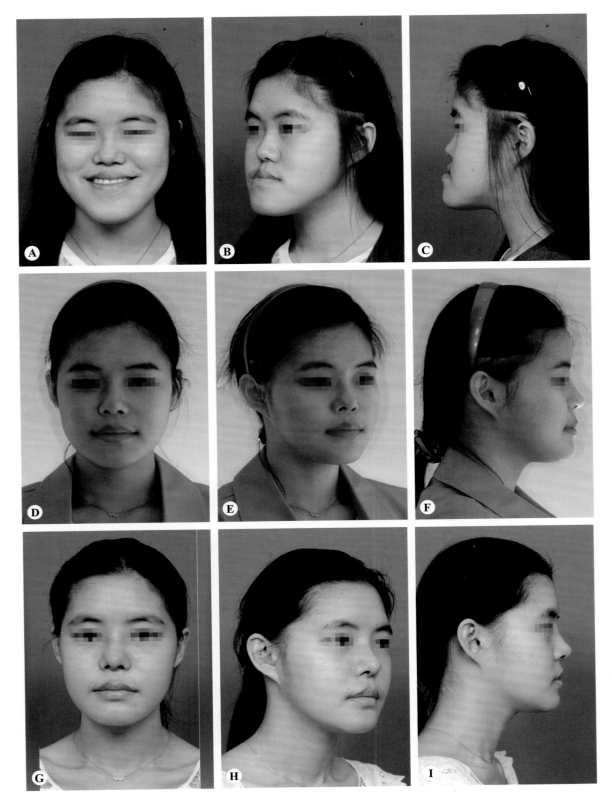

▲ 图 11–14　手术优先模式矫治的复杂病例（二）

女性，18 岁，有严重的骨性Ⅲ类错殆畸形，未经术前正畸，接受了手术优先模式的矫治方案，术后获得了满意且稳定的咬合和美学效果。后期患者进行了鼻整形手术获得理想的面部轮廓

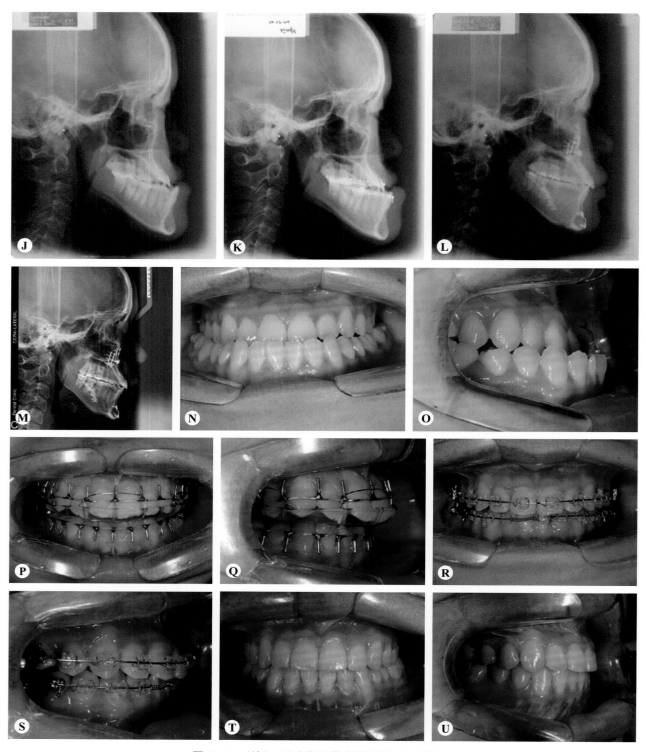

▲ 图 11-14（续） 手术优先模式矫治的复杂病例（二）

女性，18 岁，有严重的骨性Ⅲ类错𬌗畸形，未经术前正畸，接受了手术优先模式的矫治方案，术后获得了满意且稳定的咬合和美学效果。后期患者进行了鼻整形手术获得理想的面部轮廓

（宋凤岐 译）

参考文献

[1] Obwegeser H. Surgery of the Maxilla for the correction of prognathism. SSO Schweiz Monatsschr Zahnheilkd. 1965; 75:365-74.

[2] Obwegeser H. The problem of splints in orthodontic treatment. Zahntechnik (Zur). 1967;25:27-37.

[3] Proffit WR, Turvey TA, Phillips C. Orthognathic surgery: a hierarchy of stability. Int J Adult Orthodon Orthognath Surg. 1996;11:191-204.

[4] Worms FW, Speidel TM, Bevis RR, et al. Posttreatment stability and esthetics of orthognathic surgery. Angle Orthod. 1980;50:251-73.

[5] Xu B, Ju Z, Hagg U, et al. Presurgical orthodontic decompensation of mandibular incisors. Aust Orthod J. 1995; 14: 28-33.

[6] Woods M, Wiesenfeld D. A practical approach to presurgical orthodontic preparation. J Clin Orthod. 1998;32:350-8.

[7] Farronato G, Maspero C, Giannini L, et al. Occlusal splint guides for presurgical orthodontic treatment. J Clin Orthod. 2008;42:508-12.

[8] Di Palma E, Gasparini G, Pelo S, et al. Activities of masticatory muscles in patients before orthognathic surgery. J Craniofac Surg. 2010;21:724-6.

[9] Strippoli J, Aknin JJ. Accelerated tooth movement by alveolar corticotomy or piezocision. Orthod Fr. 2012;83:155-64.

[10] Wilcko MT, Wilcko WM, Pulver JJ, et al. Accelerated osteogenic orthodontics technique: a 1-stage surgically facilitated rapid orthodontic technique with alveolar augmentation. J Oral Maxillofac Surg. 2009;67:2149-59.

[11] Lee W, Karapetyan G, Moats R, et al. Corticotomy-/osteotomy-assisted tooth movement microCTs differ. J Dent Res. 2008; 87:861-7.

[12] Liou EJ, Chen PH, Wang YC, et al. Surgery-first accelerated orthognathic surgery: postoperative rapid orthodontic tooth movement. J Oral Maxillofac Surg. 2011;69:781-5.

[13] Hernandez-Alfaro F, Guijarro-Martinez R, Molina-Coral A, et al. "Surgery first" in bimaxillary orthognathic surgery. J Oral Maxillofac Surg. 2011;69:e201-7.

[14] Yang J, Ling X, Lu Y, et al. Cephalometric image analysis and measurement for orthognathic surgery. Med Biol Eng Comput. 2001;39:279-84.

[15] Junger TH, Ruf S, Eisfeld J, et al. Cephalometric assessment of sagittal jaw base relationship prior to orthognathic surgery: the role of anterior cranial base inclination. Int J Adult Orthodon Orthognath Surg. 2000;15:290-8.

[16] Scheideman GB, Bell WH, Legan HL, et al. Cephalometric analysis of dentofacial normals. Am J Orthod. 1980;78: 404-20.

[17] Paquette DE. Importance of the occlusal plane in virtual treatment planning. J Clin Orthod 2011;45:217-21; quiz 236.

[18] Batwa W, Hunt NP, Petrie A, et al. Effect of occlusal plane on smile attractiveness. Angle Orthod. 2012;82:218-23.

[19] Baek SH, Ahn HW, Yang SD, et al. Establishing the customized occlusal plane in systemized surgical treatment objectives of class Ⅲ. J Craniofac Surg. 2011;22:1708-13.

[20] Raymond JL, Matern O, Grollemund B, et al. Treatment of Class Ⅲ malocclusion: the key role of the occlusal plane. Prog Orthod. 2010;11:53-61.

[21] Yaffe A, Fine N, Binderman I. Regional accelerated phenomenon in the mandible following mucoperiosteal flap surgery. J Periodontol. 1994;65:79-83.

[22] Slavnic S, Marcusson A. Duration of orthodontic treatment in conjunction with orthognathic surgery. Swed Dent J. 2010;34:159-66.

[23] Yanagita T, Kuroda S, Takano-Yamamoto T, et al. Class Ⅲ malocclusion with complex problems of lateral open bite and severe crowding successfully treated with miniscrew anchorage and lingual orthodontic brackets. Am J Orthod Dentofac Orthop. 2011;139:679-89.

[24] Suzuki EY, Suzuki B. Placement and removal torque values of orthodontic miniscrew implants. Am J Orthod Dentofac Orthop. 2011;139:669-78.

[25] Francioli D, Ruggiero G, Giorgetti R. Mechanical properties evaluation of an orthodontic miniscrew system for skeletal anchorage. Prog Orthod. 2010;11:98-104.

[26] Choi JW, Lee JY, Yang SJ, Koh KS. The reliability of a surgery-first orthognathic approach without presurgical orthodontic treatment for skeletal Cclass Ⅲ dentofacial deformity. Ann Plast Surg. 2015;74:333-41.

第12章 手术优先模式在骨性Ⅱ类牙颌面畸形的临床应用

Clinical Application of the Surgery-First Approach in Patients with Class Ⅱ Dentofacial Deformities

一、骨性Ⅱ类牙颌面畸形的特点

到目前为止，我们对中、重度骨性Ⅱ类牙颌面畸形患者采用手术优先模式（SFA）持谨慎态度。骨性Ⅱ类错殆畸形特点包括正中关系－正中殆（CR-CO）的差异较大、髁突吸收的可能及下颌骨位置的不稳定（图12-1）。为了解决这些问题，笔者和正畸医生试图通过功能性矫治的方法，如CR稳定殆垫和传统的正畸治疗，找到一个稳定的下颌骨位置。为了做到这一点，就需要知道CR对应的确切髁突位置。骨性Ⅱ类牙颌面畸形患者CR-CO差异较大是因为髁突需从关节窝脱位到达CO。而骨性Ⅲ类牙颌面畸形患者因为CO时髁突已经位于关节窝，下颌骨没有后退空间，故CR-CO差异较小。

鉴于以上原因，我们需要时间来稳定下颌骨位置，包括确定骨性Ⅱ类错殆畸形患者真实的CR，而手术优先无法满足这一要求。这就是为什么我们不愿意采用SFA治疗骨性Ⅱ类牙颌面畸形患者的原因（图12-2，图12-3）。

然而，手术优先理念的应用将是可能的。对于髁突结构相对健康，CO-CR差异相对较小的骨性Ⅱ类牙颌面畸形患者，可以采用SFA。采用SFA治疗的骨性Ⅱ类牙颌面畸形患者术后即刻前牙反殆可以通过正畸治疗得到解决。牙列代偿机制有利于术后

的正畸治疗。然而，如果术后正畸治疗对前牙的处理不当，上前牙可能会压迫下前牙导致后者唇倾。我们认为谨慎的正畸治疗可以解决这类问题。

总之，尽管我们不愿意对骨性Ⅱ类牙颌面畸形患者实施SFA，但也在试图克服上述顾虑，在严格把握适应证的情况下，谨慎开展SFA。

此外，我们更加关注基于上颌后部（PNS）下降的上下颌复合体（maxillomandibular complex，MMC）逆时针旋转，这与传统的基于前鼻棘点（ANS）上抬达到逆时针旋转不同。特别是在骨性Ⅱ类错殆畸形伴有阻塞性睡眠呼吸暂停（obstructive sleep apnea，OSA）的病例中，我们一直使用MMC逆时针旋转运动，而不是传统的上下颌复合体前徙。下面，笔者将介绍我们在实践中对骨性Ⅱ类错殆畸形的理念。

二、骨性Ⅱ类错殆畸形伴阻塞性睡眠呼吸暂停无上颌前徙患者上下颌复合体逆时针旋转运动的研究

虽然上下颌复合体前徙（maxillomandibular advancement，MMA）是一种用于不耐受持续气道正压通气治疗患者OSA的正颌外科手术方法，但单纯MMA在已经存在上下颌前突的亚洲患者中导

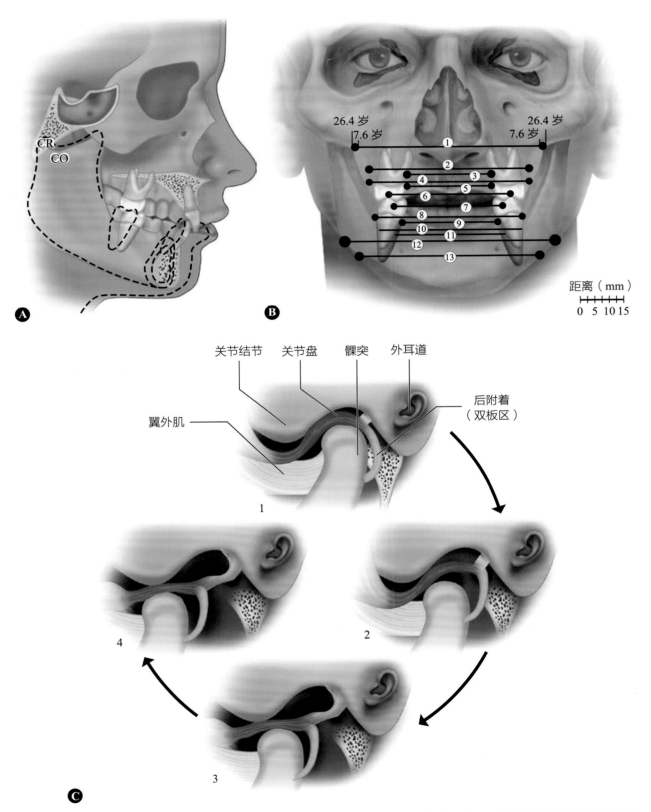

▲ 图 12-1　**A.** 正中关系 - 正中殆差异是骨性Ⅱ类牙颌面畸形手术成功的主要决定因素；**B.** 上下牙弓横向不协调可能是骨性Ⅱ类牙颌面畸形的主要问题；**C.** 如何处理颞下颌关节是成功的关键

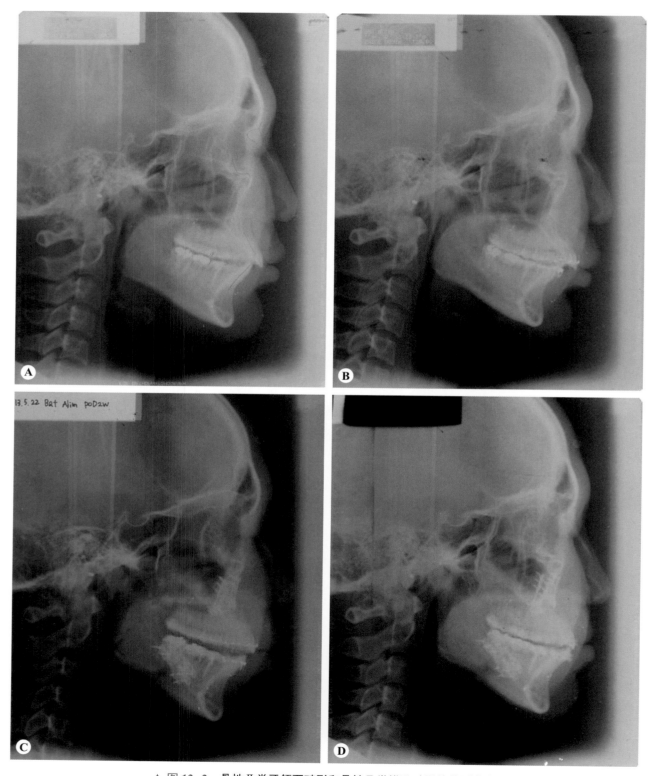

▲ 图 12-2　骨性 Ⅱ 类牙颌面畸形和骨性 Ⅱ 类错𬌗畸形的典型患者

骨性 Ⅱ 类错𬌗畸形的特征包括大幅度的正中关系 – 正中𬌗差异、髁突吸收的可能性和不稳定的下颌骨位置

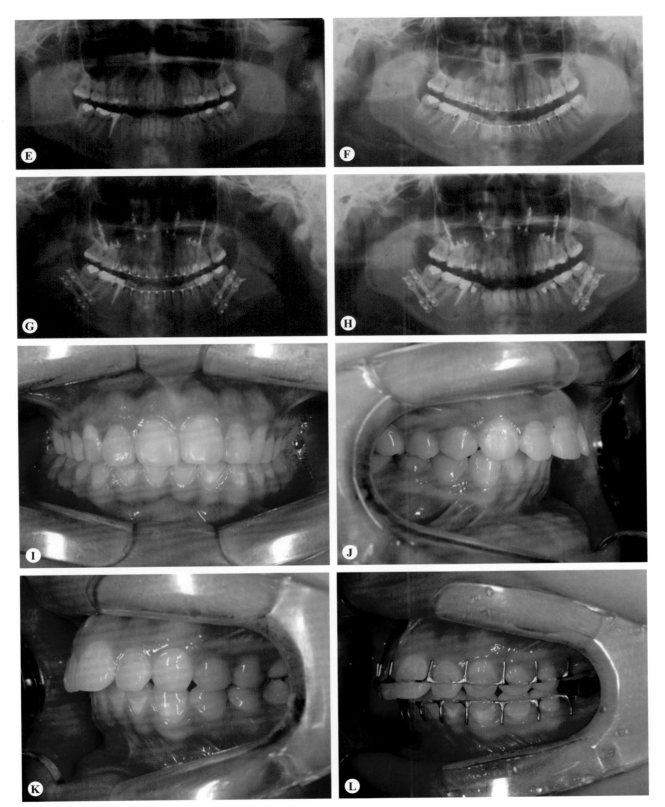

▲ 图 12-2（续） 骨性Ⅱ类牙颌面畸形和骨性Ⅱ类错殆畸形的典型患者
骨性Ⅱ类错殆畸形的特征包括大幅度的正中关系 – 正中殆差异、髁突吸收的可能性和不稳定的下颌骨位置

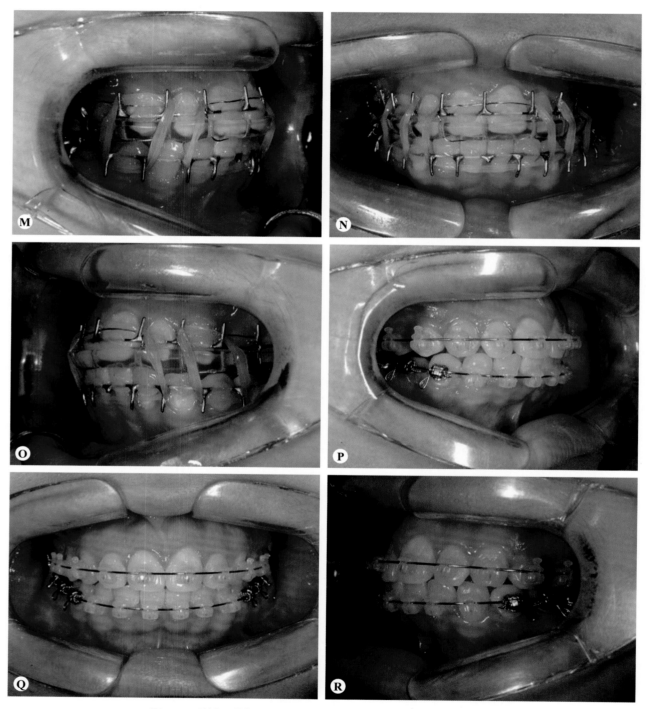

▲ 图 12-2（续）　骨性 II 类牙颌面畸形和骨性 II 类错殆畸形的典型患者

骨性 II 类错殆畸形的特征包括大幅度的正中关系 – 正中殆差异、髁突吸收的可能性和不稳定的下颌骨位置

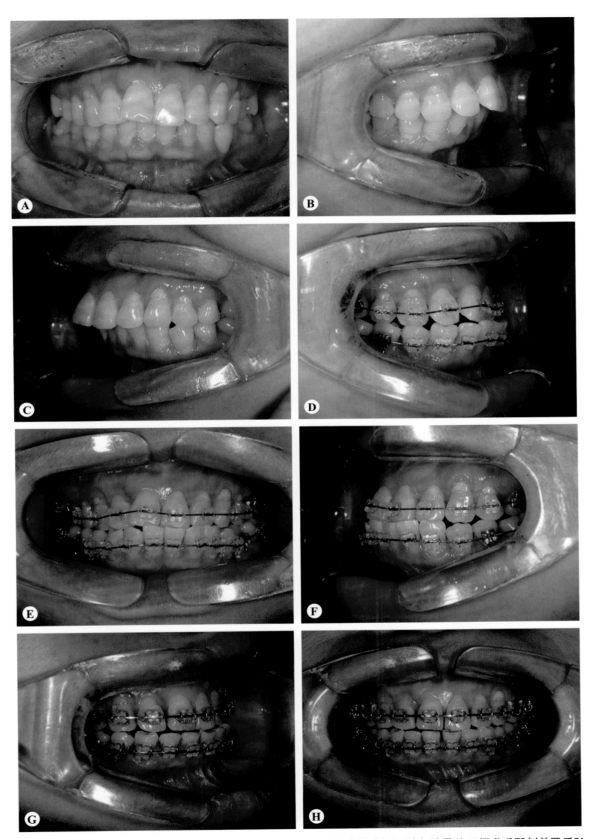

▲ 图 12-3　在骨性Ⅱ类牙颌面畸形患者的临床应用中，手术优先模式不可避免地导致正颌术后即刻前牙反𬌗

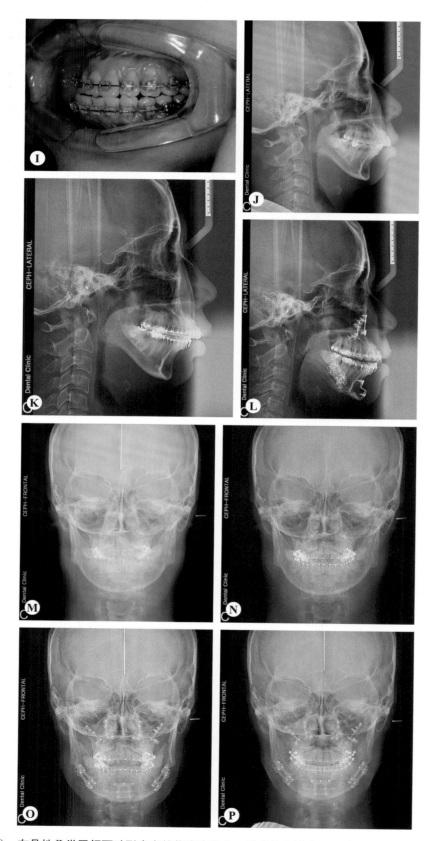

▲ 图 12-3（续） 在骨性Ⅱ类牙颌面畸形患者的临床应用中，手术优先模式不可避免地导致正颌术后即刻前牙反𬌗

致美学问题。众所周知，对于具有骨性Ⅱ类牙颌面畸形和OSA的患者来说，旋转正颌手术很难维持骨骼稳定，我们通过前瞻性研究描述了逆时针旋转正颌手术咽后间隙变化和美学结果（图12-4和图12-5）。

（一）初步调查

MMA是一种用于治疗不耐受持续气道正压通气（continuous positive airway pressure，CPAP）患者OSA的正颌外科手术[1, 2]。MMA也是一种在多个解剖水平（包括鼻咽、口咽和咽下水平）创建扩大后气道空间（posterior airway space，PAS）的特定操作方法[3, 4]。该方法已被证明可以显著改善OSA，短期成功率为75%～100%[5, 6]；其临床疗效可与CPAP相媲美。初步报告进一步表明，它的许多短期效果可以长期维持。然而，其美学效果似乎不令人满意。一般来说，为了获得满意的功能改善往往需要10mm以上的前徙，尽管纠正OSA很重要，但过度牺牲了面部美学，虽然治疗效果显著，但并未收到患者高度评价。因此，我们目前的研究集中在如何在不牺牲，甚至改善面型的基础上纠正OSA，也就是探究兼顾美学和功能的治疗方案。我们的解决方案是在正颌手术中逆时针旋转MMC以矫正OSA。本报告呈现了亚洲骨性Ⅱ类牙颌面畸形伴OSA患者在逆时针旋转正颌手术后基于头影测量术前术后对比的功能和美学效果。

经伦理委员会批准，这项前瞻性研究研究了OSA患者在逆时针旋转正颌手术后的功能和美学结果。我们纳入了2013年3月至2014年12月在某三级医疗机构接受正颌手术的骨性Ⅱ类牙颌面畸形患者。纳入标准包括术前多导睡眠图诊断为OSA，并请耳鼻喉专科会诊排除相关疾病的患者。排除标准包括严重的牙齿拥挤或弓形不一致，以及伴有综合征或唇腭裂相关牙颌面畸形患者；随访时间少于12个月[5]。

手术操作步骤与常规骨性Ⅱ类牙颌面畸形患者手术步骤相似。首先进行SSRO，MMC进行顺时针旋转，随后进行LeFort Ⅰ型截骨，MMC逆时针旋转。逆时针旋转更适合许多亚洲患者，可以防止上颌牙槽突过突，保证美学效果。在逆时针旋转手术方式中，选择下颌优先入路能够最大限度地提高正

颌手术的准确性。采用两块小型钛板对下颌骨近、远心骨段之间实施坚固内固定。术前进行3D CT，并进行头影测量和睡眠多导分析。在正颌手术后即刻和术后6个月重复上述检查。比较术前、术后即刻和术后6个月的头影测量片，标志点包括连接蝶鞍点、鼻根点和A点、连接蝶鞍点—鼻根点—A点的角度（SNA）、连接蝶鞍点—鼻根点—B点的角度（SNB）、连接A点—鼻根点—B点的角度（ANB）、下颌平面与下切牙的交角（IMPA）。为了间接分析气道空间，气道参数的变化在头影测量中也被评估。后气道空间PAS参数包括软腭最后点到咽后壁的距离（PSP-AP）、位于下颌骨下缘水平的舌根最后点到咽后壁的距离（PTO-AP）、会厌最上点到咽后壁的距离（E-AP）（图12-1）。垂直上气道长度（UAL）为从软腭最后点到会厌最上点的距离。在以下时间点进行头影测量标记点的测量：T0为术前、T1为术后即刻、T2为术后6个月，同时包括测量各时间点的复发率（T2-T1/T1-T0）。数字化的头影测量（V-ceph，Osstem Implant，Seoul，Korea）由两名颅颌面外科医生完成。为了评估患者对面部外观的感受，术后一年每位患者接受问卷调查。视觉模拟评分（VAS：0，绝对不满意；10，完全满意）用于评估患者面部外观的改变。所有统计分析均使用SPSS软件（SPSS，Chicago，IL，USA）进行。采用Mann-Whitney u-test比较术前和术后气道状态。所有报告的P值都是双侧检验的，$P < 0.05$被认为是显著的（表12-1）。

（二）结果

本研究共分析了14例患者（7例男性）。所有患者均为亚裔，平均年龄28.3岁；每个人都接受了同一位高年资外科医生的正颌手术。所有患者均取得了满意结果，无因咬合不稳定或其他并发症而需要再次手术。上颌和下颌骨的平均前徙量分别为1.60～1.87mm和8.78～3.98mm。另外13例患者需要行颏成形术（平均前徙3～5mm）（图12-2和图12-3）。在头影测量分析中，SNB的变化间接反映了逆时针旋转量。T2与T0的差异为6.57，术后（T2-T1）复发率为0.48。SNA变化较小（2.79），ANB值减少（3.94），提示术后（T2-T0）

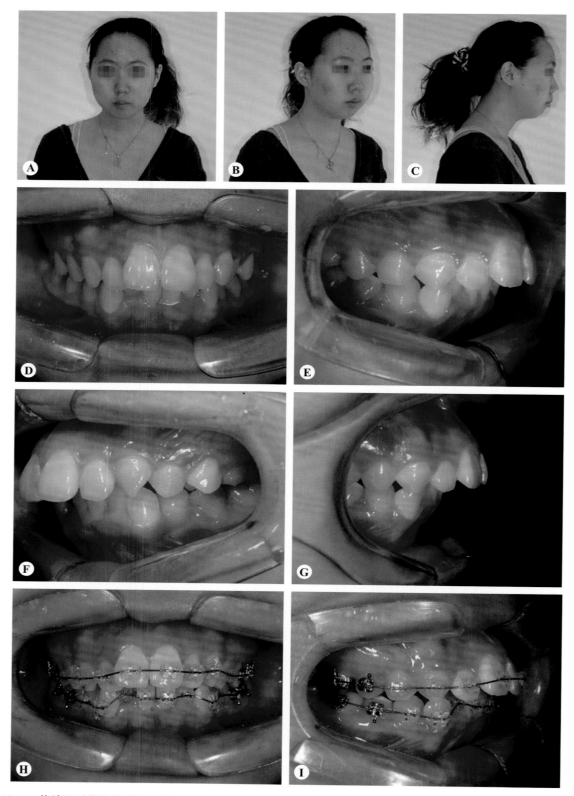

▲ 图 12-4　传统正畸优先治疗伴有特发性髁突吸收的骨性 Ⅱ 类牙颌面畸形的特点，如正中关系 - 正中殆差异大、髁突吸收的可能性大、下颌骨位置不稳定。为了解决这些问题，笔者和正畸医生尝试使用功能性矫治寻找一个稳定的下颌骨位置，如 CR 稳定殆垫和传统的正畸治疗。为此，我们需要知道患者对应 CR 位置的准确髁突位置

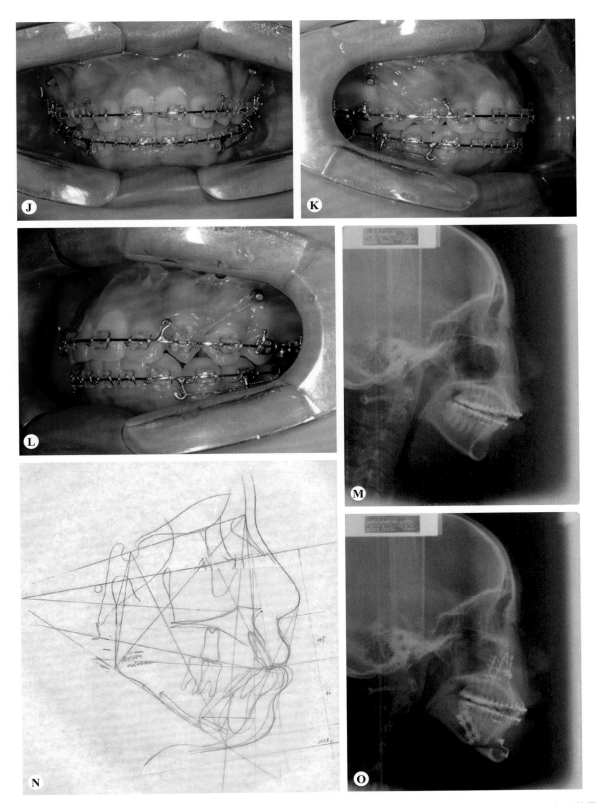

▲ 图 12-4（续）　传统正畸优先治疗伴有特发性髁突吸收的骨性Ⅱ类牙颌面畸形的特点，如正中关系 - 正中殆差异大、髁突吸收的可能性大、下颌骨位置不稳定。为了解决这些问题，笔者和正畸医生尝试使用功能性矫治寻找一个稳定的下颌骨位置，如 CR 稳定殆垫和传统的正畸治疗。为此，我们需要知道患者对应 CR 位置的准确髁突位置

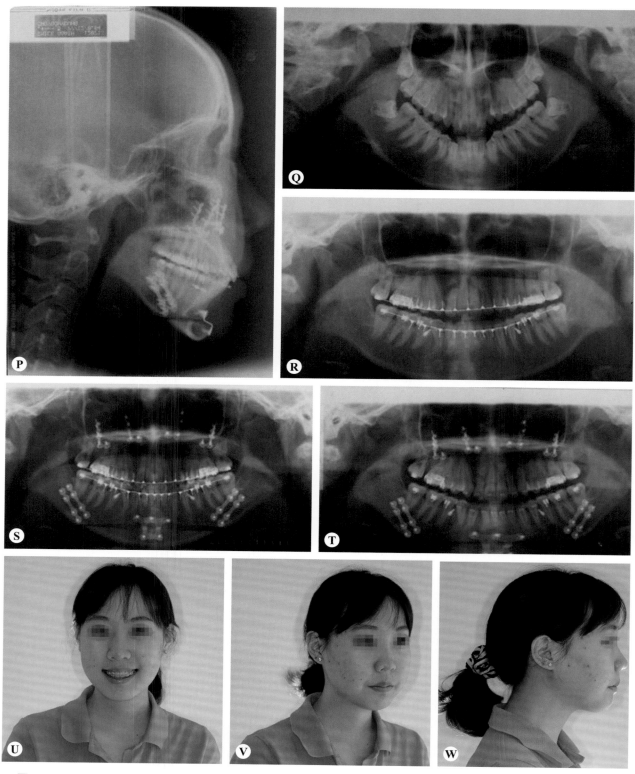

▲ 图 12-4（续） 传统正畸优先治疗伴有特发性髁突吸收的骨性 Ⅱ 类牙颌面畸形的特点，如正中关系 – 正中殆差异大、髁突吸收的可能性大、下颌骨位置不稳定。为了解决这些问题，笔者和正畸医生尝试使用功能性矫治寻找一个稳定的下颌骨位置，如 CR 稳定殆垫和传统的正畸治疗。为此，我们需要知道患者对应 CR 位置的准确髁突位置

术前：牙列去代偿

传统外科 & 术后状态

术前治疗

正颌外科手术优先模式

术后：牙列去代偿

➡ 传统正颌外科手术

➡ 正颌外科手术优先模式

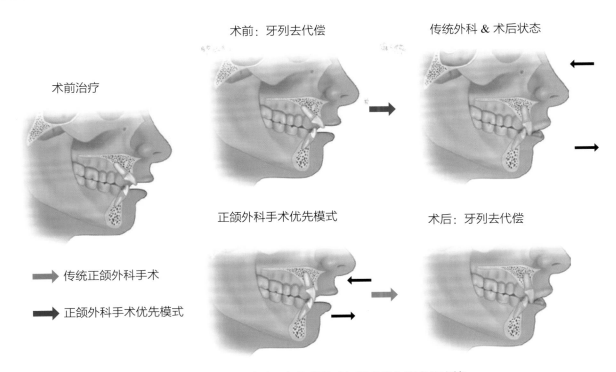

▲ 图 12-5　传统正颌外科模式与手术优先模式的比较

实现了逆时针旋转和牙槽突度变化最小。气道相关参数（PSP-AP、PTO-AP、E-AP）明显增大（表12-2）。垂直 UAL 降低表明气道阻力降低。13 名患者（93%）完成了面部外观问卷（平均 7.31；范围 5～10）。在受访者中，有 10 名患者（77%）报告得分 > 7，表明术后面部外观良好，他们觉得自己变得更有魅力，更年轻了。其余 3 名患者（33%）报告得分 5 或 6，表明他们对面部变化持中立态度（图 12-6）。

（三）讨论

我们研究了逆时针旋转正颌手术在扩大咽后气道空间和增强骨性Ⅱ类牙颌面畸形患者面部美观方面的可靠性。虽然与 MMA 相比，MMC 逆时针旋转后骨骼稳定性相对较差，但是为了在改善气道宽度的同时保证美学效果，逆时针旋转是必要的。我们的研究证实，MMC 逆时针旋转对远期稳定性是可靠的。

阻塞性睡眠呼吸暂停（OSA）最近被认为是导致各种疾病的主要原因，是一种常见的原发性睡眠障碍，发病率在女性中高达 17%，男性为 22%。它

的特点是在睡眠期间部分或完全上呼吸道塌陷，其对全身健康的影响已被充分证明；它与高血压、心血管疾病、代谢综合征、卒中和可能的过早死亡有关。患有这种疾病的患者生活质量下降，包括社会功能下降和机动车事故发生率增加。在引起 OSA 的各种原因中，MMC 的位置可能是最重要的、可纠正的因素。下颌后缩可直接限制咽后间隙，这可能是 OSA 的主要原因[5]。MMC 位置异常与舌骨下移相关，后置舌位可导致咽后间隙狭窄。因此，如果将 MMC 重新定位到合适的位置，周围畸形的解剖结构也可以得到纠正。虽然传统双颌前徙手术是主流的治疗方法，但常导致美学问题。为了获得满意、功能性的咽后间隙扩大，MMA 的距离往往不能减少。一些文章报道，至少 10mm 的前徙是必要的。然而，如此大量的 MMA 可能会导致美学效果不理想。美学的负面影响可能在患有牙槽突前突的许多亚洲患者身上尤其严重。因此，我们在亚洲患者中尝试了几种不同的策略。MMC 的逆时针旋转是我们近期提出的重要解决方案。

这些骨骼运动导致悬雍垂、咽部肌肉、舌和

舌骨位置的矫正，这些部位都是引起 OSA 的重要因素。逆时针旋转 MMC 可改善腭后区间隙宽度和悬雍垂的最低点的位置。同时，在下颌逆时针旋转前徙后，舌根的空间也可以增加。与单纯的 MMA 不同，逆时针旋转推进可缩短垂直咽气道长度，增加其正前后径。根据流体流动物理学，垂直 UAL 的减少及前后径的增加可以减少对气流的阻力。因此，可以获得更多的呼吸空间。值得注意的是，使用我们的方法可以获得非常满意的美观效果，因为我们不进行简单的上颌前徙，而是以 A 点为中心逆时针旋转上颌骨。此外，由于大多数骨性 Ⅱ 类牙颌面畸形患者有面部骨骼垂直生长缺陷，垂直高度缺陷的恢复也是必要的。通常认为，如果上颌骨不前徙，那么腭后间隙就不会扩大。然而，我们目前的结果表明，逆时针旋转上颌骨可以充分延长腭后间隙。当上颌骨逆时针旋转时，下颌获得了足够的前徙。我们在做逆时针旋转上颌骨时使用了两种策略：一种是 PNS 向下的重新定位；另一种是根据患者的状态 ANS 的定位。当患者存在露龈笑时，推荐 ANS 上移。否则，我们下降上颌后部，这被认为是长期稳定的。本研究的一个局限性是，我们的系列研究仅限于骨性 Ⅱ 类牙颌面畸形患者，主要是因为我们试图纠正这些患者由骨骼问题引起的 OSA。然而，我们现在正在扩展适应证，包括正常咬合的患者，到目前为止，结果是有希望的。虽然传统的 MMA 对功能矫正有效，但 MMC 逆时针旋转可能是纠正骨性 Ⅱ 类牙颌面畸形患者 OSA 的更好选择（图 12-7 和 12-8）。

逆时针旋转正颌手术矫正 OSA，上颌无前徙，可有效增加咽后间隙，美学效果良好（图 12-9 和 12-10）。

表 12-1　头影测量分析								
	T0		T1–T0		T2–T0		T2–T1	
	Mean	σ	Mean	σ	Mean	σ	Mean	σ
SNA	86.03	4.14	3.71	2.14	2.79	3.29	−0.92	1.56
SNB	79.51	4.07	6.09	2.76	6.57	2.81	0.48	1.38
ANB	6.75	3.31	−2.59	2.30	−3.94	3.64	−1.35	1.25
IMPA	74.10	3.14	0.55	3.90	−0.75	4.81	−1.30	3.81

ANB. 连接 A 点—鼻根—B 点形成的夹角；IMPA. 下颌平面与下切牙的交角；Mean. 平均值；SNA. 连接蝶鞍点—鼻根点—A 点形成的夹角；SNB. 连接蝶鞍点—鼻根点—B 点形成的夹角。T0. 术前；T1. 术后即刻；T2. 术后 6 个月

表 12-2　气道参数分析							
	T0		T1		T2		T1–T0	T2–T0
	Mean	σ	Mean	σ	Mean	σ	P 值	P 值
PSP–AP/mm	12.90	5.2	14.58	5.9	14.70	5.6	0.03	0.02
PTO–AP/mm	10.35	7.1	13.95	6.5	13.50	7.6	>0.001	>0.001
EAP/mm	13.30	4.7	15.20	2.0	14.80	4.5	0.001	>0.001
UAL/mm	71.70	7.4	68.00	9.3	69.10	9.5	0.05	0.05

EAP. 会厌最上点到咽后壁的距离；Mean. 平均值；PSP-AP. 软腭最后点到咽后壁的距离；PTO-AP. 位于下颌骨下缘水平舌根最后点到咽后壁的距离；T0. 术前；T1. 术后即刻；T2. 术后 6 个月；UAL. 上气道长度

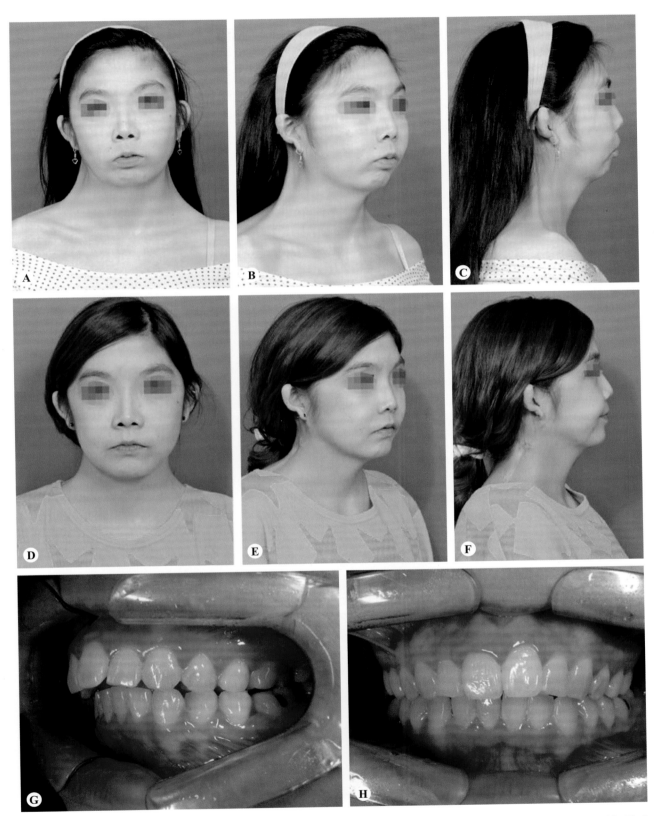

▲ 图 12-6 一例患者被诊断为特纳综合征和由网状颈部挛缩引起的骨性Ⅱ类错𬌗畸形。由于前鼻棘的影响，故行逆时针旋转正颌手术

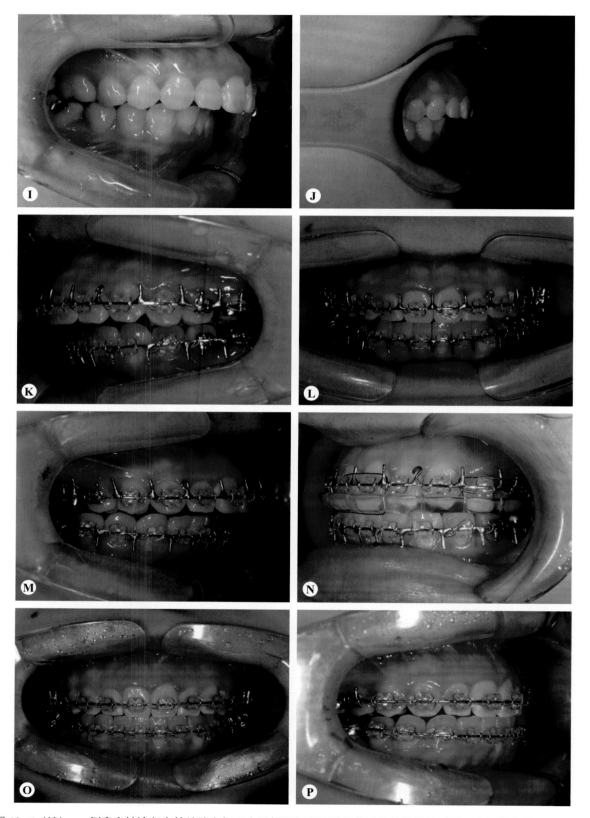

▲ 图 12-6（续）　一例患者被诊断为特纳综合征和由网状颈部挛缩引起的骨性 Ⅱ 类错殆畸形。由于前鼻棘的影响，故行逆时针旋转正颌手术

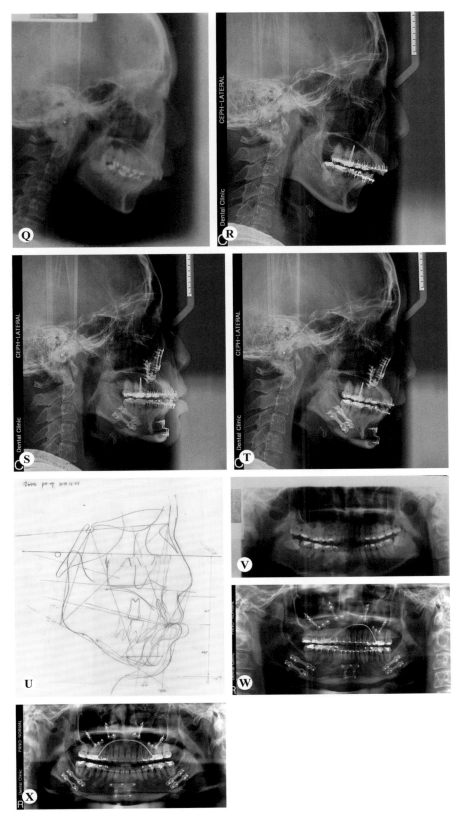

▲ 图 12-6（续） 一例患者被诊断为特纳综合征和由网状颈部挛缩引起的骨性 II 类错𬌗畸形。由于前鼻棘的影响，故行逆时针旋转正颌手术

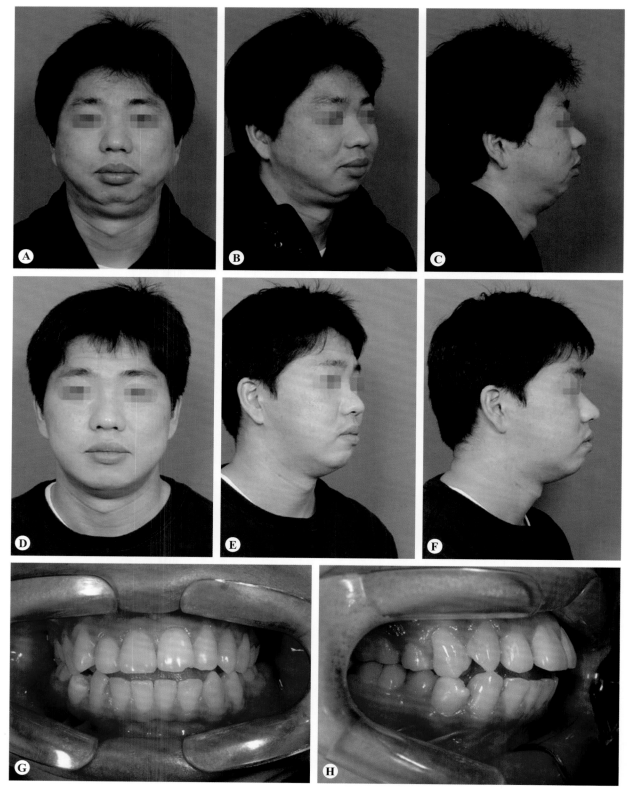

▲ 图 12-7　骨性 Ⅱ 类牙颌面畸形患者（一）

逆时针旋转上下颌复合体以提供后鼻棘延长。上颌的稳定是通过固定下颌骨，每侧使用两个微型板。头影测量证实面部垂直高度延长。逆时针旋转正颌手术后咬合、形态及咽后气道均有改善，上颌无前徙

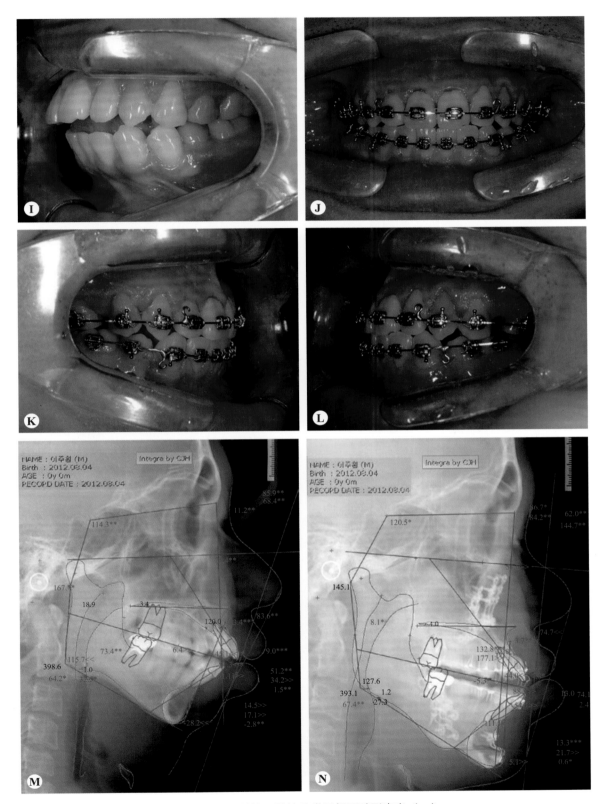

▲ 图 12-7（续）　骨性Ⅱ类牙颌面畸形患者（一）

逆时针旋转上下颌复合体以提供后鼻棘延长。上颌的稳定是通过固定下颌骨，每侧使用两个微型板。头影测量证实面部垂直高度延长。逆时针旋转正颌手术后咬合、形态及咽后气道均有改善，上颌无前徙

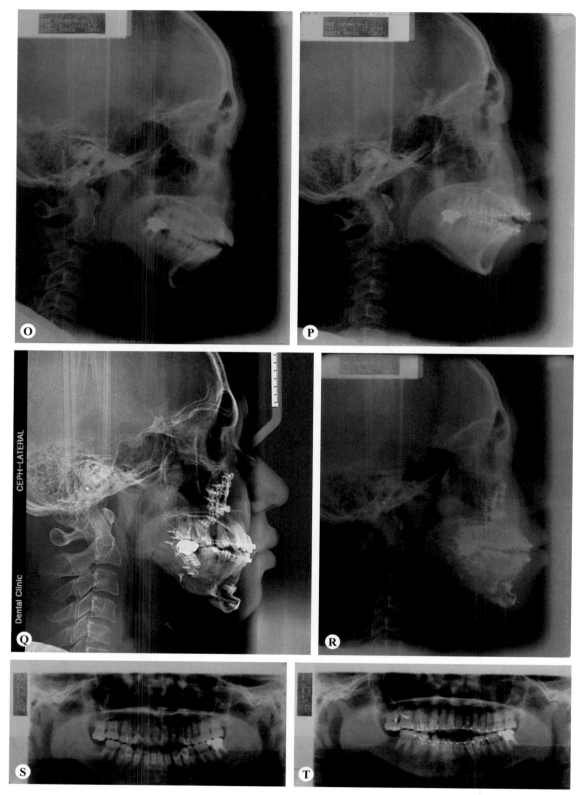

▲ 图 12-7（续） 骨性 Ⅱ 类牙颌面畸形患者（一）

逆时针旋转上下颌复合体以提供后鼻棘延长。上颌的稳定是通过固定下颌骨，每侧使用两个微型板。头影测量证实面部垂直高度延长。逆时针旋转正颌手术后咬合、形态及咽后气道均有改善，上颌无前徙

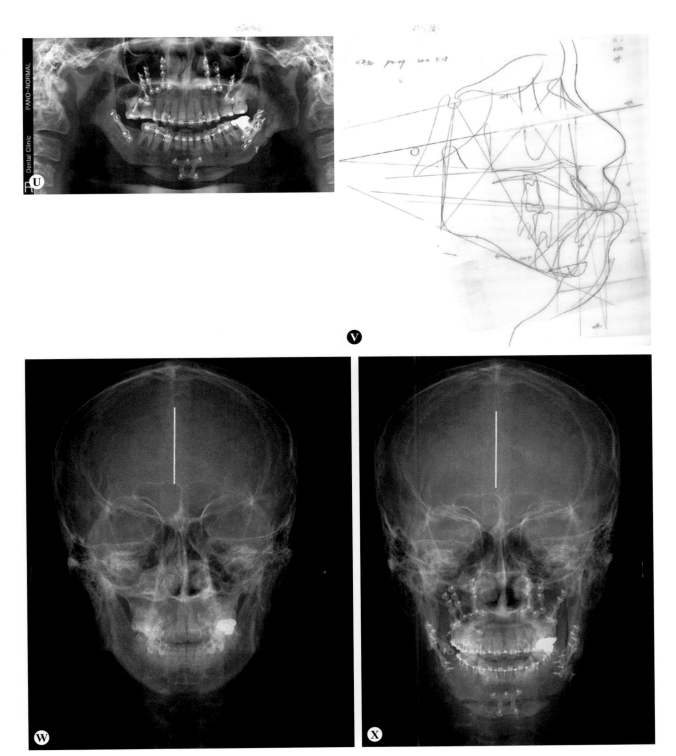

▲ 图 12-7（续） 骨性Ⅱ类牙颌面畸形患者（一）

逆时针旋转上下颌复合体以提供后鼻棘延长。上颌的稳定是通过固定下颌骨，每侧使用两个微型板。头影测量证实面部垂直高度延长。逆时针旋转正颌手术后咬合、形态及咽后气道均有改善，上颌无前徙

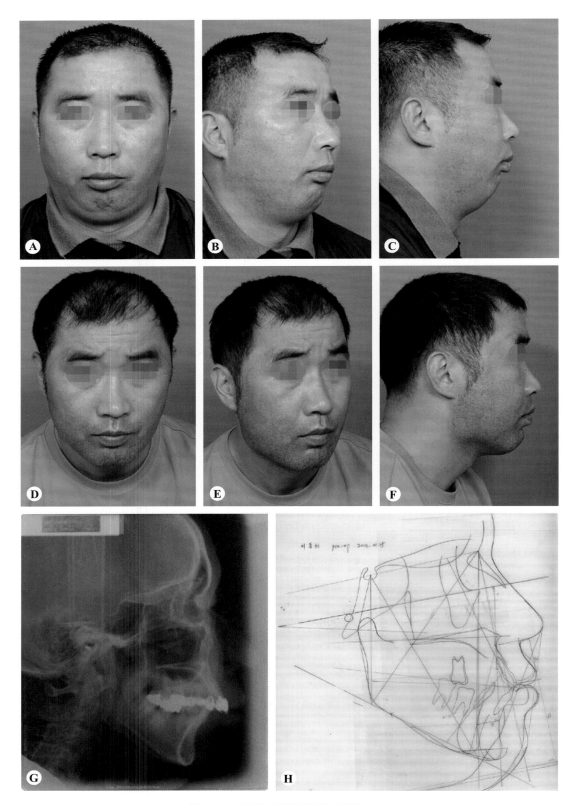

▲ 图 12-8　骨性 II 类牙颌面畸形患者（二）

逆时针旋转上下颌复合体以提供后鼻棘延长。上颌的稳定是通过固定下颌骨，每侧使用两个微型板，总体结果保持稳定。头影测量证实面部垂直高度延长。逆时针旋转正颌手术后咬合、形态及咽后气道均有改善，上颌无前徙

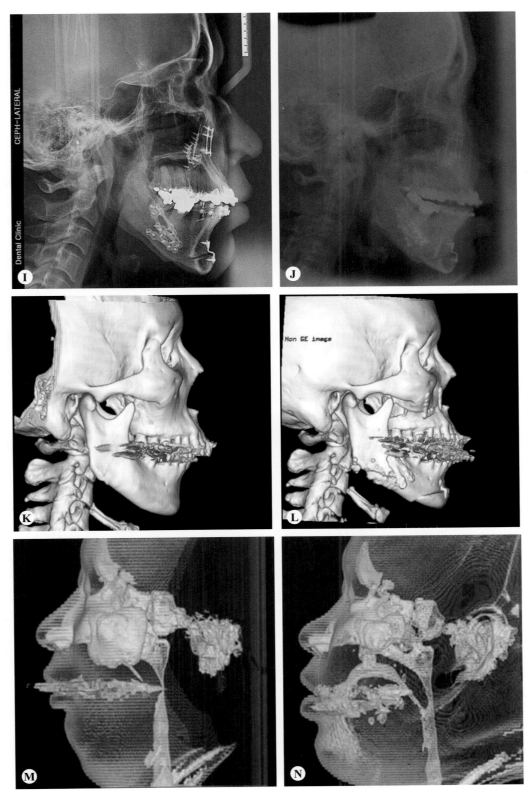

▲ 图 12-8（续） 骨性Ⅱ类牙颌面畸形患者（二）

逆时针旋转上下颌复合体以提供后鼻棘延长。上颌的稳定是通过固定下颌骨，每侧使用两个微型板，总体结果保持稳定。头影测量证实面部垂直高度延长。逆时针旋转正颌手术后咬合、形态及咽后气道均有改善，上颌无前徙

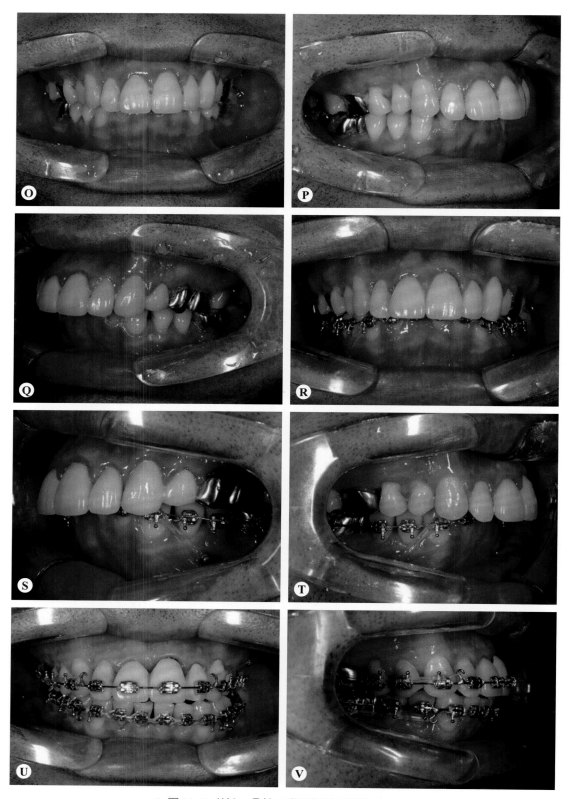

▲ 图 12-8（续） 骨性 Ⅱ 类牙颌面畸形患者（二）

逆时针旋转上下颌复合体以提供后鼻棘延长。上颌的稳定是通过固定下颌骨，每侧使用两个微型板，总体结果保持稳定。头影测量证实面部垂直高度延长。逆时针旋转正颌手术后咬合、形态及咽后气道均有改善，上颌无前徙

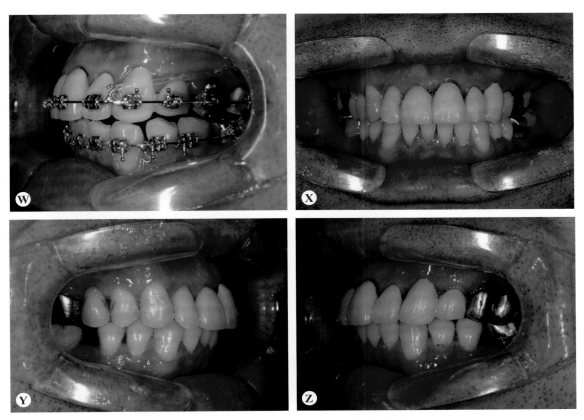

▲ 图 12-8（续） 骨性Ⅱ类牙颌面畸形患者（二）

逆时针旋转上下颌复合体以提供后鼻棘延长。上颌的稳定是通过固定下颌骨，每侧使用两个微型板，总体结果保持稳定。头影测量证实面部垂直高度延长。逆时针旋转正颌手术后咬合、形态及咽后气道均有改善，上颌无前移

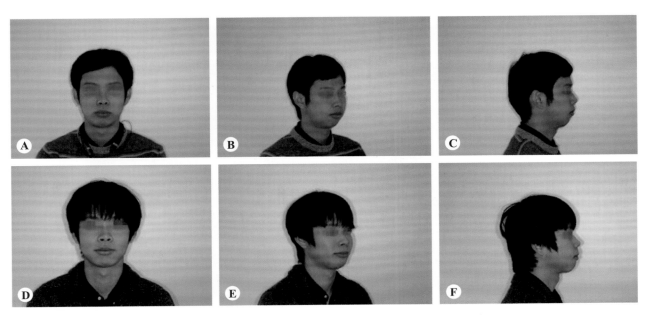

▲ 图 12-9 骨性Ⅱ类牙颌面畸形伴轻度阻塞性睡眠呼吸暂停

基于前鼻棘点上移的逆时针旋转正颌手术后，不仅咽后气道改善，而且面部轮廓和咬合也有改善

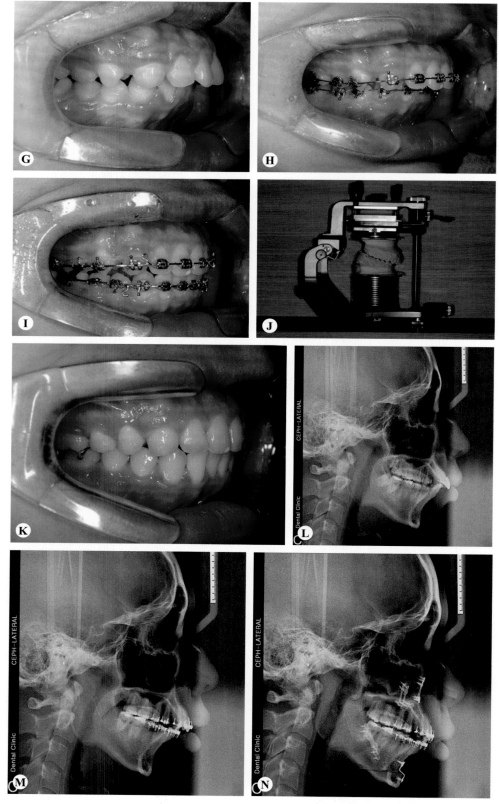

▲ 图 12-9（续） 骨性 Ⅱ 类牙颌面畸形伴轻度阻塞性睡眠呼吸暂停

基于前鼻棘点上移的逆时针旋转正颌手术后，不仅咽后气道改善，而且面部轮廓和咬合也有改善

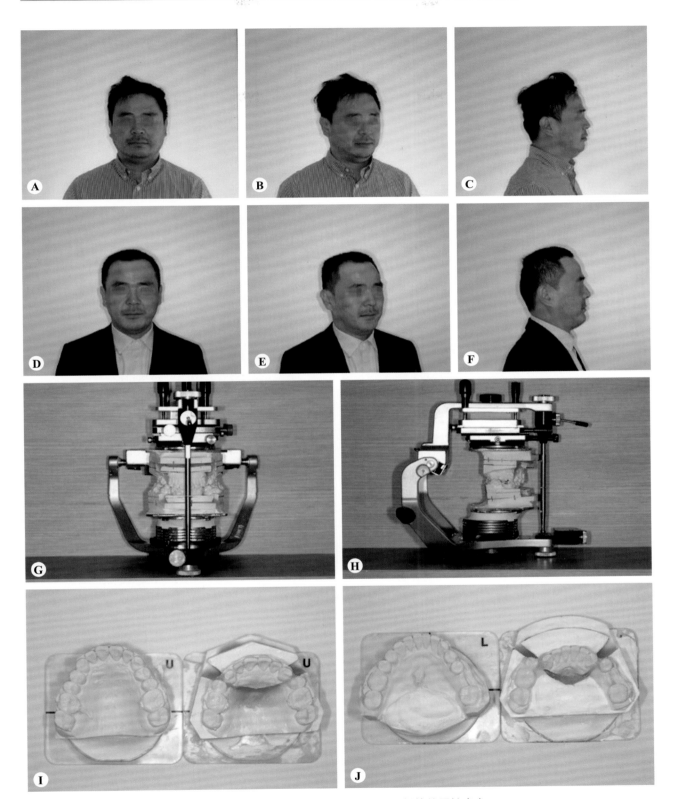

▲ 图 12-10　患有严重阻塞性睡眠呼吸暂停的男性患者
鉴于患者的咬合是正常的，笔者进行了上下颌前徙，矫正阻塞性睡眠呼吸暂停。此外，考虑到面部美学，选择了上下颌前部分块截骨术（anterior segmental ostectomy，ASO），该患者最终得到满意的睡眠呼吸暂停矫正和面部美容改善

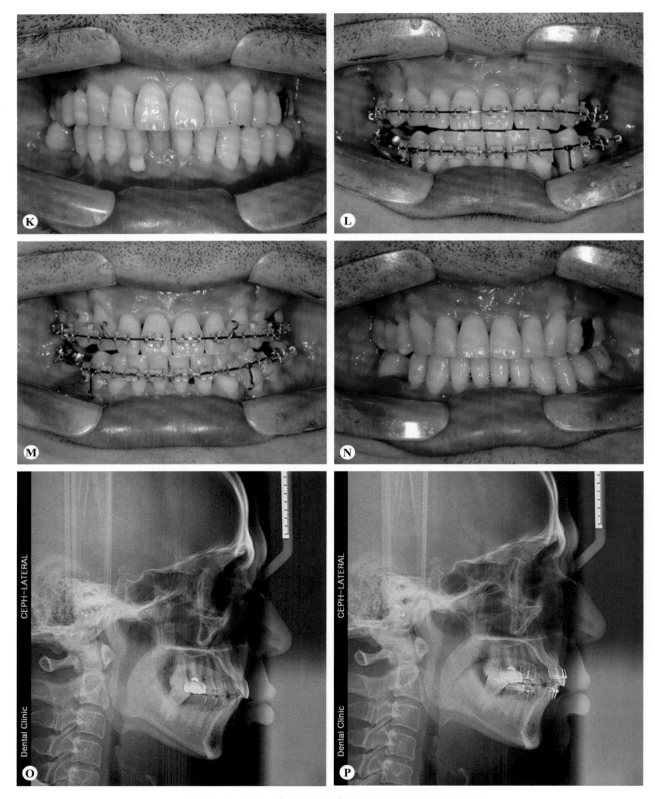

▲ 图 12-10（续） 患有严重阻塞性睡眠呼吸暂停的男性患者

鉴于患者的咬合是正常的，笔者进行了上下颌前徙，矫正阻塞性睡眠呼吸暂停。此外，考虑到面部美学，选择了上下颌前部分块截骨术（anterior segmental ostectomy，ASO），该患者最终得到满意的睡眠呼吸暂停矫正和面部美容改善

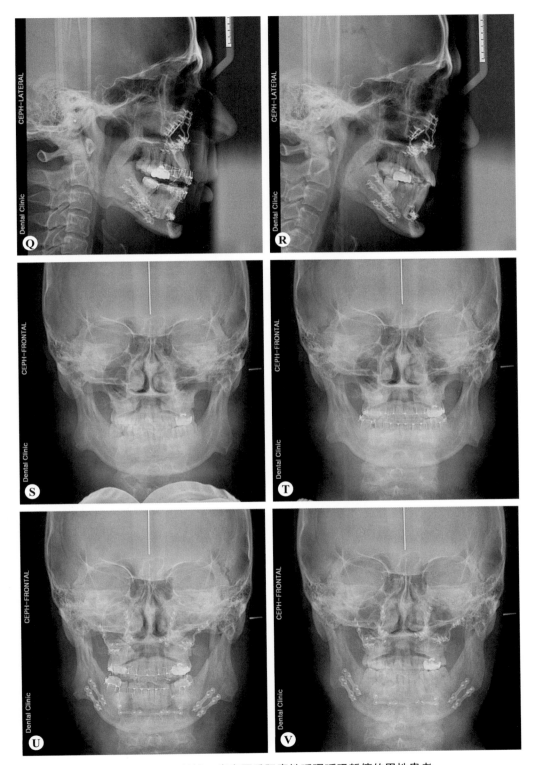

▲ 图 12-10（续）　患有严重阻塞性睡眠呼吸暂停的男性患者

鉴于患者的咬合是正常的，笔者进行了上下颌前徙，矫正阻塞性睡眠呼吸暂停。此外，考虑到面部美学，选择了上下颌前部分块截骨术（anterior segmental ostectomy，ASO），该患者最终得到满意的睡眠呼吸暂停矫正和面部美容改善

（刘　玥　译）

参考文献

[1] Ronchi P, Cinquini V, Ambrosoli A, et al. Maxillomandibular advancement in obstructive sleep apnea syndrome patients: a retrospective study on the sagittal cephalometric variables. J Oral Maxillofac Res. 2013;4:e5.

[2] Passeri LA, Choi JG, Kaban LB, et al. Morbidity and mortality rates after maxillomandibular advancement for treatment of obstructive sleep apnea. J Oral Maxillofac Surg. 2016;74:2113-4.

[3] Costa E, Sousa RA, dos Santos Gil NA. Craniofacial skeletal architecture and obstructive sleep apnoea syndrome severity. J Craniomaxillofac Surg. 2013;41:740-6.

[4] Camacho M, Liu SY, Certal V, et al. Large maxillomandibular advancements for obstructive sleep apnea: an operative technique evolved over 30 years. J Craniomaxillofac Surg. 2015;43:1113-8.

[5] Jeong WS, Choi JW, et al. Change in poasterior pharyngeal space after counter clockswie rotational orthognathic surgery for class II dentofacial deformity diagnosed with obstructive sleep apnea based no cephalometric analysis. J Craniofac Surg. 2017;28: 88-91.

[6] Caples SM, Rowley JA, Prinsell JR, et al. Surgical modifications of the upper airway for obstructive sleep apnea in adults: a systemic review and meta-analysis. Sleep. 2010;33:1396-407.

第13章 手术优先模式在面部不对称的临床应用

Clinical Application of the Surgery-First Approach to Facial Asymmetry

一、面部不对称的分类

面部不对称通常有很多种分类方法。其中，Fonseca 和 Turvey 面部不对称分类法是最可行的，他们将面部不对称分为四种类型（图 13-1）[1, 2]。

然而，在笔者看来，还需要再增加一类，源于颅底不对称的颅面不对称，这是治疗难度最大的一种类型。因此，建议采用如下改良的面部不对称分类。

1. 假性不对称。
2. 发育性面部不对称。
3. 单侧发育过度的面部不对称。
4. 单侧发育不足（或退行性变）的面部不对称。
5. 颅面不对称。

（一）假性不对称（图 13-2）

尽管面部假性不对称表现出下颌骨位置的不对称，但它并不是真正的面部不对称。咬合干扰、习惯性姿势、髁突脱位或肌张力异常都有可能造成假性面部不对称。它们都会引起髁突在关节窝内比正中关系位（centric relation，CR）前徙，从而表现出假性的面部不对称。通过将髁突位置恢复至正中关系位，面部的不对称则可以纠正。相反，真正的面部不对称是当髁突位于其原始的正中关系位时仍然存在的面部不对称。因此，在这种情况下，即使将

髁突恢复至正常的后上位，面部不对称也不会得到纠正（图 13-2，图 13-3）。

（二）发育性面部不对称（图 13-4）

发育性面部不对称是指非病理性、非综合征性的面部不对称。遗传因素、宫内发育异常或自然生长差异都可能导致发育性面部不对称。发育性面部不对称通常在出生时就存在，但往往直到后来才能发现。若要归类为发育性面部不对称，颞下颌关节应无相关的病变或症状。双侧髁突在大小和形状上应大致相同，并且大多数患者在生长过程中的髁突比例是相似的。

（三）单侧发育过度的面部不对称（图 13-5，图 13-6）

半侧颌骨肥大是单侧发育过度的面部不对称的一个典型例子。患侧下颌升支、体部到正中联合旁及髁突都增大，而对侧下颌骨表现正常。单侧髁突肥大也是发育过度面部不对称的一个很好的例子。

（四）单侧发育不足的面部不对称（图 13-7，图 13-8）

发育不足的面部不对称病因多种多样，这种类型的不对称可分为先天性面部不对称、获得性面部不对称、青少年髁突吸收及结缔组织疾病导致的不对称。

1. 假性不对称
2. 发育性面部不对称
3. 单侧发育过度的面部不对称
4. 单侧发育不足（或退行性变）
   的面部不对称

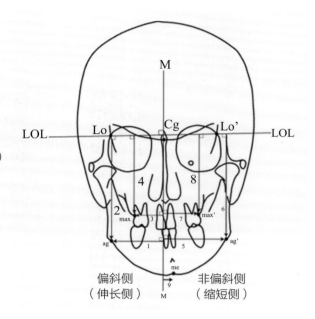

偏斜侧　　　　　　非偏斜侧
（伸长侧）　　　　（缩短侧）

▲ 图 13-1　Turvey 面部不对称分类

假性不对称
• 不是真的不对称
• 下颌骨位姿不对称
• 咬合干扰、习惯性姿势、髁突脱位或肌
  张力异常
→ 髁突在关节窝内相对于正中关系位而
  言向前移位
→ Ⅲ类患者关节复位至正中关系位
• 不对称：可以纠正

真性不对称
• 髁突在关节窝内正中关系位
→ 髁突复位至正常的后上位
• 不对称：不会得到纠正

▲ 图 13-2　假性不对称
尽管假性面部不对称表现出下颌骨的位置不对称，但它并不是真正的面部不对称。咬合干扰、习惯性姿势、髁突脱位或肌张力异常都有可能造成假性面部不对称

先天性单侧发育不足面部不对称的病因包括单侧唇腭裂、半侧颜面发育不全和 Treacher Collins 综合征。获得性发育不足面部不对称可能由创伤、感染或关节强直引起。单侧发生的特发性髁突吸收（idiopathic condyle resorption，ICR）也可导致发育不足的面部不对称。

（五）颅面不对称（图 13-9）

在教科书或文献中通常并没有将颅面不对称描述为面部不对称的一类。然而，笔者强烈建议将它作为其中一个单独的分类，因为颅面不对称与其他类型的面部不对称相比，具有相当独有的特征，并且治疗起来是最具挑战的。有些患者可能会表现为面部扭曲。

颅面不对称的病因是颅骨的前后成角，主要与单侧颅骨冠状缝早闭有关。大多数诊断为单侧冠状缝早闭的患者，其面部不对称可伴有双侧眼眶高度不对称。当外科医生在临床遇到这种类型的患者时，需要根据眼眶的斜度来决定是需要矫正眼眶还是矫正上下颌骨复合体。虽然这类患者的单侧斜头畸形经过治疗后，往往其眼眶垂直向畸形的程度较轻，但大多数患者这样的表现都较明显。

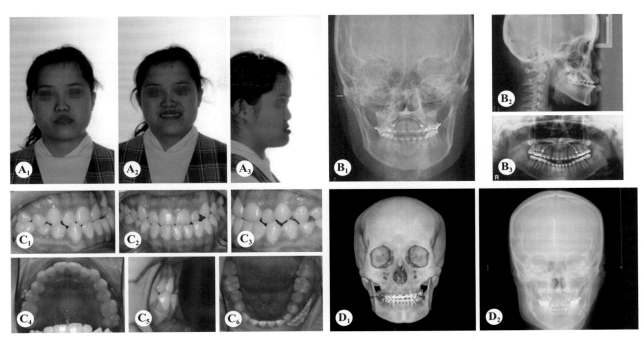

▲ 图 13-3 假性不对称患者

其髁突相对于关节窝正中关系位发生了错位

- 非病理性、非综合征性的面部不对称

- 遗传学、宫内发育异常或自然生长差异

- 通常在出生时就存在，但往往直到后来才能发现

- 颞下颌关节应无相关的病变或症状

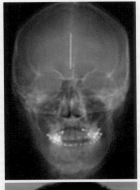
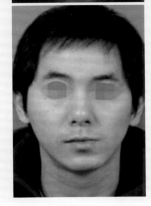

- 双侧髁突在大小和形状上应大致相等

- 颞下颌关节应无相关的病变

- 在生长过程中的髁突比例是相似的

▲ 图 13-4 发育性面部不对称

发育性面部不对称是指非病理性、非综合征性的面部不对称

- 造成严重面部不对称
- 一种病理状态
- 髁头和髁颈：变长

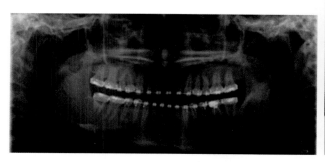
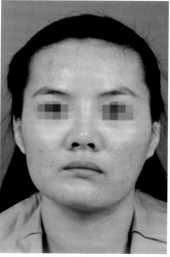

▲ 图 13-5　单侧发育过度的面部不对称

半侧颌骨肥大是单侧发育过度的面部不对称的一个典型例子

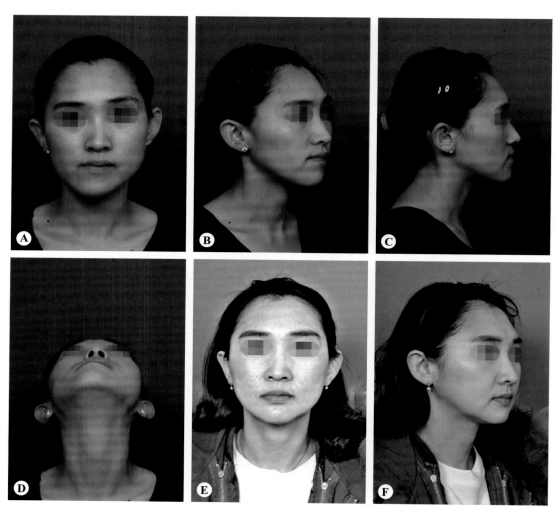

▲ 图 13-6　正颌外科治疗半侧颌骨肥大

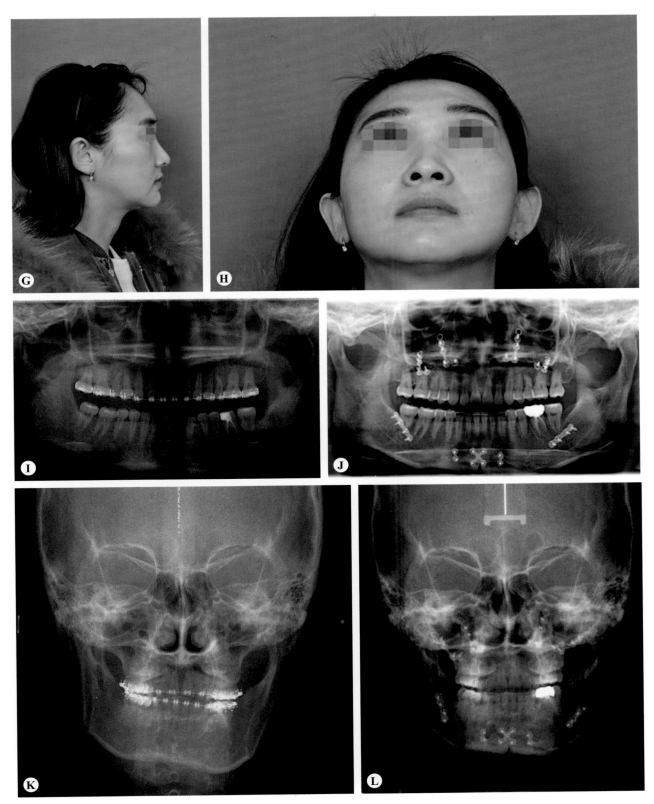

▲ 图 13-6（续） 正颌外科治疗半侧颌骨肥大

- 获得性：创伤、感染或关节强直

- 先天畸形：单侧唇腭裂、半侧颜面发育不全、Treacher Collins 综合征

- 青少年髁突吸收

- 颞下颌关节炎

- 结缔组织疾病

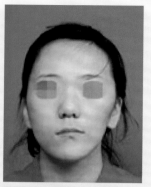
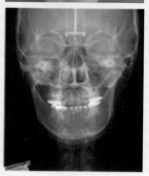

▲ 图 13-7　发育不足的面部不对称

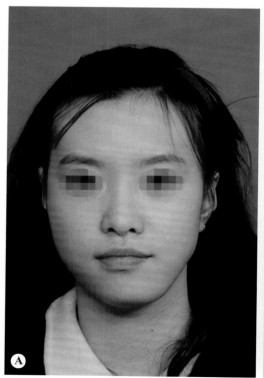
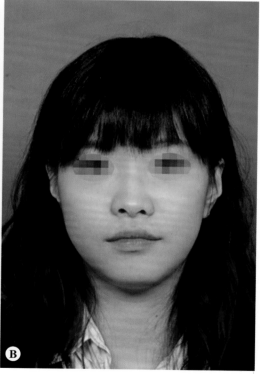

▲ 图 13-8　手术优先正颌外科通过偏航角和俯仰角旋转上下颌骨复合体治疗单侧发育不足的面部不对称

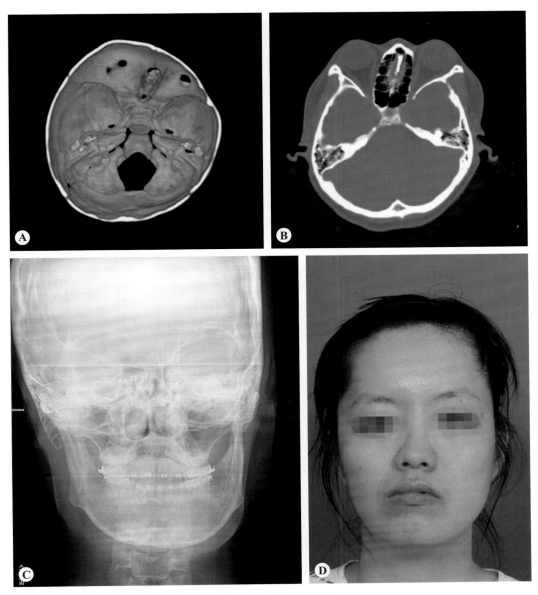

▲ 图 13-9 颅面不对称

颅面不对称与颅底前后成角有关，并伴有颅骨畸形。许多患者往往伴有眼眶不对称

二、面部不对称的新分类及其手术优先模式的治疗

从外科手术的角度来看，面部不对称的分类可以不同于上述的分类（图 13-10 和图 13-11），可分为以下两种。

1. 垂直向面部不对称。

2. 水平向面部不对称。

虽然面部的不对称是同时涉及面骨垂直向和水平向结构的，但是大多数患者可以分为以上这两大类。如果患者表现为严重的垂直向面骨不对称，则可将其归为垂直向面部不对称。与水平向面部不对称相比，垂直向面部不对称患者更适合采用手术优先模式 SFA，因为大多数这类患者往往有相对正常的咬合关系。通过纠正咬合面的偏斜这一主要问题，可以矫正患者面部的不对称畸形（图 13-12，图 13-13）。

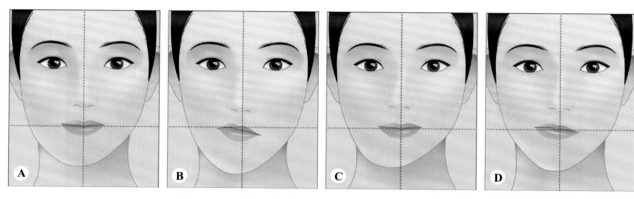

▲ 图 13-10　基于面部主要不对称结构的面部不对称新分类

面部不对称同时涉及面骨垂直向和水平向结构，故大多数患者可以分为这两大类。A. 可接受的不对称；B. 垂直向面部不对称；C. 水平向面部不对称；D. 垂直向和水平向面部不对称

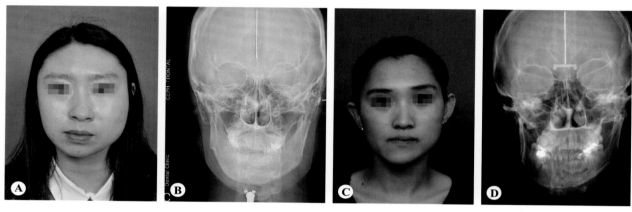

▲ 图 13-11　根据手术优先模式进行的新面部不对称分类

由于面部的不对称同时涉及面骨垂直向和水平向结构，因此大多数患者可以分为这两大类。A. 垂直和水平向不对称之间的比例是决定因素；B. 垂直向面部不对称患者更适合手术优先，因为大多数患者往往有相对正常的咬合，通过纠正咬合偏斜这一主要问题，就可以实现面部对称性的治疗；C 和 D. 水平向面部不对称往往与下巴偏斜有关，而咬合面偏斜程度相对较轻

水平向面部不对称往往与颏部偏斜有关，而咬合面偏斜程度相对较轻。许多病例往往由于牙列代偿导致双侧磨牙关系不同。即使外科医生可以通过骨块的旋转和平移来解决水平向骨性不协调，但咬合关系的矫正在某些情况下是很困难的。

根据我们的经验，超过一半的患者可采用 SFA——无须术前正畸治疗。一般来说，垂直向面部不对称是 SFA 的最佳适应证。虽然采用 SFA 水平向面部不对称比较具有挑战，但通过充分拼对牙齿模型，进行预测模拟，谨慎地采用 SFA 也是可行的。

三、面部不对称患者手术优先模式的适应证和禁忌证

（一）适应证

1. 垂直向面部不对称。
2. 轻、中度的横向代偿。
3. 双侧后牙区段同方向锁𬌗。

（二）禁忌证

1. 过度的横向代偿。
2. 单侧后牙区段反𬌗而对侧后牙区段咬合关系正常。

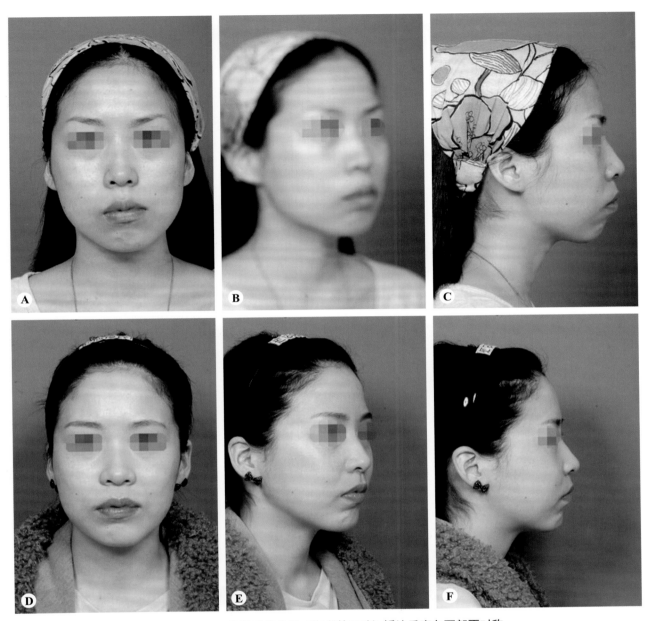

▲ 图 13-12 传统正颌外科（有术前正畸）矫治垂直向面部不对称

3. 水平向面部不对称。

术前正畸治疗的目的是通过移动牙齿使其达到相对于基骨的正确位置。术前去代偿过程包括协调牙弓形态，解除牙齿拥挤，恢复牙齿正常的倾斜角度 [3, 4]。然而我们认为，由于咀嚼功能、肌肉力量及牙列代偿的方向与去代偿的方向相反，术前正畸可能无法实现完全的去代偿。此外，在亚洲人群中常见的骨性Ⅲ类错𬌗畸形中，咬合面在术前正畸治疗中容易变得比治疗前更平。这就是在术前正畸基础上通常还需要进行术后正畸的原因。因此，既然术前正畸不可能完全去代偿，我们自 2007 年开始实施无术前正畸的正颌手术治疗。

这种治疗模式的优点如下：①术后正畸治疗牙齿移动的方向与正颌手术后自发性牙列代偿和肌肉力量的自然方向一致，从而减少了去代偿的时间；②避免了术前正畸治疗中不可避免的面容恶化；③近来，尽管有一些争议，但牙齿加速移动现象（rapid accelerated phenomenon，RAP）的

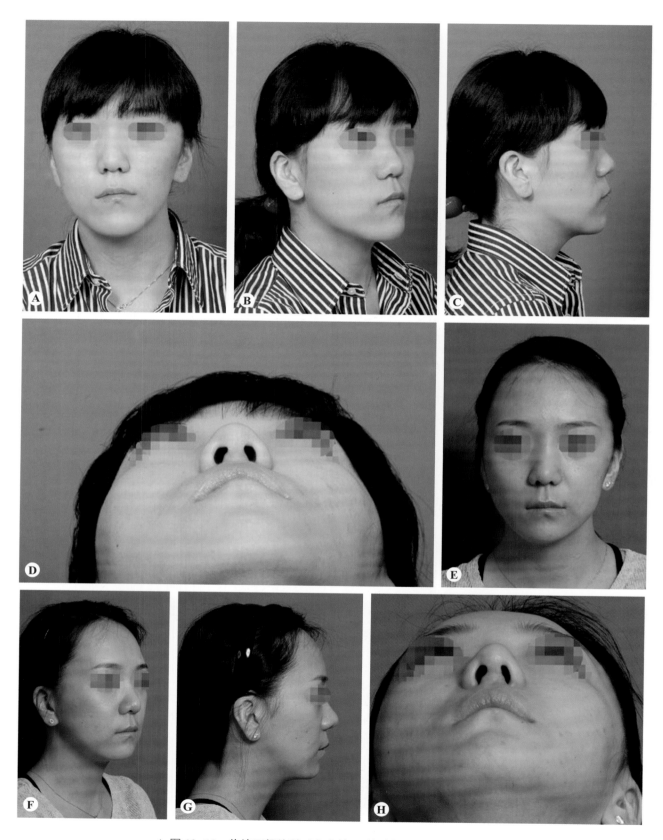

▲ 图 13-13　传统正颌外科（有术前正畸）矫治垂直向面部不对称

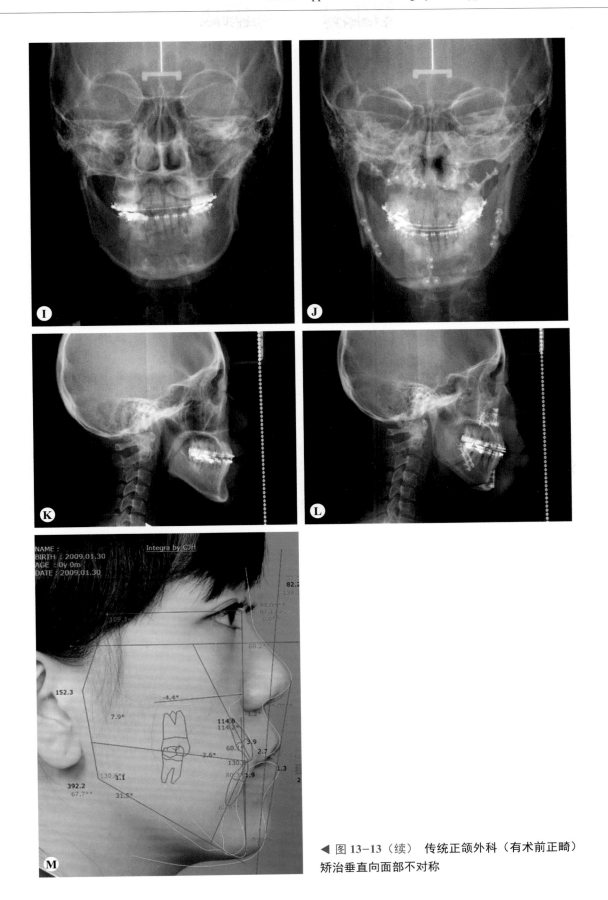

◀ 图 13-13（续）　传统正颌外科（有术前正畸）
矫治垂直向面部不对称

概念在正畸及正颌领域已开始应用。根据 RAP 的概念，如果在正畸治疗前进行正颌手术，术后正畸治疗可以加快，恢复时间可以比传统模式更短。

此外，随着在技工室进行术前正畸模拟技术的进步，我们选择省略术前正畸。虽然我们认为这是一种理想的模式，但也对它的稳定性有所担心，因此，我们使用新型的术前模拟方法对牙颌面畸形患者测试了这种无术前正畸的 SFA——利用牙齿模型进行术前模拟。通过模拟无术前正畸的正颌手术后的牙齿模型咬合关系，可以预测并避免术后可能出现的咬合关系的不稳定。没有进行术前咬合模拟的 SFA 可能导致许多并发症，包括术后咬合不稳定和骨骼变形。这种模式不需要改变传统的治疗牙颌面畸形的正颌外科手术程序，只需要术前粘结矫治器。然而，还需要在技工室精细和准确地研究模型，从而避免术后可能出现的咬合不稳定。此外，我们通过模拟过程可以判断一个病例是否适合 SFA。

统计分析显示，SFA 与传统模式治疗的患者的颌骨均表现出相似的变化模式。这意味着随着时间的推移，采用 SFA 患者的颌骨变化将与传统模式相似。此外，两组术后颌骨位置均能保持稳定。

相比之下，两组间的大多数牙性相关指标随着时间推移逐渐趋于一致。而且，我们的研究表明，手术优先组比传统模式组牙齿移动得更多。这也是前面讨论过的加速现象的间接证据。虽然两组术前颌骨和牙齿的位置不同，但都可以获得相似的最终术后结果。这表明，SFA 后正畸治疗的收益可以比肩于传统的正畸优先模式的术后正畸的收益。

许多正畸医生和正颌外科医生可能担心没有术前正畸治疗的正颌手术后颌骨不稳定。潜在的问题可能是𬌗干扰、缺乏咬合接触和长期稳定性欠佳。首先，关于𬌗干扰，可以通过周密的术前模型研究来克服这个问题；其次，可以通过仔细地对牙齿模型和术后正畸治疗的模拟来解决缺乏咬合接触的问题；最后，术后的正畸治疗也可以控制稳定性。我们的结果显示，如果进行恰当的术前正畸模拟和术后正畸治疗，是可以保持长期的颌骨稳定的。

对传统治疗模式的挑战总是艰巨的。手术优先正颌模式可能会将传统的正颌模式带进一个新时代，如果大家能够通力合作来完善和进一步发展这种治疗模式，也可能最终推动对此类畸形的常规治疗模式的转变。

四、面部不对称患者术后的稳定性

迄今为止，对于面部不对称患者，根据我们的经验，手术优先正颌后的颌骨稳定性与接受传统治疗模式患者的情形相似[5]。一个更具挑战性的问题是术后牙列代偿的相对困难。正畸医生和外科医生应同时处理垂直向和横向的位置关系以及牙齿前后向代偿问题。然而，在某些情况下进行预测可能更加困难。我们认为，在大多数情况下，保持颌骨的稳定性和解决余留的牙性问题并不构成主要难题（图 13-14 至图 13-19）。

一般来说，面部不对称是手术优先的一个相对较好的适应证。尽管有轻微的术后畸形复发，大多数面部不对称患者手术优先正颌后可以获得类似于传统的正颌模式的颌骨稳定性。

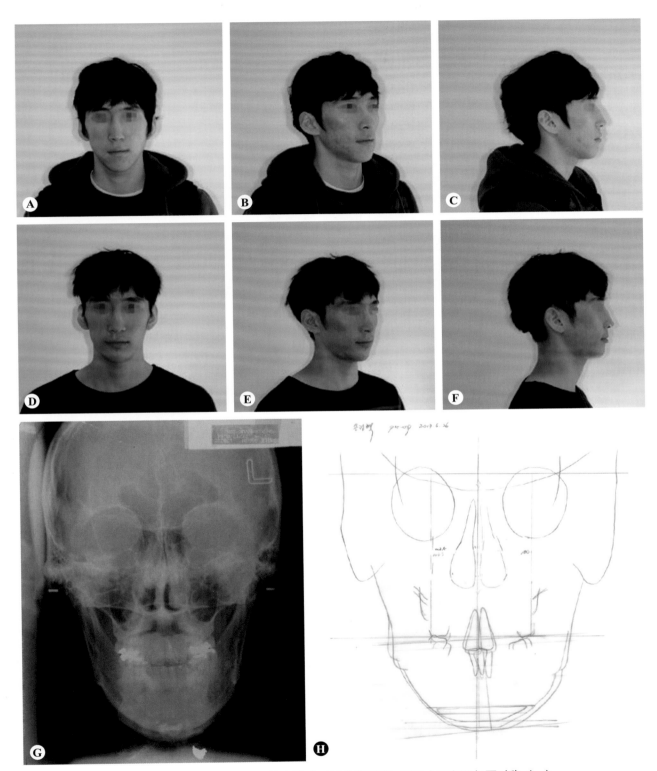

▲ 图 13-14　正颌外科手术优先模式（无术前正畸）矫治水平向面部不对称（一）

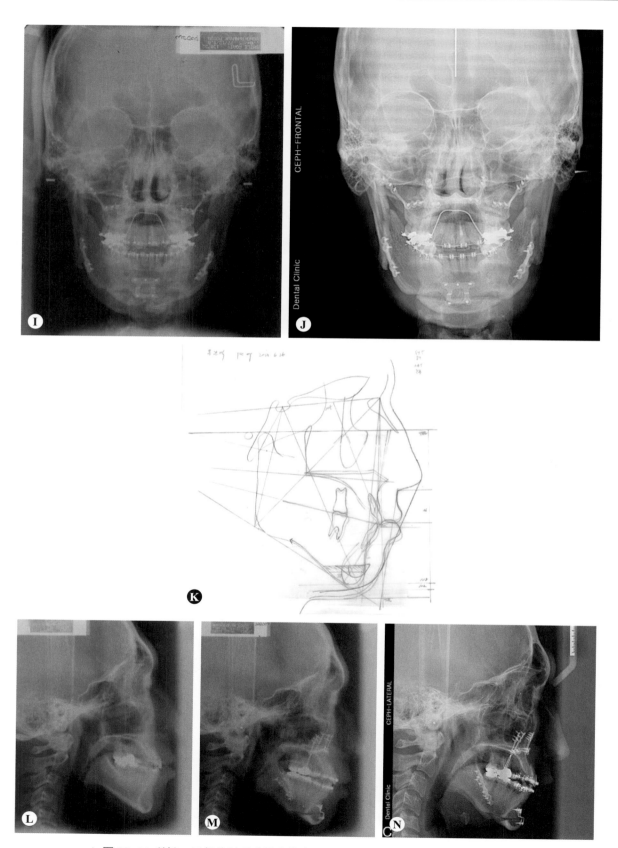

▲ 图 13-14（续） 正颌外科手术优先模式（无术前正畸）矫治水平向面部不对称（一）

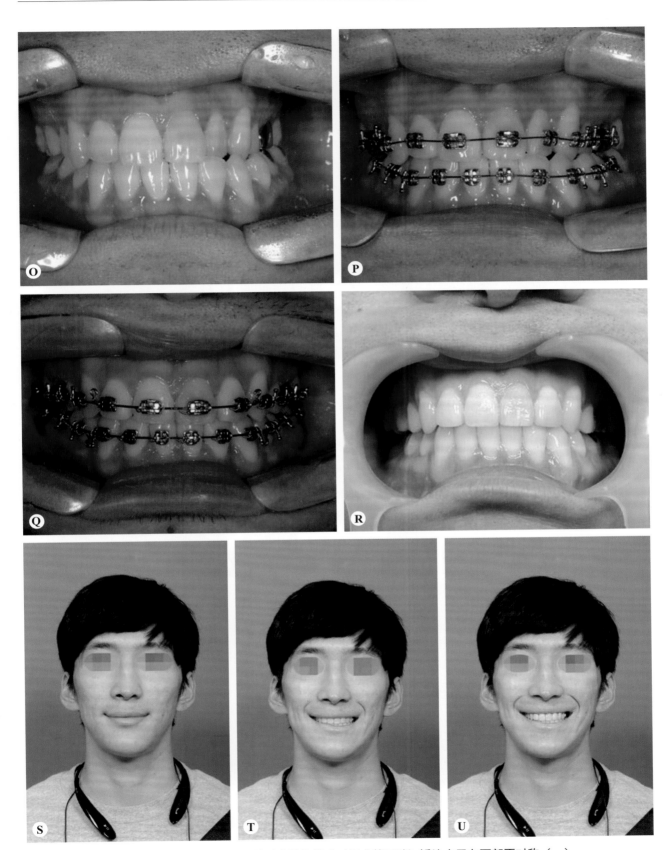

▲ 图 13-14（续） 正颌外科手术优先模式（无术前正畸）矫治水平向面部不对称（一）

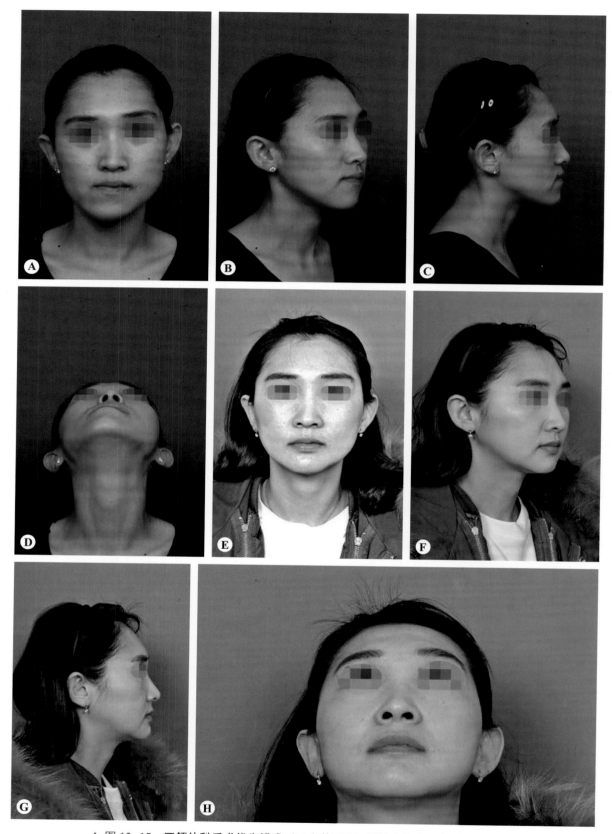

▲ 图 13-15　正颌外科手术优先模式（无术前正畸）矫治水平向面部不对称（二）

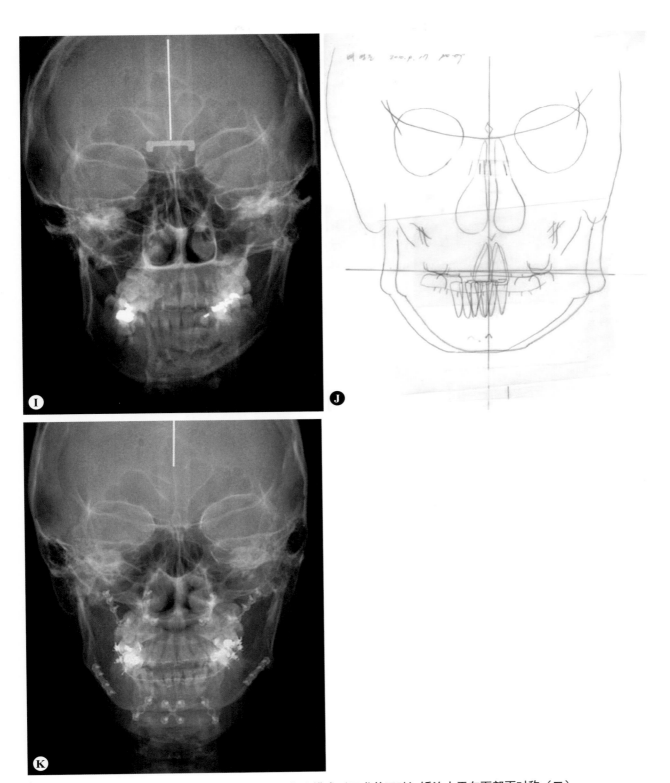

▲ 图 13-15（续） 正颌外科手术优先模式（无术前正畸）矫治水平向面部不对称（二）

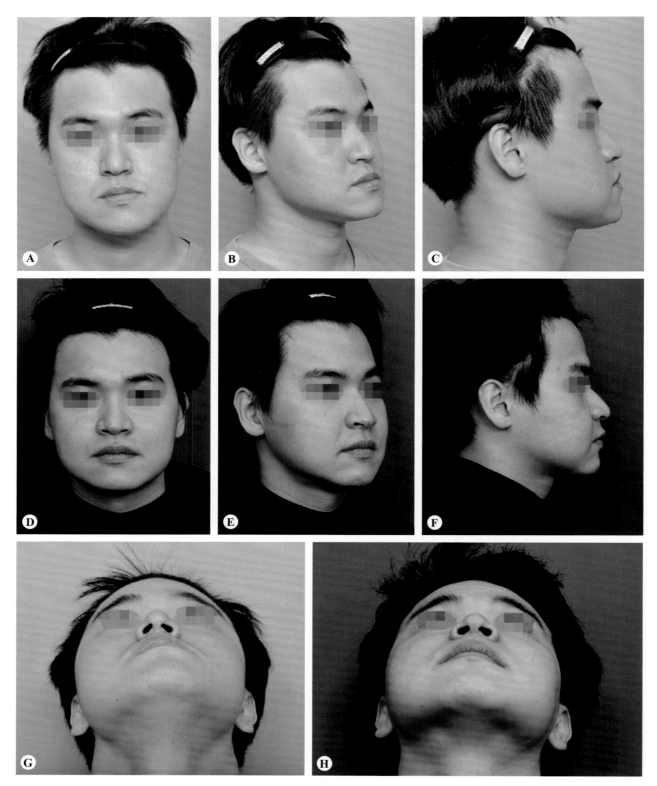

▲ 图 13-16　正颌外科手术优先模式（无术前正畸）矫治垂直向面部不对称（一）

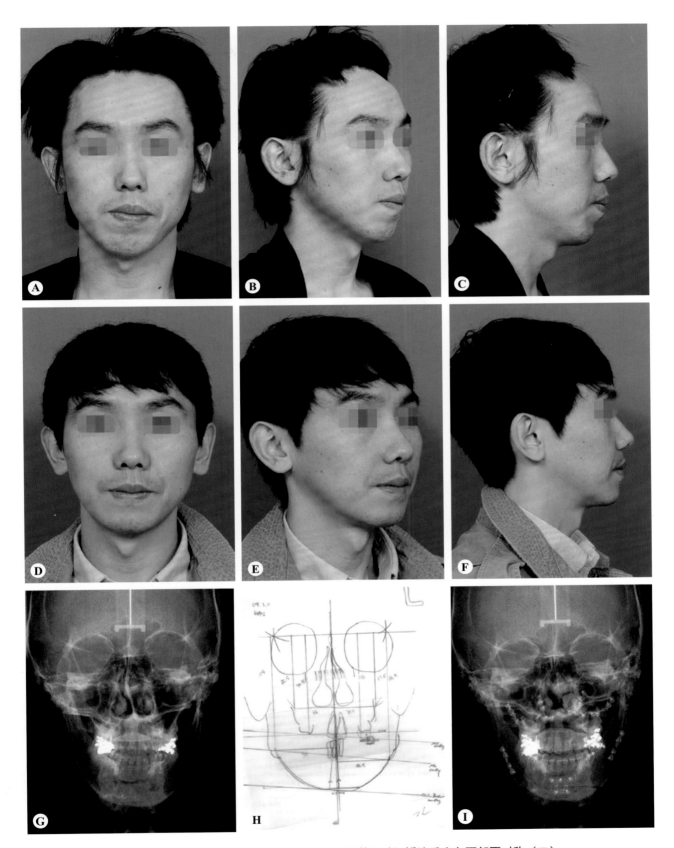

▲ 图 13-17 正颌外科手术优先模式（无术前正畸）矫治垂直向面部不对称（二）

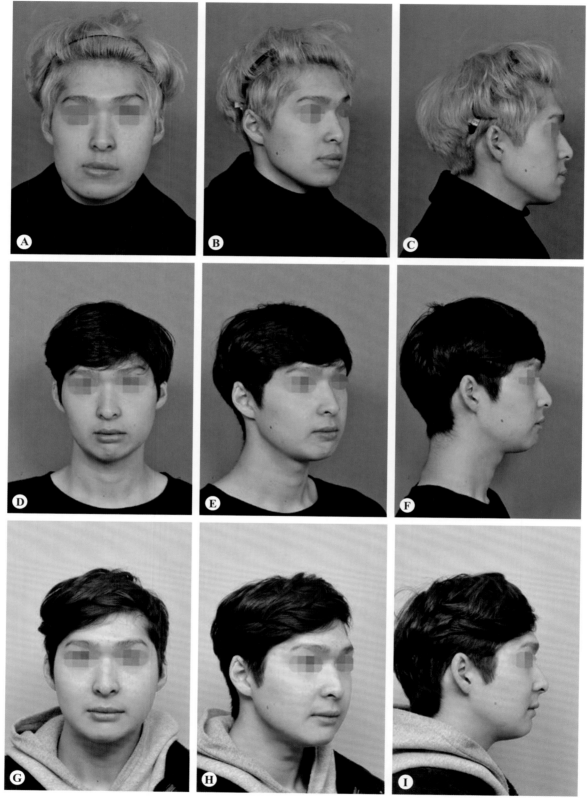

▲ 图 13-18　正颌外科手术优先模式矫治垂直向面部不对称（三）
上颌后部抬高的旋转结合冠状面旋转是改善患者侧貌和面型的有效手段

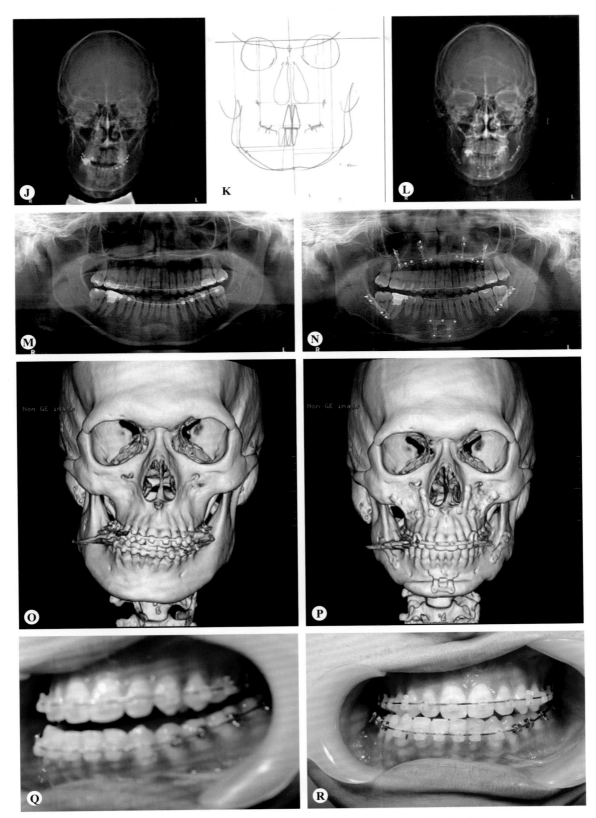

▲ 图 13-18（续） 正颌外科手术优先模式矫治垂直向面部不对称（三）
上颌后部抬高的旋转结合冠状面旋转是改善患者侧貌和面型的有效手段

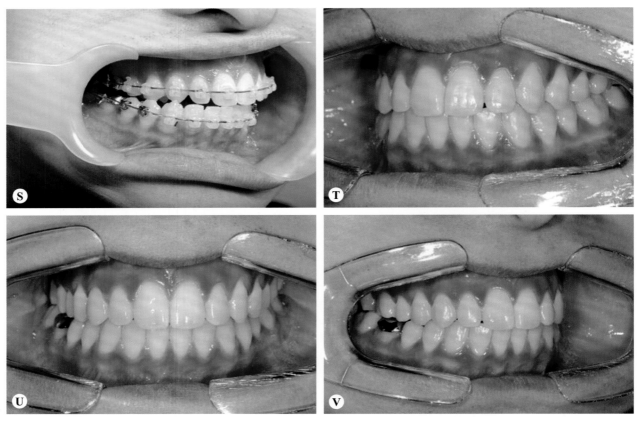

▲ 图 13-18（续）　正颌外科手术优先模式矫治垂直向面部不对称（三）

上颌后部抬高的旋转结合冠状面旋转是改善患者侧貌和面型的有效手段

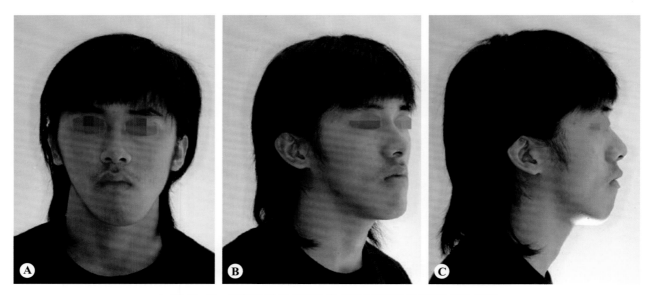

▲ 图 13-19　正颌外科手术优先模式矫治垂直向面部不对称（四）

尽管上颌牙列重度拥挤，手术优先模式在治疗该病例时也是非常有效的。手术优先模式是一个强有力的工具，尤其是对于面部不对称，有望成为其常规的治疗模式

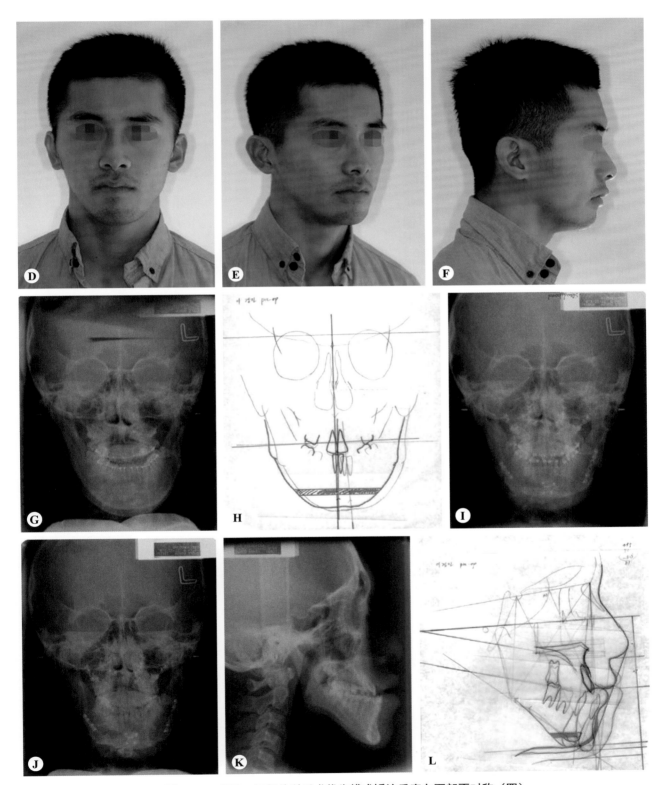

▲ 图 13-19（续）　正颌外科手术优先模式矫治垂直向面部不对称（四）

尽管上颌牙列重度拥挤，手术优先模式在治疗该病例时也是非常有效的。手术优先模式是一个强有力的工具，尤其是对于面部不对称，有望成为其常规的治疗模式

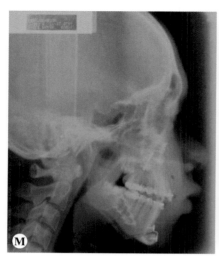
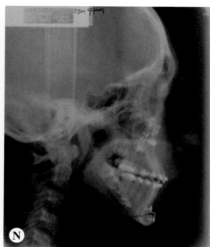
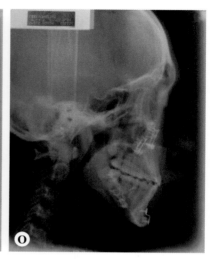

手术

上颌

- ANS（前鼻棘点）：上抬 2mm
- 左侧：第一磨牙上抬 2.5mm
  PNS（后鼻棘点）上抬 5.0mm
- 右侧：第一磨牙上抬 3.5mm
  PNS（后鼻棘点）上抬 5.0mm
- 切端位置：水平方向后退 2mm，垂直方向上抬 2mm
- 旋转中心：A 点
- 整体侧移：无
- 轴向旋转：无

下颌

- 左侧：SSRO 后退 12mm
- 右侧：SSRO 后退 17mm
- 颏点：后退 16mm
- 颏成形术：缩短 5mm，前徙 4mm

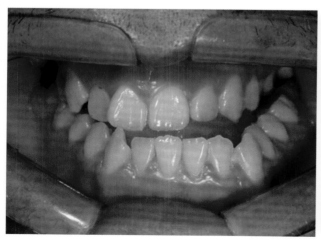
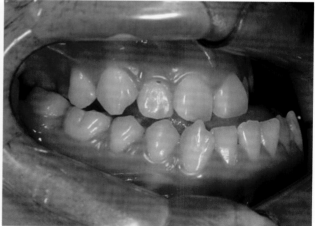

▲ 图 13-19（续） 正颌外科手术优先模式矫治垂直向面部不对称（四）

尽管上颌牙列重度拥挤，手术优先模式在治疗该病例时也是非常有效的。手术优先模式是一个强有力的工具，有望成为面部不对称的常规的治疗模式。SSRO.下颌升支矢状劈开截骨术

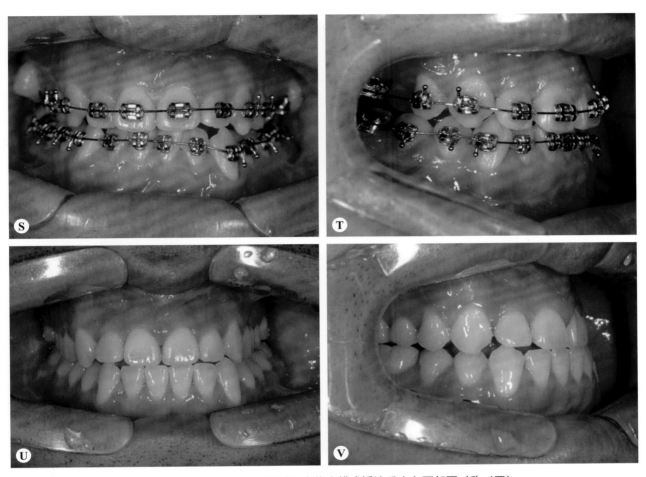

▲ 图 13-19（续）　正颌外科手术优先模式矫治垂直向面部不对称（四）

尽管上颌牙列重度拥挤，手术优先模式在治疗该病例时也是非常有效的。手术优先模式是一个强有力的工具，有望成为面部不对称的常规治疗模式

（田凯月　译）

参考文献

[1] Proffit WR, Turvey TA, Phillips C. Orthognathic surgery: a hierarchy of stability. Int J Adult Orthodon Orthognath Surg. 1996;11(3):191-204.

[2] Turvey TA. Orthognathic surgery: a significant contribution to facial and dental esthetics. J Am Dent Assoc. 1988; 117(4):49E-55E.

[3] Cevidanes LH, Bailey LJ, Tucker SF, et al. Three-dimensional cone-beam computed tomography for assessment of mandibular changes after orthognathic surgery. Am J Orthod Dentofac

Orthop. 2007;131(1):44-50.

[4] Ellis E 3rd, Johnson DG, Hayward JR. Use of the orthognathic surgery simulating instrument in the presurgical evaluation of facial asymmetry. J Oral Maxillofac Surg. 1984;42(12):805-11.

[5] Jeon HJ, Lee JS, Lee JW, et al. Stability of lingual plate osteotomy in orthognathic surgery for patients with severe facial asymmetry: a retrospective analysis with 1-year follow-up. J Craniomaxillofac Surg. 2020;48(2):156-61.

第14章 手术优先模式的长期随访

Long-term Follow-up Following the Surgery-First Approach

许多外科医生和正畸医生非常关心手术优先模式（SFA）的长期效果，尤其是长期稳定性。前面的章节中已解释和描述了 SFA 相关的稳定性问题，本章将着重介绍包括面部美学和咬合关系在内的长期手术效果。目前已有多名外科医师提出了各种保持颌骨稳定并减少复发的方法 [1, 2, 5-7]。

自 2001 年首次提出了"功能性正颌手术"以来，我们引入了手术优先的正颌手术概念并积极用于临床。我们理解外科医生对这种治疗方法存在许多顾虑，但最近也有许多外科医生发表了有关 SFA 的相关文章，虽然不同的医生在治疗理念和方法上存在很大差异。

我们应用 SFA 进行治疗并不是简单地省略了术前正畸治疗，相反，SFA 优先考虑的即为功能，并通过在牙科模型上模拟术前正畸治疗（图 14-1），并根据此模拟分析的结果，确定是否应该采用 SFA 治疗。在最近发表的文章中，很少有关 SFA 长期稳定性结果的大样本研究。我们基于头影测量分析了我们 SFA 患者的数据，对传统方法和 SFA 的长期稳定性进行了比较（图 14-2，图 14-3）。

一、正畸优先和手术优先模式的长期稳定性比较结果

SFA 组共有 104 名骨性Ⅲ类牙颌面畸形患者（其中女性 66 人），传统组入组 51 名类似患者（其中

女性 35 人）。两组患者均为亚裔，平均年龄分别为 23.3 岁（SFA 组）和 23.1 岁（传统组）。随访时间为 17.3～121.2 个月（平均 74.0 个月）。在这项研究中，所有 155 名牙颌面畸形患者均取得了满意的治疗结果，且未出现需额外手术来解决错𬌗的情况。无严重感染、错𬌗、固定失败等严重并发症。2 名患者出现轻度伤口感染，并在使用抗生素治疗 10 天后痊愈。表 14-1 中显示了头影测量标志点。总体而言，SFA 组的术后颌骨稳定性在前后方向上与传统组无明显差异。首先，我们评估两组患者术前的头影测量结果，并证实在矢状向测量指标中，除 SNB 角、垂直参考平面（VRP）到 B 点的距离和 VRP 到 ANS 及 A 点的距离存在显著性差异外，其余指标均无显著性差异。这些测量数据的差异显示 SFA 组比传统组存在更严重的骨性Ⅲ类牙颌面畸形 [1-4]。

关于上颌骨前后向稳定性，在 T1 和 T2 时间点，传统组的 A 点至经鼻根点垂直线的距离分别为 1.48mm 和 2.51mm，SFA 组分别为 0.29mm 和 0.73mm。在 T1 和 T2 时间点，SNA 角在传统组中分别为 79.51° 和 78.31°，在 SFA 组中分别为 79.9° 和 79.8°。在传统组中，在 T1 和 T2 时间点，ANS 到 VRF 的角度及 A 点到 VRF 的角度分别为 67.5° 和 65.4°，以及 62.1° 和 60.0°；SFA 组的相应值为 70.1° 和 68.9°，65.0° 和 64.3。在 T1 和 T2 时，传统组的 VRF 与 PNS 角度分别为 18.51° 和 17.56°，SFA 组分别为 19.7° 和 19.66°。以上数据在统计学上组间均无显著性差异（表 14-2）[3-4]。

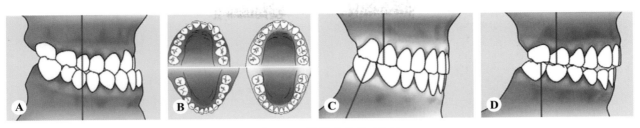

▲ 图 14-1　模拟术前正畸治疗

A. 模型；B. 在此步骤之前，顺应骨骼差异的原始牙列模拟术前正畸治疗重新摆列到它们的预测位置，这个过程是通过从模型中分离每颗牙齿来完成的；C. 此后进行与标准方法类似的实际正颌手术模型外科；D. 再使用原始的牙列模型替换重新牙齿排列过的牙列模型，并使用其进行中间及终末殆板的制作

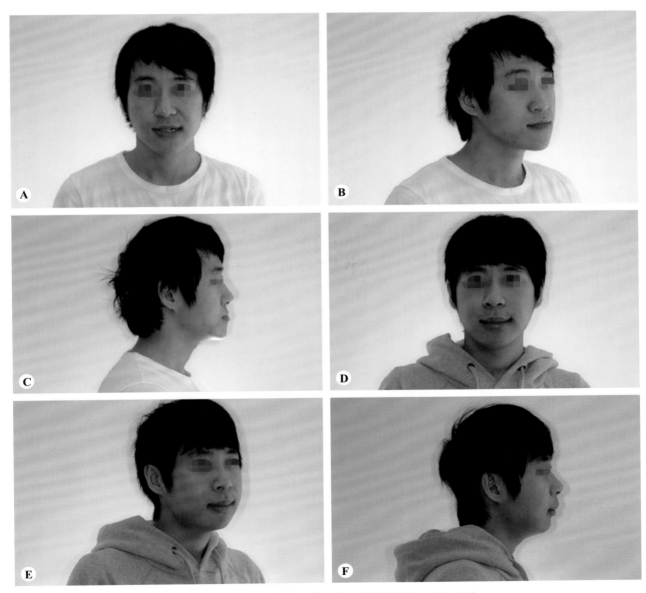

▲ 图 14-2　**25 岁男性，骨性 Ⅲ 类患者接受手术优先治疗**

A 至 C. 术前正面、侧面及斜 45° 面相；D 至 F. 术后正面、侧面及斜 45° 面相

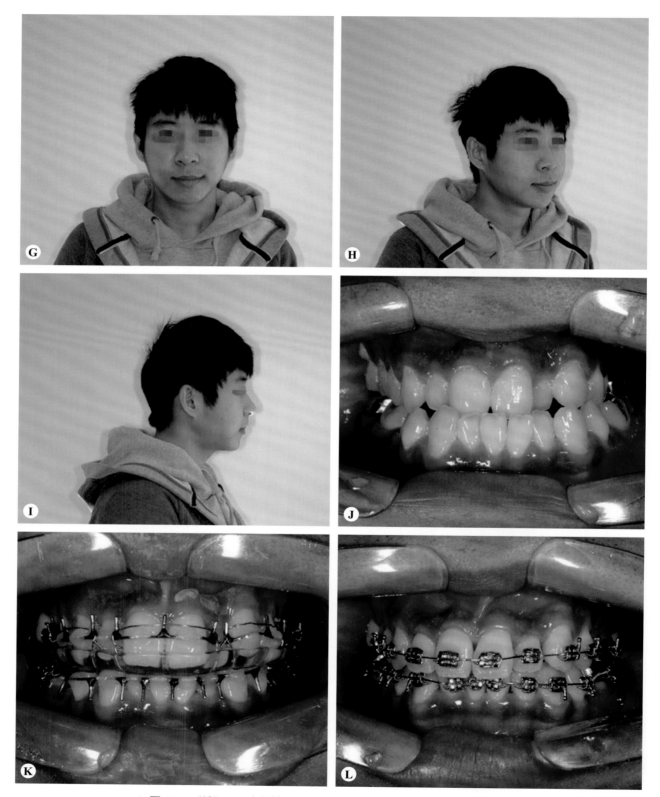

▲ 图 14-2（续） **25 岁男性，骨性 Ⅲ 类牙颌面畸形患者接受手术优先治疗**

G 至 I. 术后 4 年正面、侧面及斜 45° 面相；J. 术前咬合相；K. 术后即刻咬合相；L 至 P. 术后及术后正畸过程中咬合相

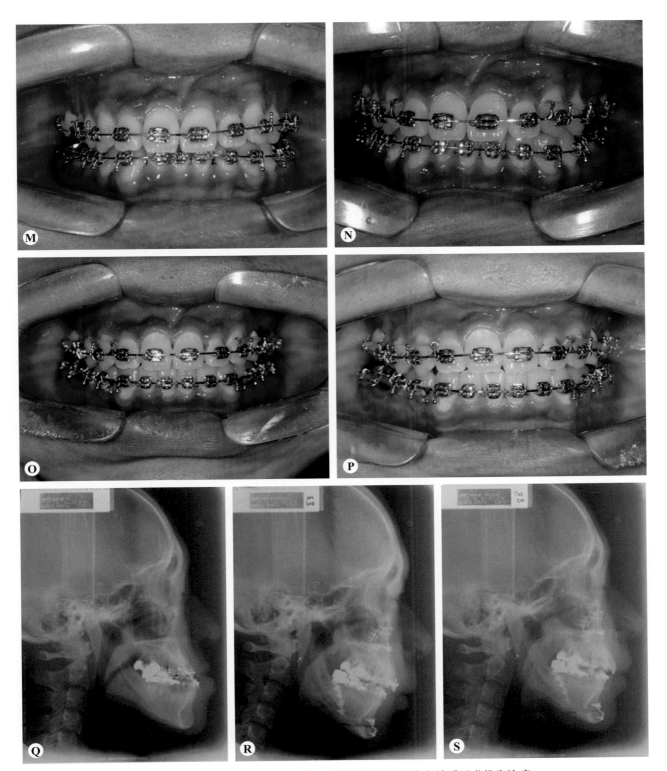

▲ 图 14-2（续） **25 岁男性，骨性 Ⅲ 类牙颌面畸形患者接受手术优先治疗**
Q. 术前头颅侧位片；R. 术后即刻头颅侧位片；S. 术后 7 年头颅侧位片头影测量图像（译者注：原著有误，已修改）

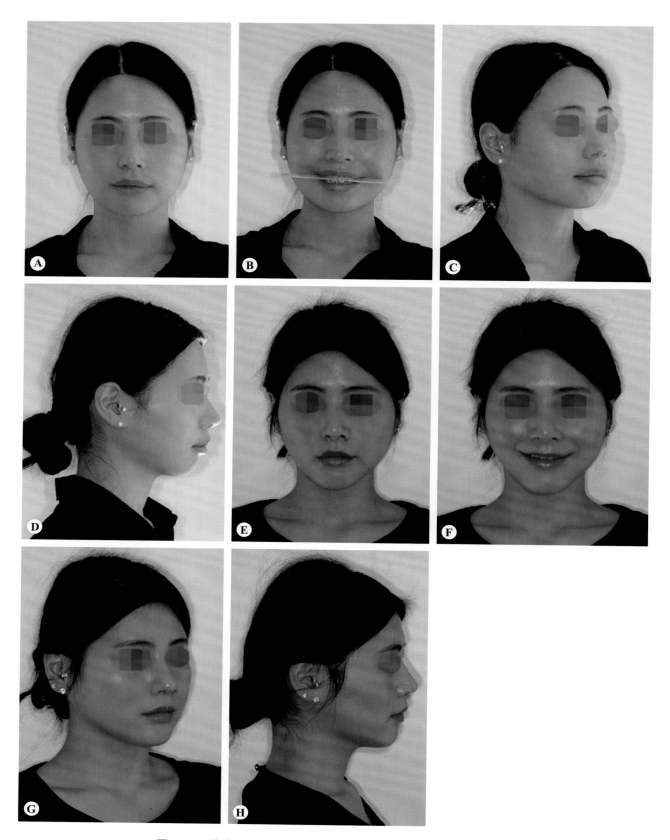

▲ 图 14-3　传统正畸正颌联合治疗骨性 Ⅲ 类牙颌面畸形患者的长期随访

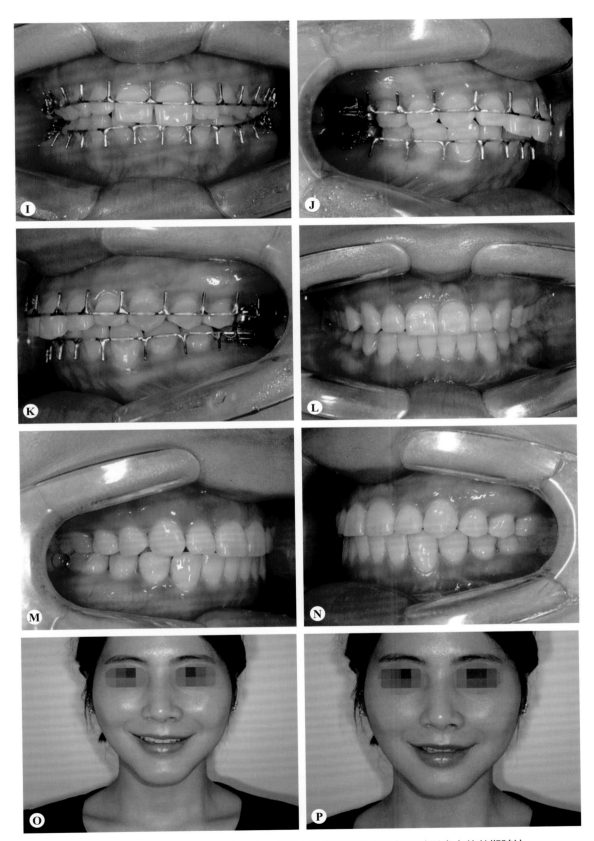

▲ 图 14-3（续）　传统正畸正颌联合治疗骨性Ⅲ类牙颌面畸形患者的长期随访

表 14-1 术前（T0）手术优先患者及正畸优先患者头影测量指标的差异

	正畸优先（*n*=51）		手术优先（*n*=104）		*P* 值
	平均值	标准差	平均值	标准差	
水平向测量指标					
A 至 N 垂直平面	−2.46	5.79	−0.9	4.53	0.098 9
Pog 至 N 垂直平面	−3.72	10.13	1.28	9.2	0.002 6[*]
SNA	77.98	5.57	79.52	4.43	0.065 6
SNB	77.79	5.45	80.17	4.85	0.006 9[*]
ANB	0.2	4.45	−0.64	3.79	0.225 2
上下颌骨矢状不调指标	90.24	9.97	90.86	7.76	0.700 6
CF	154.86	9.86	152.27	9.16	0.112
Wits	−5.45	4.74	−6.6	4.6	0.152 5
骨性面突度	−0.98	10.35	−2.73	8.45	0.265 8
升支高度	52.51	7.12	52.72	6.22	0.852 7
下颌体部长度	76.26	6.26	79.74	7.53	0.005 2[*]
下颌体部及前颅底比值	1.15	0.09	1.17	0.1	0.191
FABA	87.68	9.7	90.67	8.09	0.045 8[*]
FH 至 OP	10.71	6.15	9.13	4.9	0.086 4
VRP 至 ANS	65.45	7.7	68.84	7.42	0.009 8[*]
VRP 至 PNS	17.09	4.78	18.5	4.15	0.061 7
VRP 至 A	60.37	8.12	63.89	7.38	0.008[*]
VRP 至 B	56.03	11.79	62.29	10.67	0.001 2[*]

A. 上齿槽座点；ANB. 鼻根点与上齿槽座点及下齿槽座点连线的角度；ANS. 前鼻棘点；APDI. 上下颌骨矢状不调指标；FABA. 眶耳平面与 AB 连线的交角；FH. 眶耳平面；N. 鼻根点；PNS. 后鼻棘点；Pog. 颏前点；SNA. 连接蝶鞍点、鼻根点及上齿槽座点形成的角度；SNB. 连接蝶鞍点、鼻根点及下齿槽座点形成的角度；VRP. 垂直参考平面

[*]. *P*＜0.05

关于下颌稳定性，传统治疗组 T1 和 T2 时刻的颏前点至鼻根点垂线的距离分别为 8.39mm 和 7.59mm，SFA 组分别为 5.05mm 和 2.62mm[3]。传统组 T1 和 T2 时刻 SNB 角分别为 75.98° 和 76.16°，SFA 组中分别为 76.85° 和 78.37°；B 点与 VRF 之间的角度在传统组分别为 52.5° 和 52.18°，SFA 组分别为 56.25° 和 59.04°。T1 和 T2 时刻的下颌体部长度在传统组分别为 74.67mm 和 74.52 mm，SFA 组分别为 76.32mm 和 77.29mm；传统组升支高度分别为 52.34mm 和 49.95mm，SFA 组分别为 52.4mm 和 49.86mm。T1 和 T2 时刻的体颅底比在传统组中分别为 1.12 和 1.13，在 SFA 组中分别为 1.11 和 1.133。

关于咬合面，T1、T2 时刻 Frankfort 水平线（FH）与 OP 的角度在传统组中分别为 13.56 和 14.05，在 SFA 组中分别为 11.97 和 10.97。根据头影测量分析的结果，SFA 与传统治疗方式保持了相似的前后骨骼稳定性。

关于上下颌骨相对位置关系，T1 和 T2 时刻的 ANB 角度在传统组分别为 3.53° 和 2.15°，SFA 组分别为 3.08° 和 1.47°。传统组 T1 和 T2 时刻前后不调指数（APDI）分别为 85.54 和 87.52，SFA 组分别为 85.31 和 88.65；传统组 Wits 评价值分别为 2.88 和 4.75，SFA 组分别为 3.58 和 5.08。T1 和 T2 时刻 AB 平面与 FH 平面的交角在传统组中分别为 80.13° 和 82.62°，在 SFA 组中分别为 82.49° 和 85.84°。复发率的计算公式为"复发率（%）=（T2-T1/T1-T0）×100"[4]。

两组患者以下骨骼标志点随时间点改变的变化规律相似：A 点到过 N 点垂线的距离、颏前点到过 N 点垂线的距离、SNA、SNB、ANB、APDI、组合因子、Wits、面部突度、下颌体部与前颅骨基底比、FH 与 AB、FH 与咬合面、VRP 与 ANS、VRP 与 PNS、VRP 与 A 点和 VRP 与 B 点距离值；下颌升支高度和下颌体部长度在两组中的变化则不一致（表 14–2）。大多数与骨骼水平方向相关的头影测量标志点随时间点的改变发生显著变化，表明手术造成了有效的骨骼水平向运动。与此同时，不同时间点头影测量骨骼标志在两组之间统计学差异无显著性，证明了 SFA 的可靠性（表 14–3）。与术前头影测量变量的组间一致性检验类似，除 Wits、升支高度、下颌体长度和体前颅底比值之外，各参数在两组之间没有显著差异。总体而言，组间头影测量分析的结果，证实了两组术后颌骨的矢状向稳定性（图 14–3）。

二、手术优先模式的长期稳定性分析

总体而言，尽管两组之间的头影测量标志点最初位置存在细微差异，但术后颌骨的矢状向稳定性均保持较好。两组术前如 VRP 与 B 点和 VRP 与 A 点之间的距离存在微小差异，但这些差异在统计学上并不显著。此外，分析结果显示两组之间水平向骨骼稳定性不存在显著性差异（图 14–4）。在临床上，我们没有观察到 SFA 和传统组之间在术后复发方面任何显著性差异。若 SFA 组患者复发率很高，我们也不会在临床过程中多次使用此方法，也没有出现手术优先的患者因为咬合不稳定而再次手术的案例。VRP 与 B 点之间距离的微小差异应与患者的咬合状态有关。传统治疗中，术后即刻由于牙齿干扰（也在 SFA 中出现），下颌骨往往会引起轻微程度的开𬌗，因为牙齿干扰已被术前正畸治疗去除。在我们的实践中，当正畸医生开始进行术后正畸治疗以消除牙齿干扰时，患者的下颌骨开𬌗得以解决。这并不是复发，而是预先计划好的过程。我们记录了开始术后正畸之前 T1 的头影测量数据，进而有了这一发现 [3, 4, 7–9]。

我们认为，术后正畸运动的方向与牙列自然代偿的方向一致。这一事实在减少整体治疗时间方面起着重要的作用。因为它克服了术后暂时性咬合不稳，所以 SFA 进行术后正畸治疗比牙齿移动与自然代偿方向相反的传统术前正畸治疗更有效。SFA 和传统治疗方法之间的术后颌骨长期稳定性没有差异，SFA 能够获得良好的术后颌骨稳定性（图 14–5 至图 14–7）[3, 4]。

表 14-2　比较正畸优先及手术优先患者术后复发率					
	正畸优先（*n*=38）		手术优先（*n*=74）		*P* 值
	平均值	IQR	平均值	IQR	
水平向测量指标					
A 至 N 垂直平面	1.47	3.45	0.6	3.56	0.691 2
Pog 至 N 垂直平面	0.82	2.4	0.58	1.78	0.647 1
SNA	1	5.45	1.02	3.29	0.870 6
SNB	0.16	5.74	0.69	1.57	0.387 9
ANB	1	1.82	0.84	1.39	0.625 2
上下颌骨矢状不调指标	0.51	3.14	0.77	1.76	0.664 8
CF	0.52	4.2	0.82	2.85	0.565 6
Wits	0.27	3.81	0.69	1.7	0.215 6
骨性面突度	0.8	2.32	0.88	1.35	0.943 7
升支高度	0.73	2.09	−0.37	3.76	0.002 7*
下颌体部长度	1.1	3.5	0.43	2.1	0.040 4*
下颌体部及前颅底比值	1.05	4.29	0.51	1.57	0.194 6
FABA	0.62	2.02	0.71	1.18	0.992 6
FH 至 OP	0.69	2.07	0.58	1.76	0.595
VRP 至 ANS	1.07	5.02	0.54	4.67	0.481 7
VRP 至 PNS	0.41	3.55	0.63	2.8	0.705 5
VRP 至 A	1.44	6.84	1.12	6.33	0.608 1
VRP 至 B	1.13	4.64	0.77	1.79	0.540 9

A. 上齿槽座点；ANB. 上齿槽座点、鼻根点及下齿槽座点连线的角度；ANS. 前鼻棘点；APDI. 上下颌骨矢状不调指标；FABA. 眶耳平面与 AB 连线的交角；FH. 眶耳平面；IQR. 四分位距；N. 鼻根点；PNS. 后鼻棘点；Pog. 颏前点；SNA. 连接蝶鞍点、鼻根点及上齿槽座点形成的角度；SNB. 连接蝶鞍点、鼻根点及下齿槽座点形成的角度；VRP. 垂直参考平面

*. *P* < 0.05

复发率的计算公式为：复发率（%）=（T2−T1）/（T1−T0）× 100

表 14-3 不同组别、间隔不同时间及双因素交互作用对于头影测量标志点术后位置改变的统计学差异			
	混合模型的 **P** 值		
	时　间	组　别	交互作用
水平向测量指标			
A 至 N 垂直平面	0.182 4	0.008 7	0.788 6
Pog 至 N 垂直平面	<0.000 1	0.000 3	0.641
SNA	0.086 5	0.031 5	0.29 3
SNB	<0.000 1	0.004 4	0.182 7
ANB	<0.000 1	0.111	0.864 6
上下颌骨矢状不调指标	<0.000 1	0.703 9	0.760 1
CF	<0.000 1	0.155 3	0.520 4
Wits	<0.000 1	0.217 2	0.51 6
骨性面突度	0.001 4	0.899 5	0.60 2
升支高度	0.001 2	0.951 9	0.901 7
下颌体部长度	0.000 4	0.012 2	0.374 2
下颌体部及前颅底比值	<0.000 1	0.672 7	0.254 7
FABA	<0.000 1	0.002 4	0.891 8
FH 至 OP	<0.000 1	0.003 6	0.297 5
VRP 至 ANS	0.959	0.000 8	0.859 5
VRP 至 PNS	0.147 4	0.002 4	0.549 7
VRP 至 A	0.98	0.000 1	0.651 2
VRP 至 B	0.009 6	<0.000 1	0.858 7

A. 上齿槽座点；ANB. 上齿槽座点、鼻根点及下齿槽座点连线的角度；ANS. 前鼻棘点；APDI. 上下颌骨矢状不调指标；FABA. 眶耳平面与 AB 连线的交角；FH. 眶耳平面；N. 鼻根点；PNS. 后鼻棘点；Pog. 颏前点；SNA. 连接蝶鞍点、鼻根点及上齿槽座点形成的角度；SNB. 连接蝶鞍点、鼻根点及下齿槽座点形成的角度；VRP. 垂直参考平面

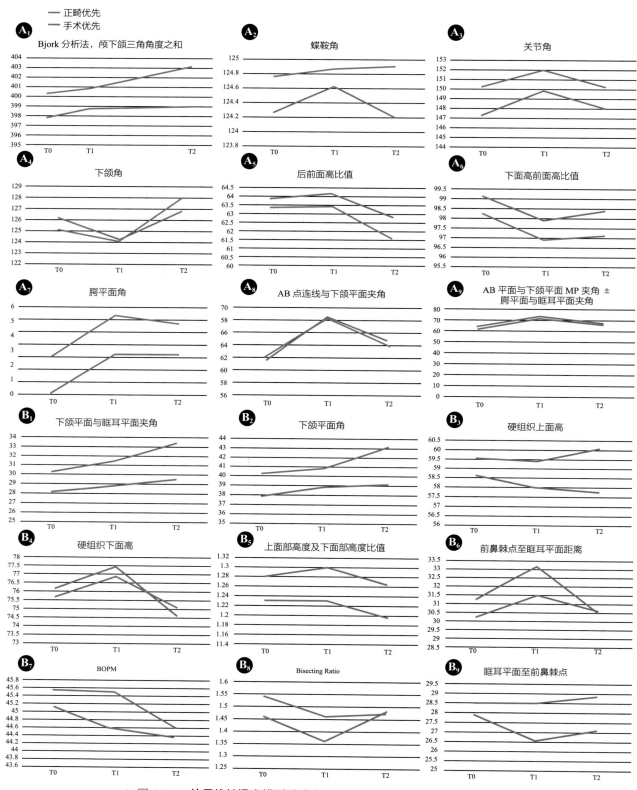

▲ 图 14-4　使用线性混合模型对选定的头影测量标志的变化进行统计分析

分析表明，治疗组之间的测量值显示出平行的变化模式，两组之间没有发现交互作用。图中的平行模式代表了每个组随着评估时间的相似、独立的变化。T0. 术前；T1. 术后即刻；T2. 术后 6 个月

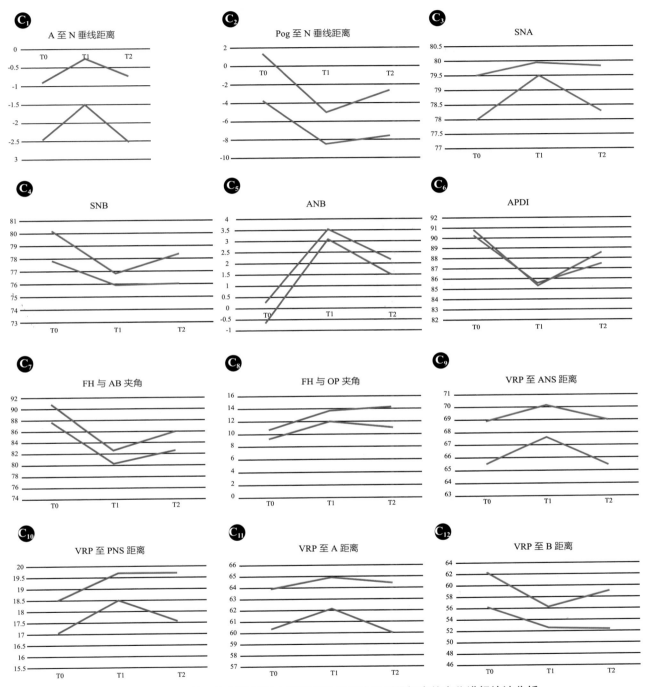

▲ 图 14-4（续） 使用线性混合模型对选定的头影测量标志的变化进行统计分析

分析表明，治疗组之间的测量值显示出平行的变化模式，两组之间没有发现交互作用。图中的平行模式代表了每个组随着评估时间的相似、独立的变化

A. 上齿槽座点；ANB. 上齿槽座点、鼻根点及下齿槽座点连线的角度；ANS. 前鼻棘点；APDI. 上下颌骨矢状不调指标；B. 下牙槽座点；FH. 眶耳平面；N. 鼻根点；OP. 牙颌平面；PNS. 后鼻棘点；Pog. 颏前点；SNA. 连接蝶鞍点、鼻根点及上齿槽座点形成的角度；SNB. 连接蝶鞍点、鼻根点及下齿槽座点形成的角度；T0. 术前；T1. 术后即刻；T2. 术后 6 个月；VRP. 垂直参考平面

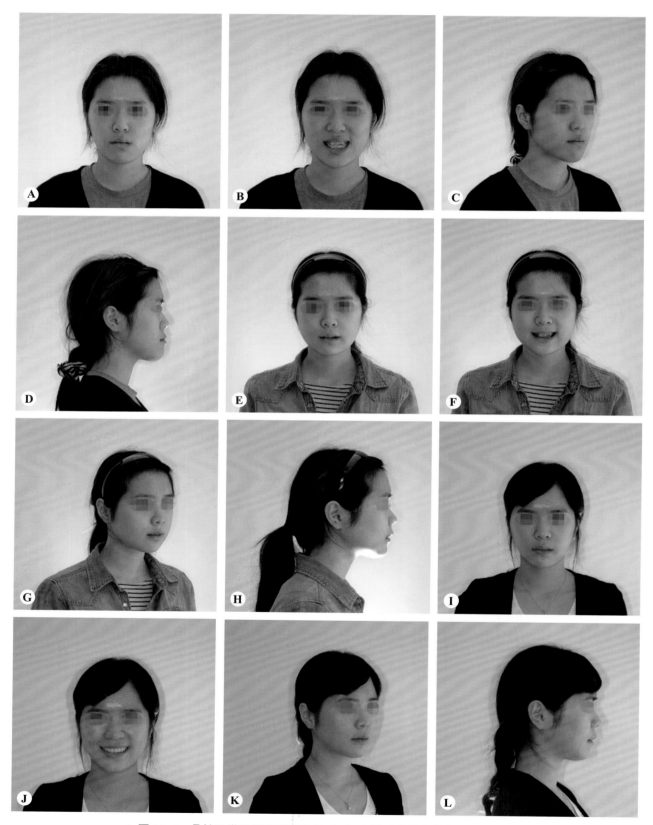

▲ 图 14-5 骨性Ⅲ类牙颌面畸形患者（一）应用手术优先模式后的长期效果
面部骨骼维持了一个非常稳定的形态

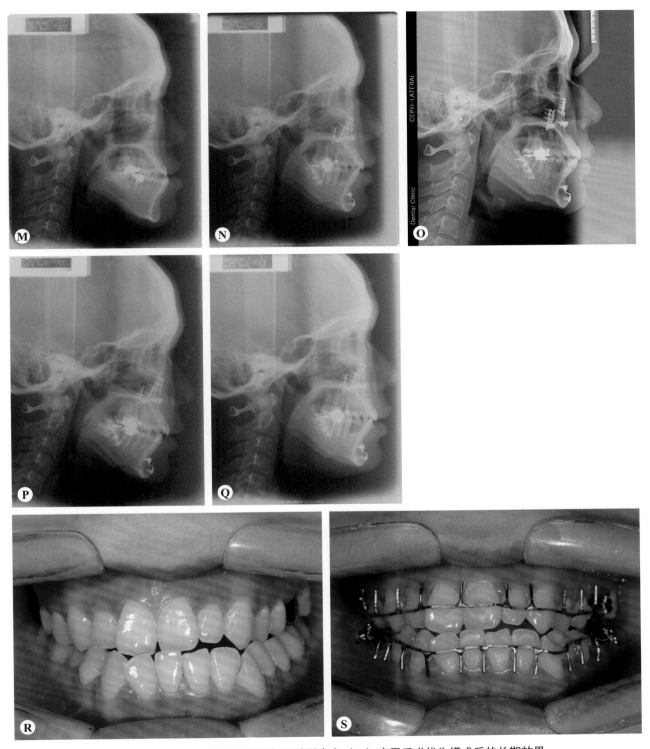

▲ 图 14-5（续） 骨性 Ⅲ 类牙颌面畸形患者（一）应用手术优先模式后的长期效果
面部骨骼维持了一个非常稳定的形态

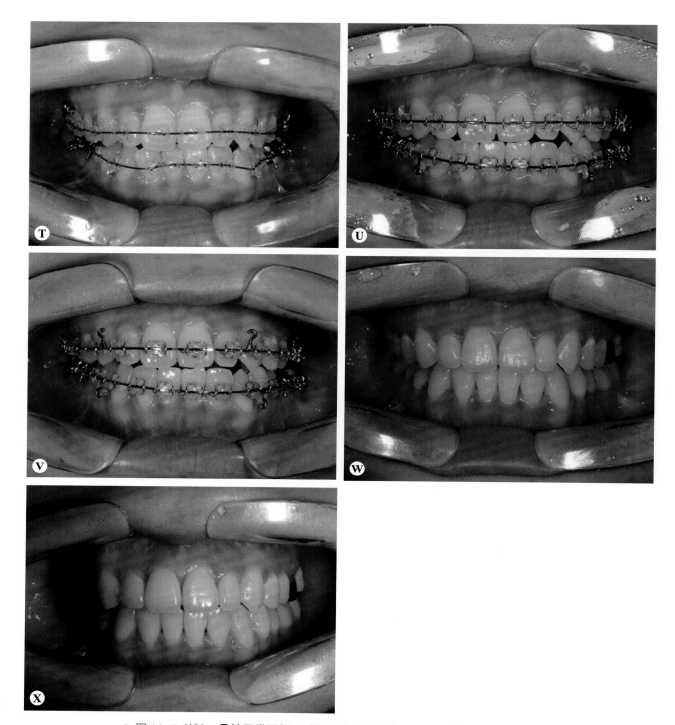

▲ 图 14-5（续） 骨性Ⅲ类牙颌面畸形患者（一）应用手术优先模式后的长期效果
面部骨骼维持了一个非常稳定的形态

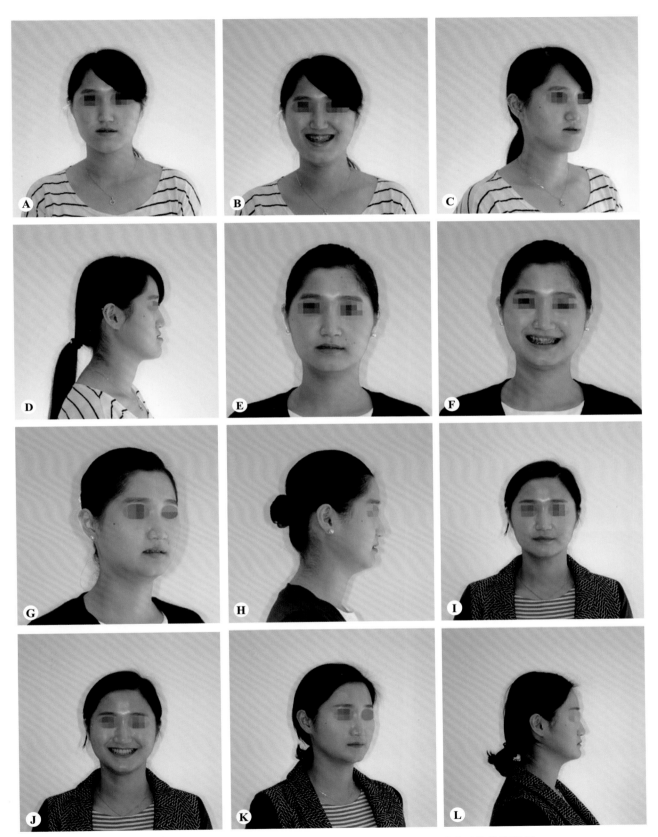

▲ 图 14-6 骨性 Ⅲ 类牙颌面畸形患者（二）应用手术优先模式后的长期效果
面部骨骼维持了一个非常稳定的形态

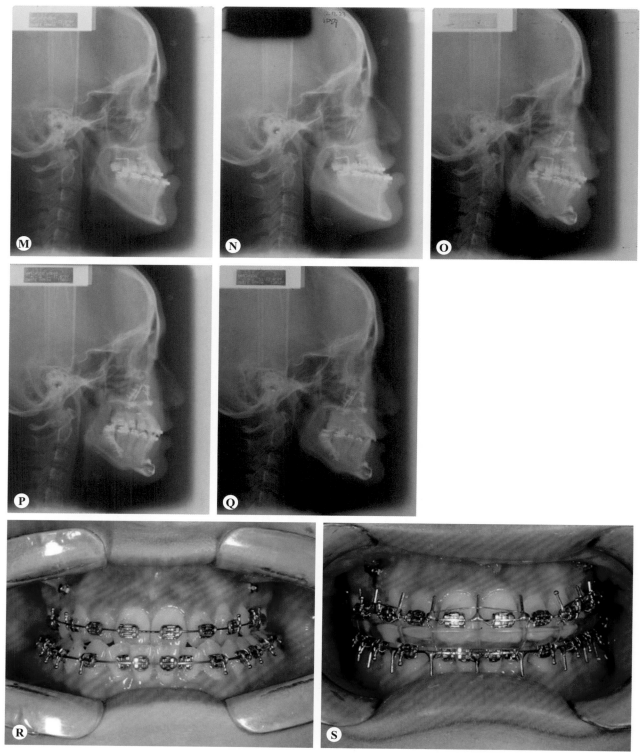

▲ 图 14-6（续） 骨性 Ⅲ 类牙颌面畸形患者（二）应用手术优先模式后的长期效果

面部骨骼维持了一个非常稳定的形态

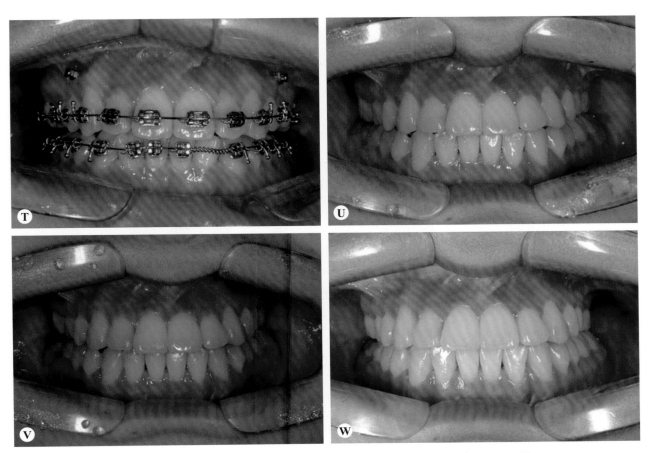

▲ 图 14-6（续）　骨性 Ⅲ 类牙颌面畸形患者（二）应用手术优先模式后的长期效果
面部骨骼维持了一个非常稳定的形态

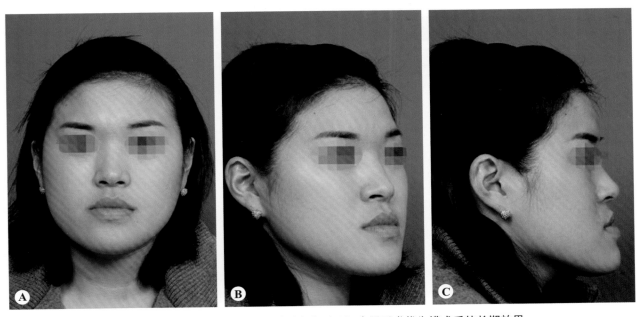

▲ 图 14-7　骨性 Ⅲ 类牙颌面畸形患者（三）应用手术优先模式后的长期效果
获得了理想的面部形貌

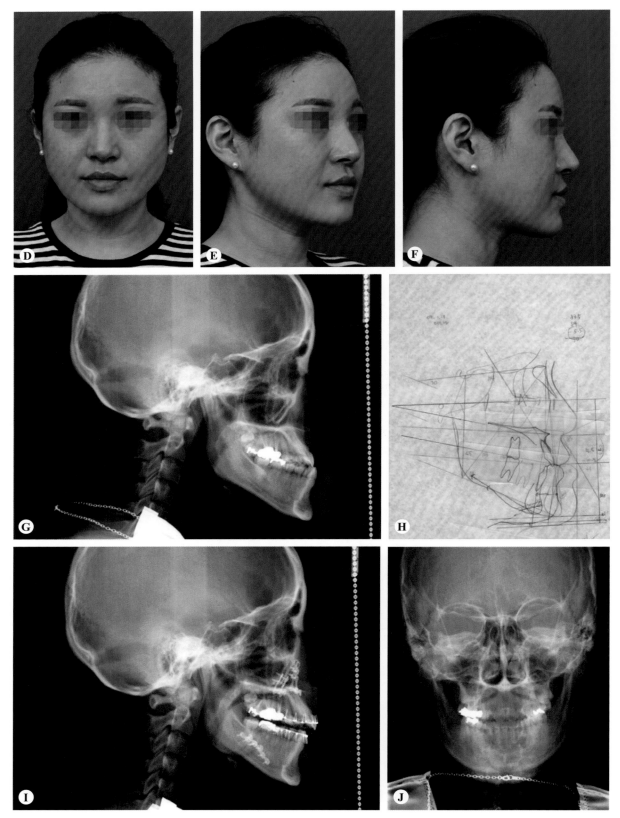

▲ 图 14-7（续） 骨性 Ⅲ 类牙颌面畸形患者（三）应用手术优先模式后的长期效果
获得了理想的面部形貌

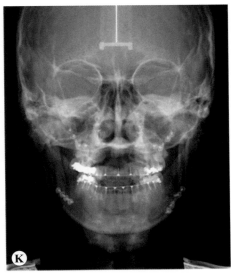

手术

上颌
- 左侧：第一磨牙处上抬 4.5mm
  后鼻棘点水平上抬 7mm
- 右侧：第一磨牙处上抬 3.5mm
  后鼻棘水平上抬 7mm
- 切端位置：矢状向后退 4mm，垂直向高度不变
- 旋转中心：A（上牙槽座点）
- 体部移动：无
- 轴向旋转：无

下颌
- 左侧：下颌升支矢状劈开后退 12.5mm
- 右侧：下颌升支矢状劈开后退 10.5mm
- B（下牙槽座点）：后退 14mm；颏点后退：14.5mm
- 颏成形：无

▲ 图 14-7（续） 骨性 Ⅲ 类牙颌面畸形患者（三）应用手术优先模式后的长期效果
获得了理想的面部形貌

（邱天成 译）

参考文献

[1] Obwegeser H. Surgery of the maxilla for the correction of prognathism. SSO Schweiz Monatsschr Zahnheilkd. 1965;75:365-74.

[2] Obwegeser H. The problem of splints in orthodontic treatment. Zahntechnik (Zur). 1967;25:27-37.

[3] Jeong WS, Lee JY, Choi JW. Large-scale study of long-term anteroposterior stability in a surgery first orthognathic approach without presurgical orthodontic treatment. J Cranofac Surg. 2017;28:2016-20.

[4] Jeong WS, Lee JY, Choi JW. Large scale study of long term vertical skeletal stability in a surgery first orthognathic approach without presurgical orthodontic treatment: Part Ⅱ. J Craniofac Surg. 2018;29:953-8.

[5] Hong KJ, Lee JG. 2 phase treatment without preoperative orthodontics in skeletal class Ⅲ malocclusion. Korean J Oral Maxillofac Surg. 1999;25:48-53.

[6] Nagasaka H, Sugawara J, Kawamura H, et al. "Surgeryfirst" skeletal class Ⅲ correction using the skeletal anchorage system. J Clin Orthod. 2009;43:97-105.

[7] Choi JW, Lee JY, Yang SJ, et al. The reliability of a surgery-first orthognathic approach without presurgical orthodontic treatment for skeletal class Ⅲ dentofacial deformity. Ann Plast Surg. 2015;94:333-41.

[8] Choi SH, Yoo HJ, Lee JY, et al. Stability of pre-orthodontic orthognathic surgery depending on mandibular surgical techniques: SSRO vs IVRO. J Craniomaxillofac Surg. 2016;44:1209-15.

[9] Choi JW, Park YJ, Lee CY. Posterior pharyngeal airway in clockwise rotation of maxillomandibular complex using surgery-first orthognathic approach. Plast Reconstr Surg Glob Open. 2015;3:e485.

第15章　手术优先模式的总体治疗时间
Total Treatment Time in the Surgery-First Orthognathic Approach

一、传统正颌外科流程的总治疗时间

每当笔者在专题座谈会上介绍我们的手术优先正颌模式或者称为手术优先模式（SFA）时，许多外科医生和正畸医生都会问，该方法是否能减少治疗牙颌面畸形的总时间。鉴于完成治疗所需的总时间，包括术前正畸、正颌手术和术后正畸，笔者理解为什么这个问题是 SFA 的热门话题。与医学其他领域的疾病或畸形的治疗相比，牙颌面畸形的治疗需要更长的时间来完成（图 15-1）。正颌外科手术自 20 世纪 50—60 年代发展至今，笔者觉得现在是时候改善这个问题了。

传统正颌外科流程常常需要平均 17 个月的术前正畸治疗阶段[1]，之后进行手术治疗，术后有大概 6～12 个月的术后正畸治疗阶段。因此，传统正颌流程需要的总治疗时间为 18～36 个月（图 15-1）[2-4]。由于传统的正颌外科流程需要 2～3 年才能完成，这种治疗流程在外科手术治疗中相当罕见。缩短总治疗时间对患者有很大的好处。以前，术前正畸治疗被认为是正颌外科治疗流程中耗时的关键因素[2, 5, 6, 7]。然而，我们想知道是否术前正畸治疗对于所有病例都是必须进行的（图 15-2）。

人的牙齿会自然地适应它们的周围环境。例如，在骨性Ⅲ类牙颌面畸形的患者中，下前牙会舌向倾斜，上前牙会唇向倾斜，从而产生功能性咬合（图 15-2）。大多数骨性Ⅲ类牙颌面畸形的患者能够进行咬合都是这些适应机制的结果。因此，这些患

者大多在正颌手术前，牙齿、上颌骨及下颌骨均处于一个异常的位置[5, 8-11]，这是术前正畸治疗的原因之一。如果没有这个过程，正颌手术后的咬合将是不稳定的。因此，术前需要进行正畸治疗，以实现牙列去代偿、排齐牙列、使上下牙弓形态协调匹配、矫正错误的 Spee 曲线[9, 12]（图 15-3）。

然而，术前正畸治疗的方向与自然牙列代偿的方向相反。因此，正畸的去代偿移动需要时间来抵抗牙列自然代偿。尽管正颌手术前的术前正畸治疗是为了维持稳定不可避免的过程，但最近微螺钉的应用和术前正畸的模拟，使不做术前正畸的手术 SFA 的实现成为可能[13]（图 15-4）。

自 2006 年以来，一种没有术前正畸治疗的 SFA 已应用于我们的实践中：在这些病例中，只进行了术后正畸治疗[13]。令人惊讶的是，我们观察到大多数病例都达到了正常的咬合，没有任何重大并发症。

影响总治疗时间有两种可能性：跳过术前正畸治疗过程可能会因术后咬合不稳定而延长总治疗时间；也可能因牙列的快速适应过程、局部加速现象或在术后正畸治疗时的自然代偿方向而缩短治疗时间。因此，我们比较了 SFA 与传统正颌治疗患者的各个方面，包括总治疗时间（图 15-5 至图 15-10）。

二、手术优先模式的总治疗时间研究

笔者将介绍自己对 SFA 总体治疗时间的研究，通过与传统方法的比较，我们对这个问题有了更客

传统正颌外科流程

术前正畸
- 去代偿
- 排齐
- 整平
- 牙弓协调

12～18 个月

正颌手术
- 模型外科
- LeFort Ⅰ型截骨术，BSSRO，颏成形术
- 术后恢复

6 个月

术后正畸
- 咬合精调
- 根平行
- 保持

6～12 个月

▲ 图 15-1　传统正颌外科治疗过程

该治疗模式包括 12～18 个月的术前正畸治疗，随后进行正颌手术和 6～12 个月的术后正畸治疗

1. 术后正畸方向：与牙列自然代偿方向一致

2. 缩短整体治疗时间

3. 避免了因术前正畸使容貌畸形加重

4. 以患者为导向的治疗模式

5. 由外科医生开启的治疗模式

▲ 图 15-2　手术优先模式的优点

观的理解 [14]。本前瞻性研究调查了 45 例 SFA 患者（SFA 组）和 52 例传统正畸优先模式患者（传统组）的手术结果。本研究纳入了于 2007 年 12 月至 2014 年 12 月期间完成正颌治疗的骨性Ⅲ类牙颌面畸形患者，纳入 / 排除标准确定了 SFA 的患者。适应证是基于牙列模型的术前模拟，我们使用这个术前模拟模型预测 SFA 结果。未进行术前正畸且在模拟手术后，预测牙齿结构保持稳定的患者被纳入 SFA 组。腭裂相关的或综合征畸形，以及因面部不对称、骨性Ⅱ类牙颌面畸形或开𬌗需要正颌手术的患者被排除在外。

在 SFA 中，不进行术前正畸治疗。但是，在

手术前使用牙列模型进行模拟手术，以制作适当的咬合导板。这种术前模拟是 SFA 中最重要的一步。牙列模型上的术前模拟允许排齐牙列、前牙去代偿，使牙弓形态协调 [15]。该模型提供了关于上下颌骨手术移动量的信息，合适的咬合导板，以及术后正畸治疗难度的评估。如前所述，这个术前模拟是一个关键步骤 [14]。整个程序通过一系列步骤进行：①采用一个标准模型𬌗架用于分析咬合情况；②在模型设置中，对牙齿进行模拟移动，将其排列到颌骨中合适的位置，就像在真正的术前正畸治疗中一样；③对骨性Ⅲ类牙颌面畸形病例进行正颌手术模拟，包括上颌的前徙及下颌的后退过程，这些提示了可能的术后咬合结果，如传统的正颌手术流程；④如果牙齿恢复到术前正畸治疗的位置，该模型反映了不需要术前正畸治疗的正颌手术流程；⑤根据最终牙列模型，可以制作 SFA 正颌手术的中间和终末𬌗板。

在正颌手术前进行颌间固定（maxillomandi-bular fixation，MMF）。SFA 的手术过程与传统方法非常相似。该手术包括 LeFort Ⅰ型截骨术，随后使用 SSRO 进行下颌后退 [15-18]。下颌近心骨段和远心骨

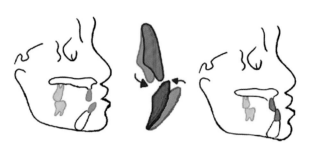

▲ 图 15-3　骨性 Ⅲ 类牙颌面畸形患者的自然牙代偿
下前牙舌向倾斜而上前牙唇向倾斜，以提供功能性咬合

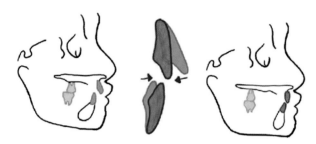

▲ 图 15-4　在手术优先流程中，术后正畸治疗的方向与正颌术后牙列自然代偿的方向相同
笔者相信这是促进正颌和正畸治疗过程的一个主要因素

段的固定采用一个小型钛板的半刚性固定方法。

SFA 组 45 名患者（10 名男性），传统组 52 名患者（10 名男性），均为骨性 Ⅲ 类牙颌面畸形患者。这两组患者都是亚洲人，平均年龄分别为 23.7 岁（SFA 组）和 29.7 岁（传统组）。随访期从 4 个月到 36 个月（平均 15.13 个月）。去除牙齿托槽为治疗结束的时间节点，是由正畸医生决定的。比较需要拔牙和不需要拔牙的患者的总治疗时间。此外，为了确定影响总治疗时间的因素，我们确定了两组患者术前、术后即刻和术后远期的头影测量标记位置[19-21]。Spearman 的相关性分析用于组间比较，所有统计分析均使用 SPSS 17.0（SPSS, Chicago, IL USA）。

我们对正颌过程所需的总治疗时间进行研究和比较。在 SFA 组中[22]，研究了与总治疗时间相关的各种因素，包括患者的年龄、性别和各种术前头影测量值，我们统计比较了 SFA 和传统方法在总治疗时间方面的结果。

（一）研究结果

纳入本研究中的 97 名患者均获得满意的术后效果（图 15-5 和图 15-6），没有一名患者需要额外的手术去解决不稳定的咬合关系或者其他手术并发症。无严重感染、错𬌗或固定失败等严重并发症。一名患者出现了轻微的伤口感染，经过 10 天的抗生素治疗后痊愈。表中显示了头影测量的标志点的基准值，SFA 组的治疗周期为 4～36 个月，与此相比，传统组的治疗周期为 11～40 个月。研究结果显示，SFA 组的总治疗时间平均为 14.6 个月，而传统组为 22 个月。SFA 组患者中有 6 例需要拔牙，

拔牙患者的平均治疗时间为 24.8 个月（18～31 个月），而不需要拔牙的患者平均治疗时间为 13.6 个月（4～36 个月；$P < 0.001$）。传统组中有 9 名患者需要拔牙，拔牙患者的平均治疗周期为 21.6 个月（13～38 个月），非拔牙患者的平均治疗周期为 21.7 个月（11～40 个月）（图 15-11 和图 15-12）[14]。

为了确定哪些标志可能会影响总治疗时间，在拔牙和非拔牙的患者中，使用头影测量数据分析垂直 / 水平的面部模式、牙弓形态和软组织形态。基于这些数据，在 SFA 组中发现了一些可能影响治疗时间的因素。在垂直方向上，术后与术后即刻下颌角的差异与总治疗时间有显著相关性。对这种关系的一种解释是，如果用于实现咬合的力很强，而 SSRO 固定不太稳定，则需要较长的治疗时间。在水平方向上，术后与术前 A 点至过 N 点垂线的距离改变也与总治疗时间有显著相关性。这可以解释为，由于正颌手术使 A 点的移动量较大，导致治疗时间较长。在牙性测量上，术后和术后即刻的上中切牙暴露量到口裂点的值（上颌切牙露齿）和 IMPA（Li-MP）的差异与总治疗时间呈显著负相关。上中切牙暴露量到口裂点的值越小，表明覆盖去代偿越大，可以解释为正颌手术中所需的移动量更大，在正畸治疗过程中需要的移动更少，缩短了总治疗时间。在软组织形态方面，术后和术后即刻 Stmi-Me 与 Sn-Stms（上唇与颏部垂直高度的比）的比值，以及唇间间隙的差异与总治疗时间呈负相关。这些观察结果表明，通过更大的垂直运动来纠正露龈笑，可以缩短治疗时间（图 15-13）。

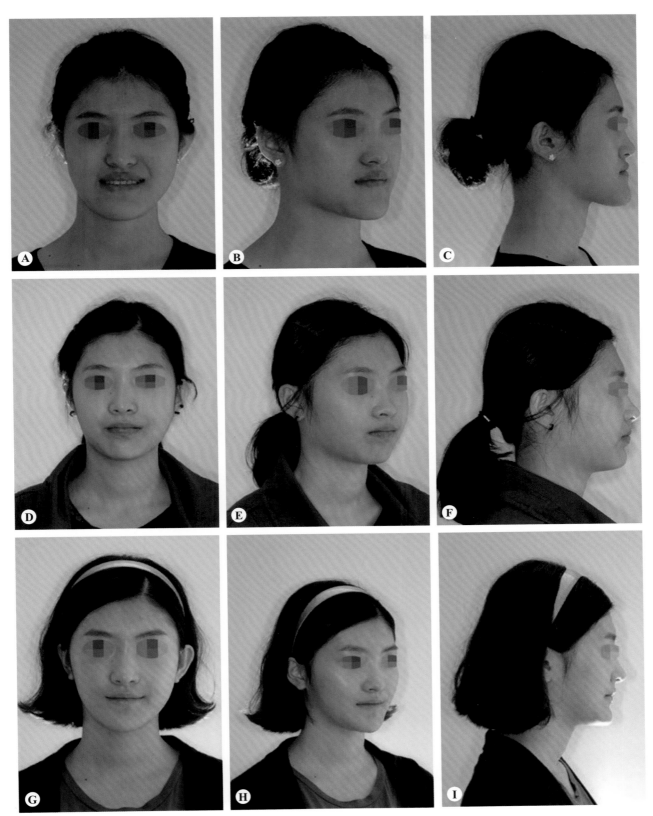

▲ 图 15-5 **21 岁女性，骨性 Ⅲ 类牙颌面畸形伴长面综合征**
手术优先模式，未进行术前正畸治疗，在 12 个月内完成，提示手术优先模式有利于正畸过程

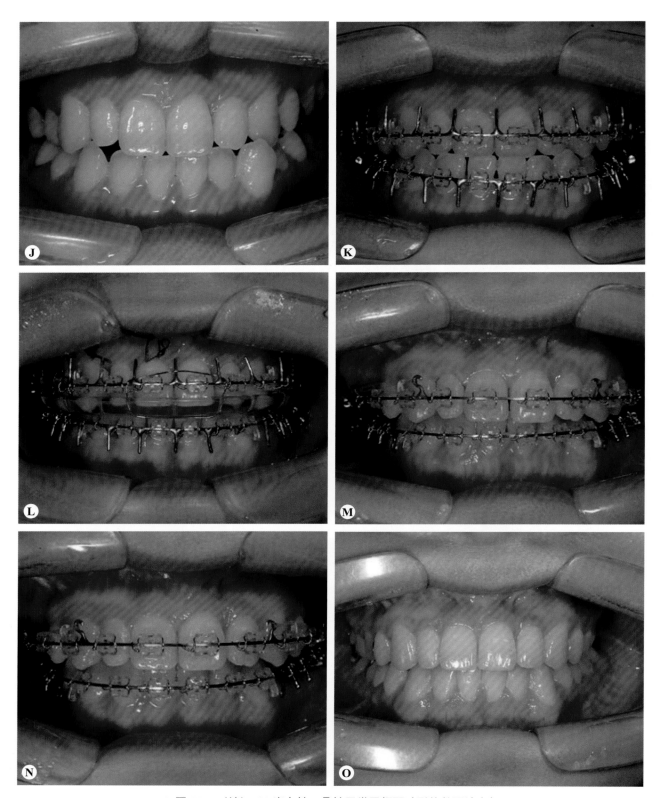

▲ 图 15-5（续） 21 岁女性，骨性 Ⅲ 类牙颌面畸形伴长面综合征
手术优先模式，未进行术前正畸治疗，在 12 个月内完成，提示手术优先模式有利于正畸过程

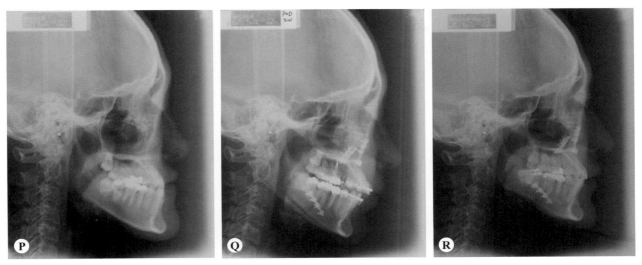

▲ 图 15-5（续）　21 岁女性，骨性 Ⅲ 类错𬌗畸形伴长面综合征
手术优先模式，未进行术前正畸治疗，在 12 个月内完成，提示手术优先模式有利于正畸过程

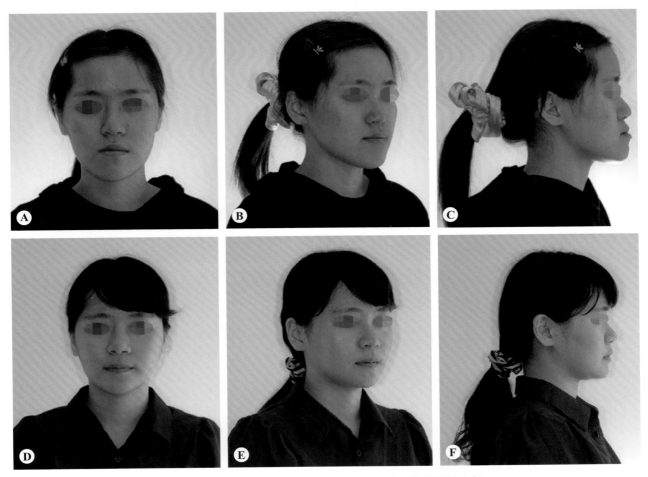

▲ 图 15-6　19 岁女性，骨性 Ⅲ 类牙颌面畸形伴长面综合征
手术优先模式，未进行术前正畸治疗，在 12 个月内完成，提示手术优先模式有利于正畸过程

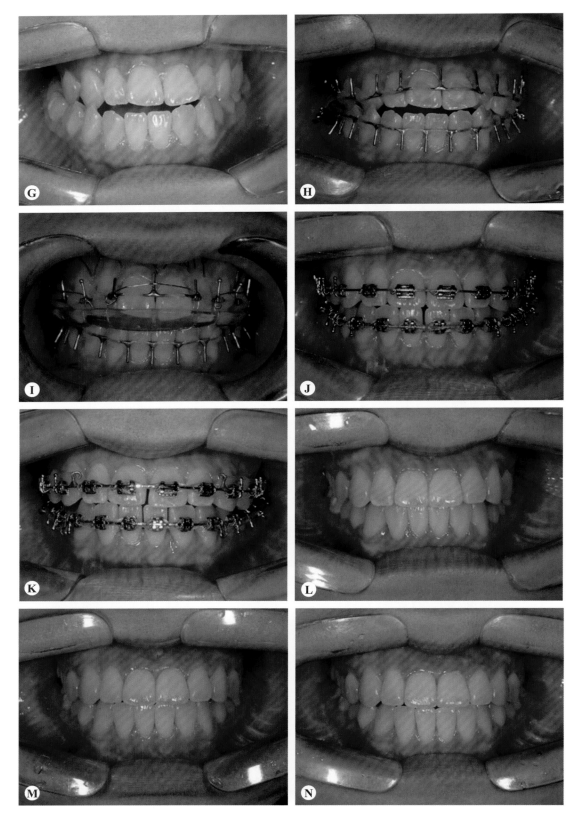

▲ 图 15-6（续）　19 岁女性，骨性 Ⅲ 类牙颌面畸形伴长面综合征
手术优先模式，未进行术前正畸治疗，在 12 个月内完成，提示手术优先模式有利于正畸过程

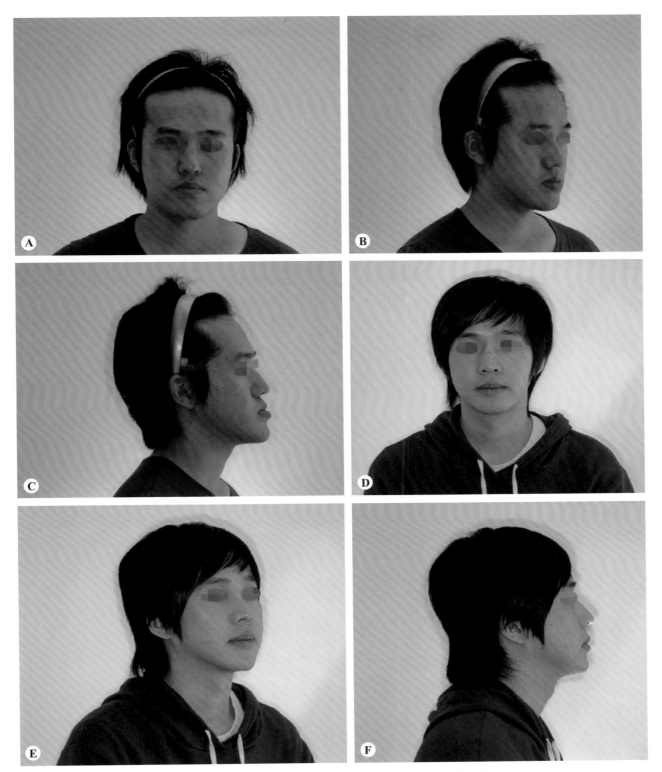

▲ 图 15-7 **23 岁男性，骨性 Ⅲ 类牙颌面畸形伴长面综合征**

手术优先模式，无须术前正畸治疗，在 16 个月内完成，提示手术优先畸形模式有利于正畸过程。A 至 C. 骨性 Ⅲ 类错𬌗畸形患者术前面部侧貌，分别为正位、45° 侧位和侧位头颅图；D 至 F. 手术优先流程 19 个月后的术后面部侧貌，分别为正位、45° 侧位和侧位头颅照片

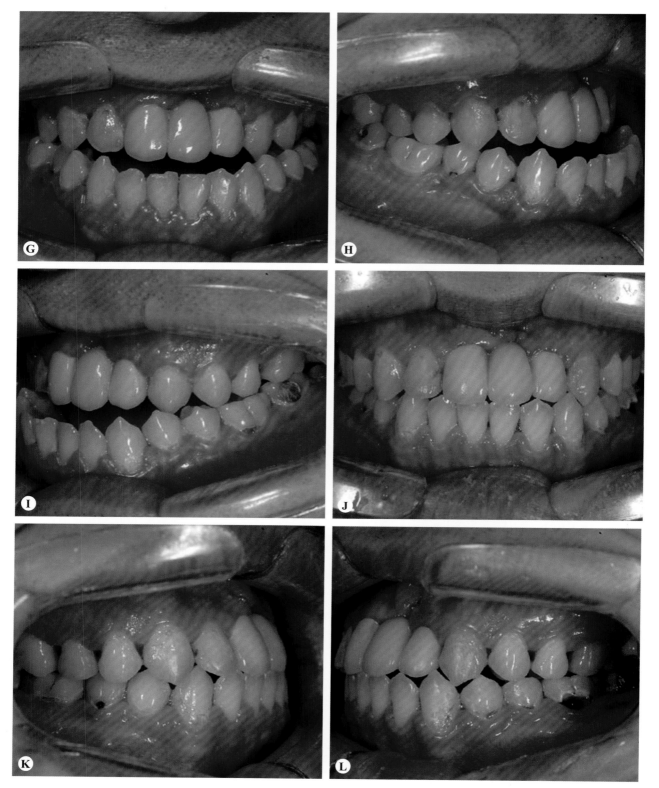

▲ 图 15-7（续） **23 岁男性，骨性 Ⅲ 类牙颌面畸形伴长面综合征**

手术优先模式，无须术前正畸治疗，在 16 个月内完成，提示手术优先模式有利于正畸过程。G 至 I. 术前患者咬合视图；J 至 L. 术后咬合视图，正颌手术后 16 个月进行正畸治疗

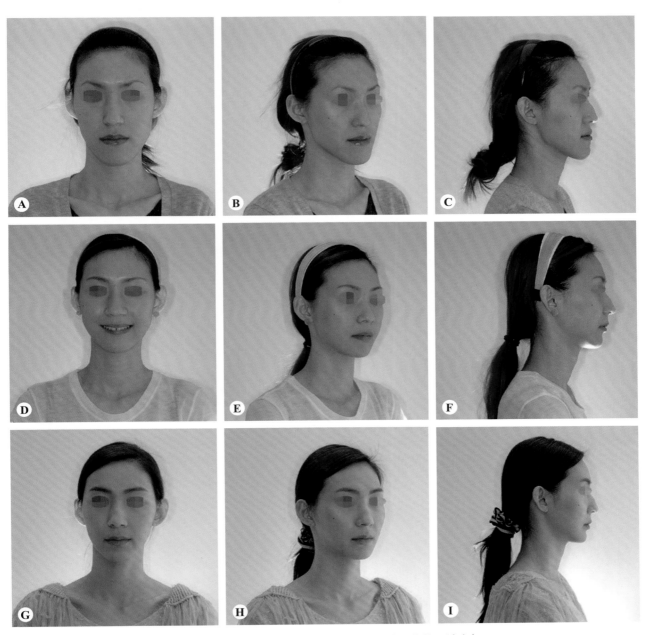

▲ 图 15-8　30 岁女性，骨性Ⅲ类牙颌面畸形伴长面综合征
手术优先模式，无须术前正畸治疗，在 16 个月内完成

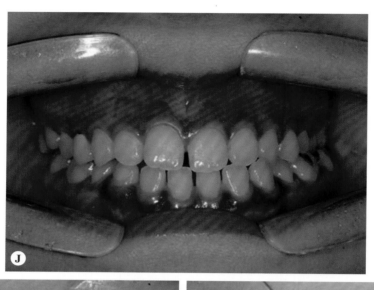

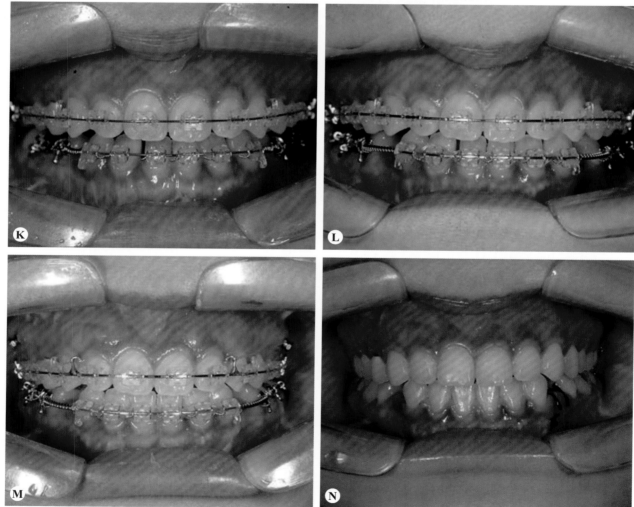

▲ 图 15-8（续） **30 岁女性，骨性Ⅲ类牙颌面畸形伴长面综合征**

手术优先模式，无须术前正畸治疗，在 16 个月内完成

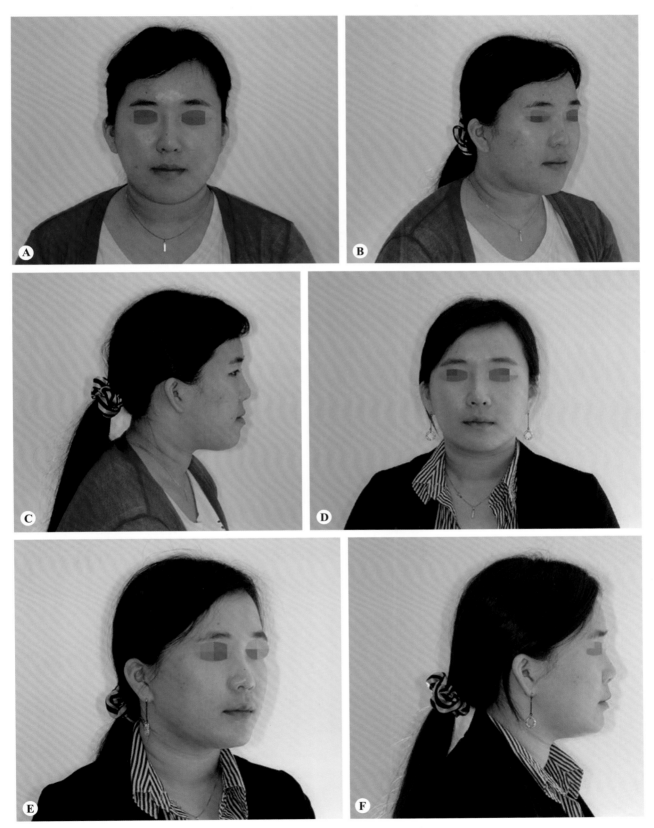

▲ 图 15-9　**25 岁女性，骨性 Ⅲ 类牙颌面畸形患者**
手术优先模式，在 14 个月内完成

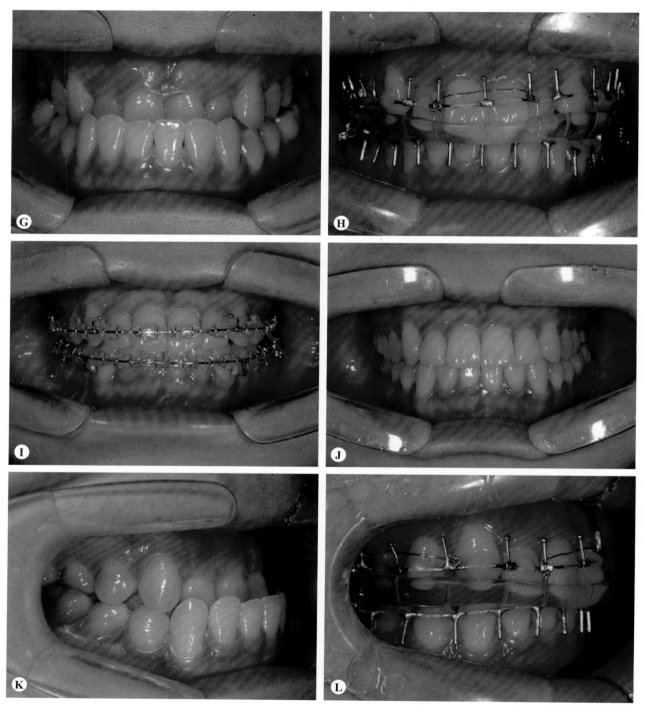

▲ 图 15-9（续）　25 岁女性，骨性Ⅲ类牙颌面畸形患者

手术优先模式，在 14 个月内完成

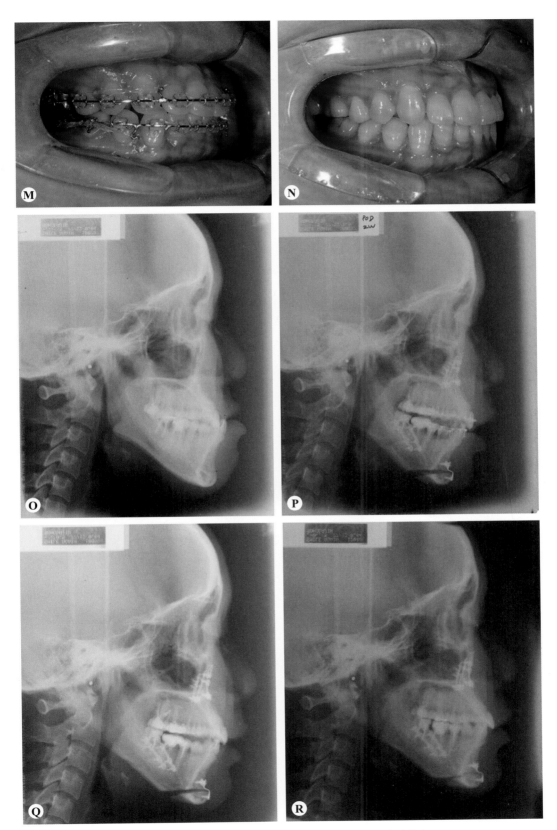

▲ 图 15-9（续） **25 岁女性，骨性 Ⅲ 类牙颌面畸形患者**
手术优先模式，在 14 个月内完成

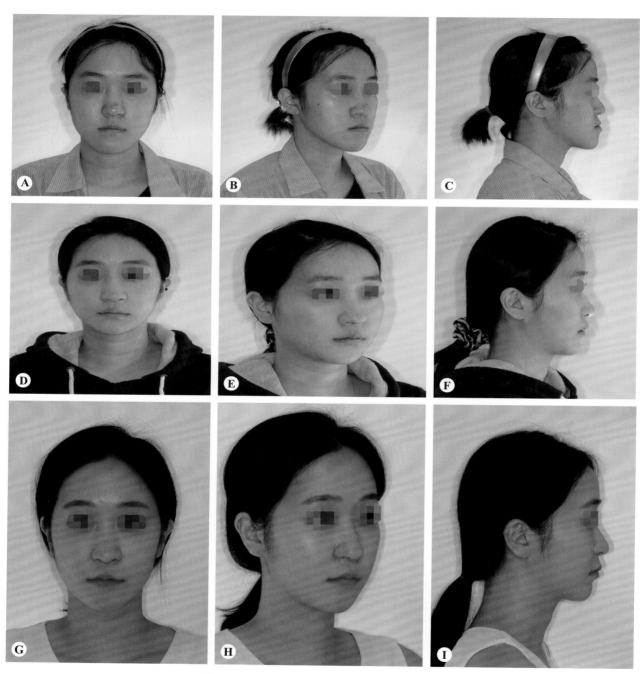

▲ 图 15-10　24 岁女性，骨性 Ⅲ 类牙颌面畸形患者
手术优先模式，在 15 个月内完成

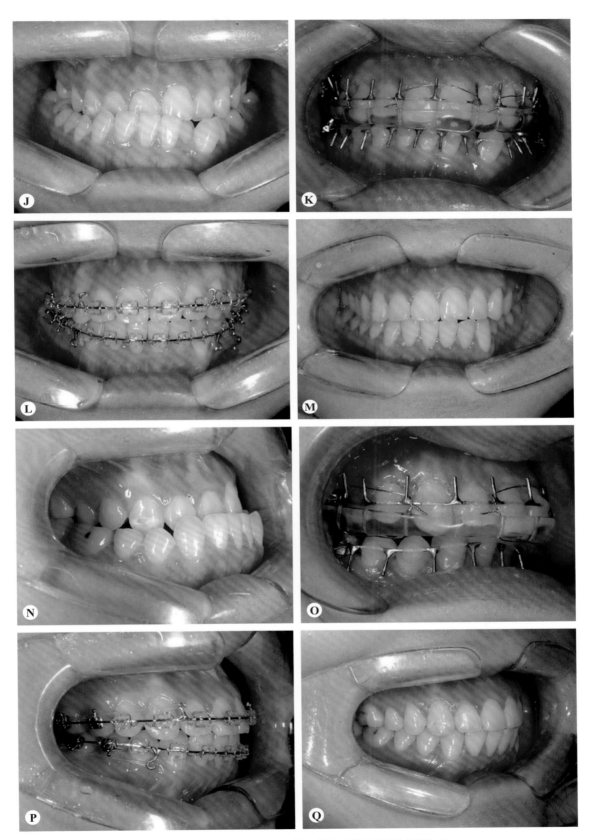

▲ 图 15-10（续） **24 岁女性，骨性 Ⅲ 类牙颌面畸形患者**
手术优先模式，在 15 个月内完成

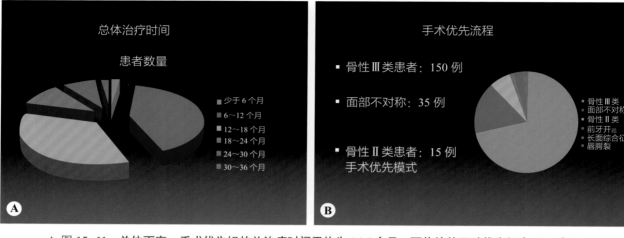

▲ 图 15-11　总体而言，手术优先组的总治疗时间平均为 **14.6** 个月，而传统的正畸优先组为 **22.0** 个月

Ⓐ

	正畸优先组	手术优先组	*P* 值
性别，*n*（%）	*n*=52	*n*=45	
男性	10（19.2%）	10（22.2%）	
女性	42（80.8%）	35（77.8%）	
年龄平均值（岁）	29.7	23.7	
诊断	骨性Ⅲ类牙颌面畸形	骨性Ⅲ类牙颌面畸形	
治疗时间平均值（月）	14.6	22.0	0.001

Ⓑ

<table>
<tr><td colspan="2" align="center">总体治疗时间</td></tr>
<tr><td align="center">非拔牙组</td><td align="center">拔牙组</td></tr>
<tr><td>· 患者总体治疗时间：13.6 个月（4～36 个月）</td><td>· 患者总体治疗时间：24.8 个月（18～31 个月）</td></tr>
</table>

▲ 图 15-12　手术优先组患者中有 **6** 例需要拔牙，平均治疗期 **24.8** 个月（范围 **18～31** 个月）；不需要拔牙者平均治疗时间为 **13.6** 个月（范围 **4～36** 个月，*P*＜**0.001**）

（二）讨论

　　正颌治疗的总时间可能与许多因素有关，包括患者个体因素（与骨骼差异相比的牙列代偿程度，如牙列拥挤；前后、横向和垂直向代偿；年龄；患者的配合和手术因素（如后退或前徙的移动量、固定方法、肌肉适应）。一般来说，正颌总体治疗时间为 18～36 个月。特别是术前正畸治疗所需的时间是关键，因为术后治疗时间一般为 6～12 个月。因此，为了减少正畸治疗的持续时间，以更少的时

	总治疗时间	
	r	P 值
A. 垂直方向上		
术后 – 术后即刻，下颌角	0.554	0.014
B. 水平方向上		
术后 – 术前，A 点到过 N 点垂线的距离	0.613	0.005
C. 牙性测量		
术后 – 术后即刻，上中切牙暴露量	−0.571	0.011
术后 – 术后即刻，下中切牙与下颌平面夹角	−0.571	0.023
D. 软组织侧貌		
术后 – 术后即刻，上唇与颏部垂直高度的比	−0.456	0.049
术后 – 术后即刻，上唇与 AB 连线的夹角	−0.467	0.044
术后 – 术后即刻，下唇与 AB 连线的夹角	−0.555	0.014

▲ 图 15-13　与总处理时间相关因素的 Spearman 相关性分析

间完成术前正畸治疗是必要的。术前正畸治疗的目的是把牙齿放置在颌骨中正确的位置。手术前的去代偿过程包括使上下颌牙弓形态协调、去除牙列拥挤和恢复正常的牙轴方向 [23-25]。但是，我们认为完全的去代偿可能是不可行的，因为需要保留咀嚼功能和肌肉力量，而且代偿的方向与去代偿的方向相反。

最近，一种不需要术前正畸治疗的手术优先模式被证明是可行的。近几年发表了很多关于这种新方法的文章。我们发表了一篇关于 SFA 可靠性的文章，表明术后正畸治疗中的牙齿移动可以与传统的术前正畸治疗中的牙齿移动达到相似效果，这种方法的结果稳定可靠 [14]。在之前的文章里，我们描述了如何克服术后的咬合不稳定 [14, 26-28]。此外，随着术前正畸治疗实验室模拟的进步，我们选择省略术前正畸治疗 [4, 29-31]。虽然我们认为这种方法可能是理想的，但我们担心这种方法的稳定性。因此，我们使用新的术前模拟方法，在牙颌面畸形患者身上测试了这种方法。我们不需要术前正畸的 SFA 方法，是在使用牙列模型的术前模拟后进行的。这种模拟的方法使术后咬合具有可预测性，从而避免术后咬合不稳定的发生。这种方法不需要改变治疗牙颌面畸形的传统正颌手术程序。然而，应进行细致和精确的实验室研究，以避免可能的术后咬合不稳。而且，模拟流程可以让我们判断病例进行 SFA 的可行性。

我们也想知道 SFA 是否能缩短总治疗时间。我们预料到了两种可能的结果，如果术后咬合不稳定不能很好地克服，由于术后正畸治疗需要额外的时间来达到正常的咬合，总治疗时间将会延长。相反，由于在 SFA 中可以跳过术前正畸治疗，时间会因此缩短。我们的结果表明，SFA 可以显著缩短总治疗时间。对于这种治疗时间的缩短有几种可能的解释，包括局部加速现象、自然代偿与术后正畸治疗方向的一致（图 15-14）。

一些作者认为，局部加速现象在术后加速牙齿

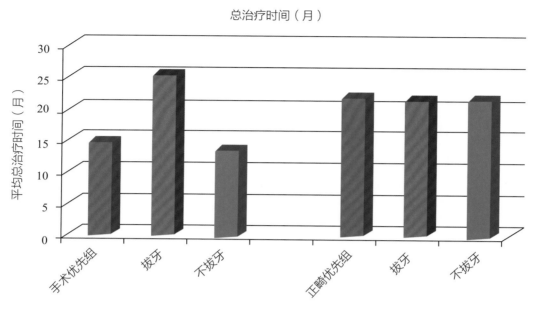

▲ 图 15-14　手术优先流程与传统正畸优先流程的总治疗时间

9 例传统的正畸优先病例需要拔牙（红色条），平均治疗时间为 21.6 个月（范围 13～38 个月）；不需要拔牙的病例（蓝色条）平均治疗时间为 21.7 个月（范围 11～40 个月）[14]

移动中发挥了作用，因为成骨细胞和骨细胞可能在术后几个月被激活[32]。因此，一些外科医生对上颌和下颌骨进行多次皮质切开术，以诱导局部加速现象。根据我们的经验，即使没有进行皮质切开术，总治疗时间也会显著缩短。因此，在我们看来，术后正畸运动方向与牙列自然代偿运动方向一致，似乎对缩短整体治疗时间起着更重要的作用。由于我们克服了暂时的术后咬合不稳定，术后正畸治疗似乎比引导牙齿移动与自然适应过程相反的术前正畸治疗更有效。此外，在我们目前的分析中，拔牙是影响总治疗时间的最重要因素。这一发现表明，无

论正颌治疗流程如何，拔牙后的牙齿移动可能持续一段时间。因此，为了最大限度实现 SFA 缩短治疗时间的优势，如果条件允许的话，最好选择不拔牙的治疗方式（图 15-9 和图 15-10）。

（三）结论

SFA 可以加速正畸治疗，减少纠正骨性Ⅲ类牙颌面畸形所需的总治疗时间。该方法对缩短总体治疗时间也非常有益。

（侯　磊　译）

参考文献

[1] Luther F, Morris DO, Hart C. Orthodontic preparation for orthognathic surgery: how long does it take and why? A retrospective study. Br J Oral Maxillofac Surg. 2003;41: 401-6.

[2] Van Sickels JE, Loftus MJ, Weiss WW Jr. Orthognathic surgery: a team approach. Bull Phila Cty Dent Soc. 1979;45:8-9.

[3] Dowling PA, Espeland L, Krogstad O, Stenvik A, Kelly A. Duration of orthodontic treatment involving orthognathic

surgery. Int J Adult Orthodon Orthognath Surg. 1999;14: 146-52.

[4] Slavnic S, Marcusson A. Duration of orthodontic treatment in conjunction with orthognathic surgery. Swed Dent J. 2010;34:159-66.

[5] Dearing SG. A combined orthodontic and orthognathic surgery approach to the treatment of extreme deep overbite in an adult. N Z Dent J. 1993;89:81-4.

[6] Cottrell DA, Wolford LM. Altered orthognathic surgical

sequencing and a modified approach to model surgery. J Oral Maxillofac Surg. 1994;52:1010-20.

[7] O'Brien K, Wright J, Conboy F, Appelbe P, Bearn D, Caldwell S, Harrison J, Hussain J, Lewis D, Littlewood S, Mandall N, Morris T, Murray A, Oskouei M, Rudge S, Sandler J, Thiruvenkatachari B, Walsh T, Turbill E. Prospective, multi-center study of the effectiveness of orthodontic/orthognathic surgery care in the United Kingdom. Am J Orthod Dentofac Orthop. 2009;135:709-14.

[8] Chaconas SJ, Fragiskos FD. Orthognathic diagnosis and treatment planning: a cephalometric approach. J Oral Rehabil. 1991;18:531-45.

[9] Carels C, Govers J, Bossuyt M. Orthodontic treatment for orthognathic surgery: indications, possibilities and limitations. Acta Stomatol Belg. 1992;89:229-37.

[10] Dearing SG. A combined orthodontic and orthognathic surgery approach to the treatment of extreme anterior open bite in an adult. N Z Dent J. 1994;90:143-7.

[11] Ong HB. Treatment of a Class Ⅲ anterior open bite malocclusion: a combined orthodontic and orthognathic surgical approach. Singap Dent J. 2001;24:35-42.

[12] Harper R, Smylski PT. Occlusal adjustment in orthognathic surgery: the team approach. Dent J. 1979;43:124-9.

[13] Choi JW, Lee JY, Yang SJ, Koh KS. The reliability of a surgery-first orthognathic approach without presurgical orthodontic treatment for skeletal class Ⅲ dentofacial deformity. Ann Plast Surg. 2015;74:333-41.

[14] Jeong WS, Choi JW et al. Can a surgery-first orthognathic approach reduce the total treatment time?. Int J Oral Maxillofac Surg. 2017:46:473-82.

[15] Baek SH, Ahn HW, Yang SD, Choi JY. Establishing the customized occlusal plane in systemized surgical treatment objectives of Class Ⅲ J Craniofac Surg. 2011;22:1708-13.

[16] Raymond JL, Matern O, Grollemund B, Bacon W. Treatment of Class Ⅲ malocclusion: the key role of the occlusal plane. Prog Orthod. 2010;11:53-61.

[17] Batwa W, Hunt NP, Petrie A, Gill D. Effect of occlusal plane on smile attractiveness. Angle Orthod. 2012;82:218-23.

[18] Paquette DE. Importance of the occlusal plane in virtual treatment planning. J Clin Orthod. 2011;45:217-21.

[19] Scheideman GB, Bell WH, Legan HL, Finn RA, Reisch JS. Cephalometric analysis of dentofacial normals. Am J Orthod. 1980;78:404-20.

[20] Jünger TH, Ruf S, Eisfeld J, Howaldt HP. Cephalometric assessment of sagittal jaw base relationship prior to orthognathic surgery: the role of anterior cranial base inclination. Int J Adult Orthodon Orthognath Surg. 2000;15:290-8.

[21] Yang J, Ling X, Lu Y, Wei M, Ding G. Cephalometric image analysis and measurement for orthognathic surgery. Med Biol Eng Comput. 2001;39:279-84.

[22] Yun YS, Uhm KI, Kim JN, Shin DH, Choi HG, Kim SH, Kim CK, Jo DI. Bone and soft tissue changes after two-jaw surgery in cleft patients. Arch Plast Surg. 2015;42:419-23.

[23] Proffit WR, Turvey TA, Fields HW, Phillips C. The effect of orthognathic surgery on occlusal force. J Oral Maxillofac Surg. 1989;47:457-63.

[24] Posnick JC, Ricalde P, Ng P. A modified approach to "model planning" in orthognathic surgery for patients without a reliable centric relation. J Oral Maxillofac Surg. 2006;64:347-56.

[25] Proffit WR, Turvey TA, Phillips C. The hierarchy of stability and predictability in orthognathic surgery with rigid fixation: an update and extension. Head Face Med. 2007;3:21.

[26] Baek SH, Ahn HW, Kwon YH, Choi JY. Surgery-first approach in skeletal Class Ⅲ malocclusion treated with 2-jaw surgery: evaluation of surgical movement and postoperative orthodontic treatment. J Craniofac Surg. 2010;21:332-8.

[27] Leelasinjaroen P, Godfrey K, Manosudprasit M, Wangsrimongkol T, Surakunprapha P, Pisek P. Surgery first orthognathic approach for skeletal Class Ⅲ malocclusion corrections - a literature review. J Med Assoc Thail. 2012;95(Suppl 11):S172-80.

[28] Ko EW, Lin SC, Chen YR, Huang CS. Skeletal and dental variables related to the stability of orthognathic surgery in skeletal Class Ⅲ malocclusion with a surgery-first approach. J Oral Maxillofac Surg. 2013;71:e215-23.

[29] Francioli D, Ruggiero G, Giorgetti R. Mechanical properties evaluation of an orthodontic miniscrew system for skeletal anchorage. Prog Orthod. 2010;11:98-104.

[30] Suzuki EY, Suzuki B. Placement and removal torque values of orthodontic miniscrew implants. Am J Orthod Dentofac Orthop. 2011;139:669-78.

[31] Yanagita T, Kuroda S, Takano-Yamamoto T, Yamashiro T. Class Ⅲ malocclusion with complex problems of lateral open bite and severe crowding successfully treated with miniscrew anchorage and lingual orthodontic brackets. Am J Orthod Dentofac Orthop. 2011;139:679-89.

[32] Yaffe A, Fine N, Binderman I. Regional accelerated phenomenon in the mandible following mucoperiosteal flap surgery. J Periodontol. 1994;65:79-83.

第 16 章　咬合面旋转正颌手术：颌骨旋转正颌外科

Occlusal Plane-Altering Orthognathic Surgery (Jaw Rotational Orthognathic Surgery)

一、咬合面旋转正颌手术的概念

牙颌面畸形不仅会影响咬合，还会影响面部侧貌。面部侧貌可以根据患者的咬合状态进行分类。骨性Ⅱ类牙颌面畸形侧貌常为凸面型，而骨性Ⅲ类牙颌面畸形侧貌常为凹面型（图 16-1）。

治疗骨性Ⅲ类牙颌面畸形的标准方法是同时进行上颌前徙和下颌后退。因为骨性Ⅲ类牙颌面畸形的患者上颌发育不足的同时伴有下颌发育过度，所以这成了标准治疗方案（图 16-2）。

然而，还有另一种矫正牙颌面畸形的方法。这种替代方法就是旋转咬合面的正颌手术，它也是改变面部侧貌轮廓的有力手段。咬合面的改变直接影响面部轮廓。在笔者个人的临床实践中，自2005年以来，一直在积极使用旋转咬合面的正颌手术。笔者现在确信这种方法不仅是改变面部侧貌轮廓的最佳手段之一，而且同时也纠正了错𬌗（图16-3）。

大多数亚洲患者都有不同程度的牙槽突度过突，这使黄种人面型看起来与白种人面型不同。在这些患者中，上颌前徙手术可能会加重牙槽突过突或使鼻翼基部变宽，这两种情况均会影响亚洲人的面部美观。此外，大多数亚洲女性具有较平的咬合面和突出的下颌角，导致呈现较方的亚洲面型。

手术优先模式（SFA）在手术过程中改变咬合面的倾斜角度，在笔者的实践中非常有效。如果采用 SFA，外科医生需要非常积极地在术中调整咬合面。因为正颌手术时牙齿移动的有效范围超过了正畸治疗的有效范围，通过改变咬合面可以实现许多牙齿的重新定位。图 16-4 显示了上颌（图 16-4A）和下颌牙列（图 16-4B）的 Profft 和 White 差异图，其中绿色代表单独使用正畸运动，蓝色代表带有生长改良的正畸运动，黄色代表正畸正颌联合治疗的牙齿移动。正颌手术牙齿运动的有效范围比正畸移动的有效范围要广得多。因此，咬合面改变与 SFA 结合是一种非常强大的治疗工具（图 16-4）。

上下颌骨复合体（MMC）共有三种转动方式：俯仰角、翻滚角和偏航角。翻滚角运动主要用于矫正垂直面部不对称，而偏航角运动用于矫正水平面部不对称。如果我们考虑 MMC 运动时，忽略面部不对称的矫正，俯仰角运动是与我们改变咬合面的正颌手术概念最密切相关的运动（图 16-5 和图 16-6）。

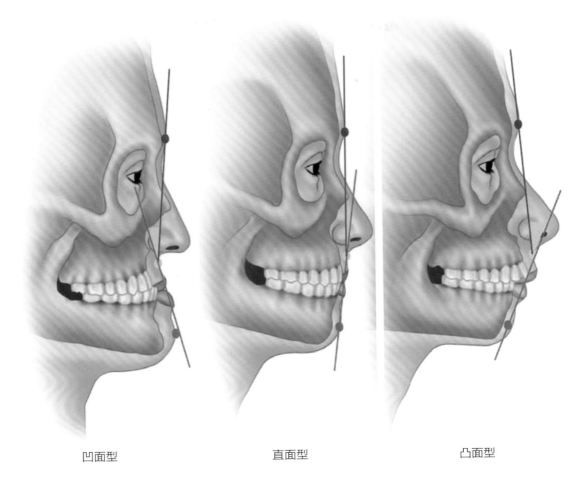

凹面型　　　　　　　　直面型　　　　　　　　凸面型

▲ 图 16-1　侧面分型

根据咬合关系，我们可将侧面按照此图分型

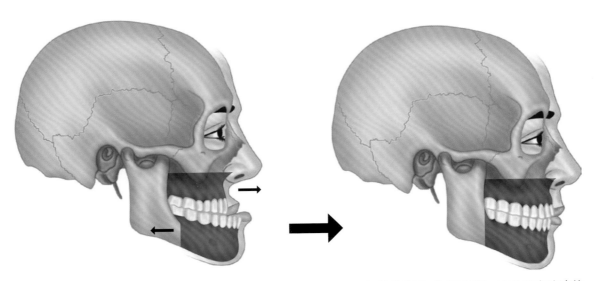

▲ 图 16-2　传统的骨性Ⅲ类错𬌗畸形患者的正颌手术方式是将上颌前徙的同时下颌后退，咬合面在治疗的过程中不发生改变

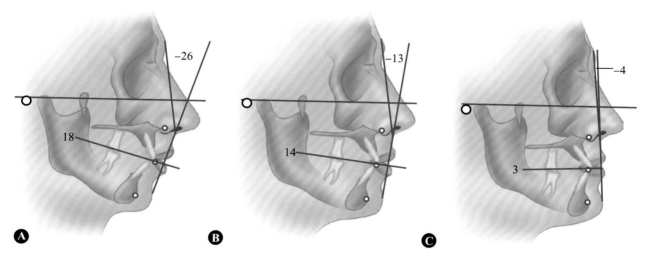

▲ 图 16-3　咬合面的旋转角度对患者面型的影响

在不改变上下牙咬合的情况下，咬合面的旋转可以大幅度地显示患者的侧貌

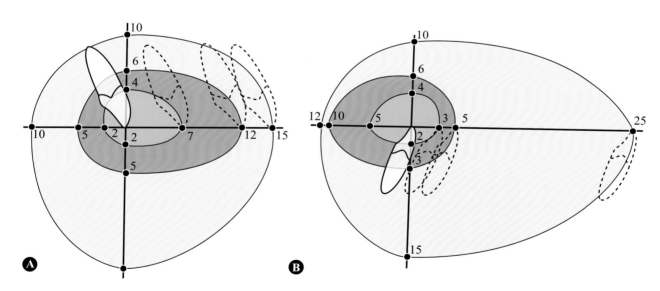

▲ 图 16-4　**Profft** 和 **White** 差异图显示上下颌牙列可以移动的范围

绿色代表单纯正畸时，牙齿能够移动的范围；蓝色代表有生长改良的正畸牙齿移动范围；黄色则代表正畸正颌联合治疗的牙齿移动范围。牙齿的移动在各个方向上并不对称，例如，在正畸过程中下颌后缩患者的牙齿移动效果及移动范围明显高于下颌前突患者

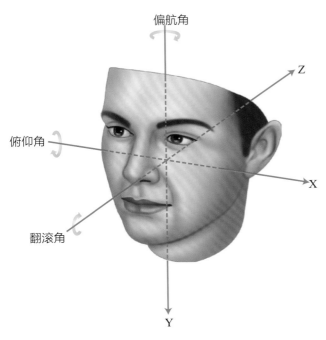

偏航角

Z

俯仰角

X

翻滚角

Y

▲ 图 16-5　咬合面旋转正颌手术主要与上下颌骨复合体的俯仰方向运动相关。有四种方式可以利用俯仰向运动进行咬合面的旋转，可以统称为颌骨旋转的正颌手术治疗

二、矫正咬合面的正颌手术分类

正颌手术中有四种改变咬合面的方法：①顺时针旋转基于上颌后部抬高；②顺时针旋转基于上颌前部降低；③逆时针旋转基于上颌后部降低；④逆时针旋转基于上颌前部抬高。

笔者将阐述并解释通过改变咬合面进行正颌手术的概念 [1-5]。

（一）顺时针旋转基于上颌后部抬高

这是骨性Ⅲ类牙颌面畸形亚洲患者中最常见的改变咬合面的正颌手术类型，因为它避免了对骨性Ⅲ类牙颌面畸形患者过度的上颌前徙。在 LeFort Ⅰ型上颌骨截骨降下折断后，应去除上颌骨后壁和腭降神经血管束周围的骨骼。在笔者的临床实践中，要去除的骨量从 3～8mm。因此，坚固内固定时上颌骨的后部的高度将缩短，而前鼻棘点垂直高度保持

不变。这种改变咬合面的正颌手术方式导致了上切牙的舌倾，这是 SFA 后正畸治疗的理想牙轴方向（图 16-7）。

（二）顺时针旋转基于上颌前部降低

笔者主要将这种方法用于唇腭裂术后的手术。正如笔者发表于 PRS，题为"唇腭裂继发颌骨畸形正颌手术的前面部高度延长"的文章。由于生长缺陷，大多数与唇裂相关的牙颌面畸形患者往往同时出现面中部后缩和面部垂直高度缩短。这就是为什么笔者在唇腭裂正颌手术中应用前面部延长和上颌前徙。到目前为止，笔者认为这种方法是唇腭裂正颌手术最理想的解决方案（图 16-8 和图 16-9）。

（三）逆时针旋转基于上颌后部降低

笔者使用这种方法来纠正中度至重度阻塞性睡眠呼吸暂停。与传统的双颌前徙不同，基于后鼻棘点降低的 MMC 逆时针旋转是一种可以最大限度地减少面容恶化的有效手段。虽然已知后鼻棘降低正颌手术术后上颌骨稳定性较差，但笔者相信上颌骨位置依赖于下颌骨的最终位置，所以使用了下颌骨的坚固稳定固定克服了这个障碍。迄今为止，在大多数临床病例中，笔者采用后鼻棘点降低逆时针旋转上颌以矫正伴有骨性Ⅱ类错𬌗畸形的阻塞型睡眠呼吸暂停综合征患者，取得了不错的治疗效果（图 16-10）。

（四）逆时针旋转基于上颌前部升高

对于伴有露龈笑或上颌垂直高度过高的骨性Ⅱ类错𬌗畸形患者，笔者选择这种方法进行治疗。因为只在上颌骨的前部去骨，所以手术相对容易。由于骨断端接触面积最大化，长期效果非常稳定。如果患者有上颌垂直高度过高的问题，这种治疗方法是一个非常可靠和稳定的选择（图 16-11）。

为了验证上述的理论，笔者将描述本人基于 MMC 顺时针旋转改变咬合面进行正颌手术的长期结果调查（图 16-12）。在本章中，笔者假设对于亚洲骨性Ⅲ类牙颌面畸形患者最佳的手术方案是上颌后部升高的顺时针旋转而非上颌前徙和下颌后退。在先前的研究中，我们使用 2D 头影测量分析

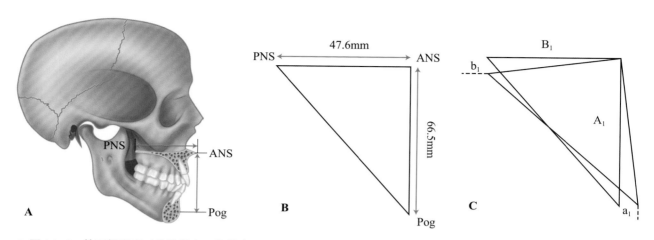

▲ 图 16-6　前面部高度（前鼻棘点至颏前点 66.5mm）较上颌骨前后向长度（前鼻棘点至后鼻棘点 47.6mm）更长。因为水平向长度小于垂直向长度，因此，水平向的轻度旋转会造成垂直向的较大改变，正如 **Dr. Reyneke** 在他的书中所提到的

ANS. 前鼻棘点；PNS. 后鼻棘点；Pog. 颏前点

比较了传统上颌前徙和上颌后部去骨逆时针旋转的结果。头影测量分析是一种用于评估侧貌软组织和硬组织变化非常可靠的手段，但对额部软组织标志点的分析是有限的。因此，为了更精确地估计额部软组织标志点，我们进行了 3D 摄影测量分析。

笔者进行了大量上颌后部去骨（maxillary posterior impaction，MPI），使得上颌后部高度减小而非上颌前徙，治疗了许多骨性Ⅲ类牙颌面畸形患者，评估了咬合面旋转对面部美观和骨骼的影响。在亚洲骨性Ⅲ类牙颌面畸形患者中，我们对面部侧貌、面部尺寸、软硬组织标志点和笑线的变化进行了研究（图 16-13）。

三、外科手术操作

总的来说，改变咬合面的正颌手术操作与其他正颌手术非常相似。正如笔者所提到的，我们有四种改变咬合面的正颌手术选择。典型的亚洲骨性Ⅲ类牙颌面畸形，笔者更推荐上颌顺时针旋转使得上颌后部高度减小。此类手术涉及 LeFort Ⅰ型截骨、上颌后部去骨、上颌骨不前徙，随后使用下颌升支矢状劈开截骨术（SSRO）使下颌骨大幅度后退。

下颌骨近、远心骨段固定时使用小型钛板进行坚固内固定。为了实现所需的大量 MPI，在没有任何上颌前徙的情况下，需要在上颌结节附近进行彻底、精细的去骨操作，这对于上颌后部处于合适的固定位置十分重要（图 16-14）。任何可能影响颌骨旋转的骨干扰都必须加以解决。在大多数情况下，双侧腭降动脉都应得以保留。此外，为了达到所需的下颌后退量，在 SSRO 后，任何骨段之间的骨干扰均需去除，以确保稳定的骨接触。在治疗唇腭裂继发颌骨畸形时，相比传统的上颌前徙和下颌后退，笔者更喜欢改变咬合面的正颌手术方法。尽管笔者尝试尽可能地前徙上颌骨段以纠正唇腭裂患者的面中部发育不全，但是面部垂直高度也是我们需要考虑的问题。鉴于在笔者的调查中，大多数唇腭裂患者上颌骨前后向、垂直向均有发育不足的情况，笔者尝试使用上颌骨顺时针旋转使上颌骨前部下降以延长面中部高度。为了获得长期的骨骼稳定性，我们在上颌骨前壁进行植骨。对于骨性Ⅱ类牙颌面畸形，不同于以下颌前徙为主的传统正颌手术，我们提供了改变咬合面的三种手术选择。第一种是基于上颌前部上升的逆时针旋转；第二种是基于上颌后部下降的逆时针旋转；第三种是根据患者的露齿、前后面部高度等情况来决定。

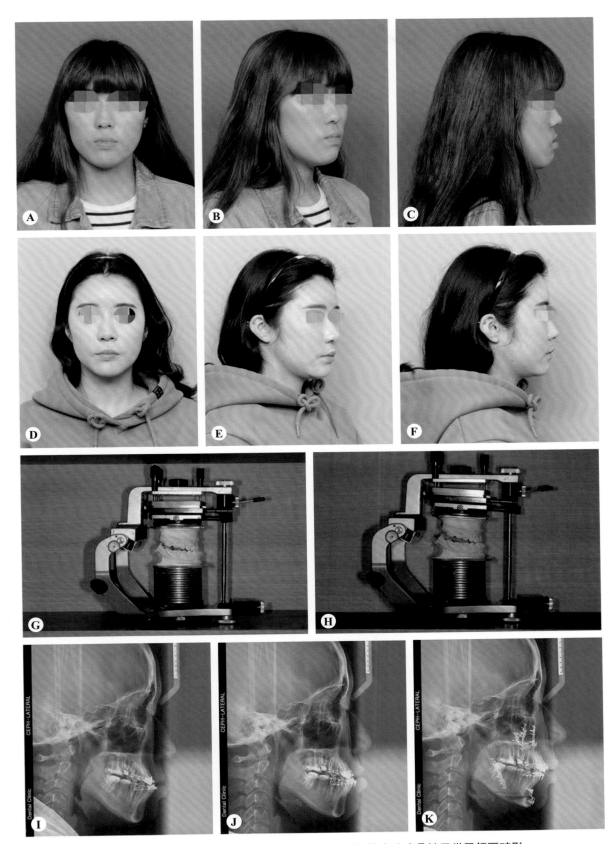

▲ 图 16-7　颌骨复合体顺时针旋转基于上颌后部抬高治疗骨性Ⅲ类牙颌面畸形

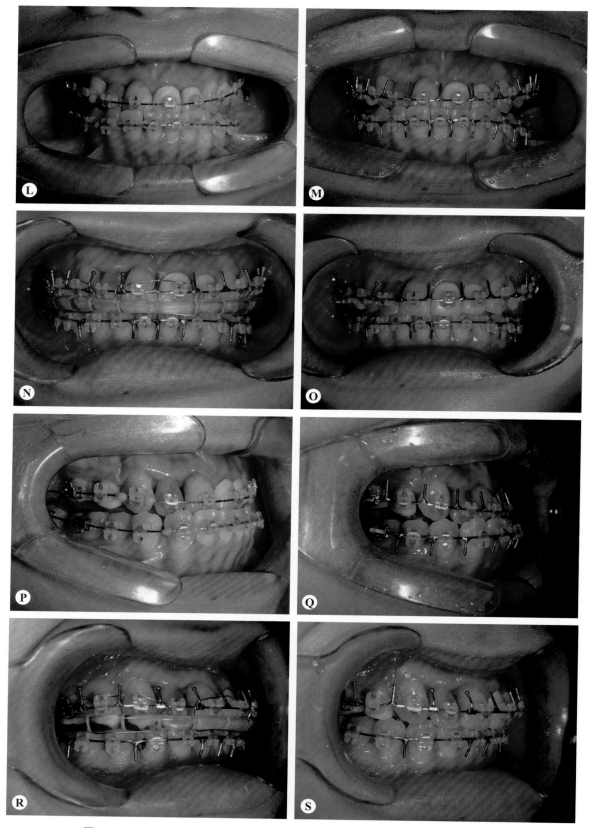

▲ 图 16-7（续） 颌骨复合体顺时针旋转基于上颌后部抬高治疗骨性Ⅲ类牙颌面畸形

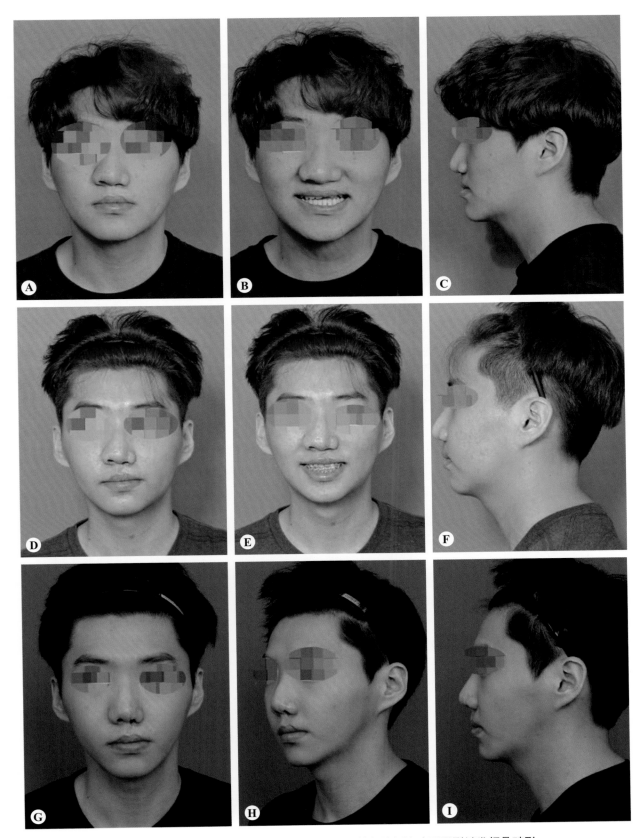

▲ 图 16-8 颌骨复合体顺时针旋转基于上颌前部降低治疗唇腭裂继发颌骨畸形

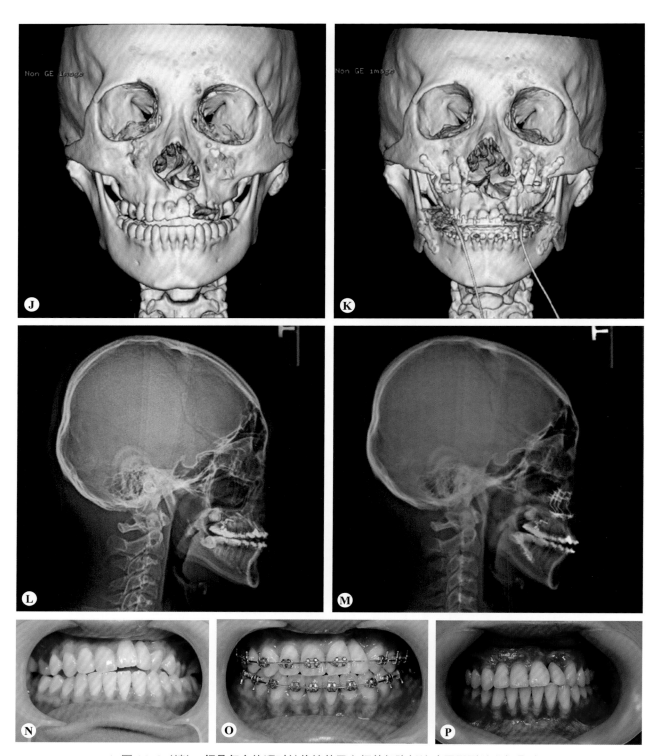

▲ 图 16-8（续） 颌骨复合体顺时针旋转基于上颌前部降低治疗唇腭裂继发颌骨畸形

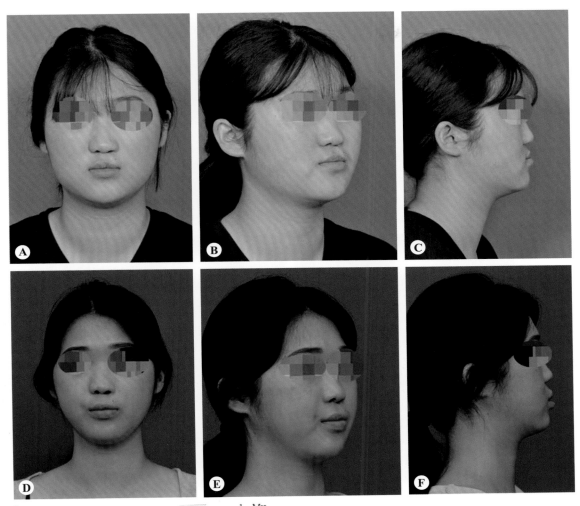

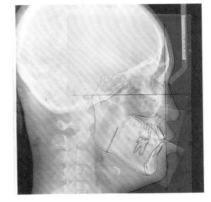

1. Mx

1)vertical change

	16	13	11	21	24	26
차이	+1.8	+3.1	+3.7	+3.7	+2.9	+1.3

우측 중절치 3.7mm down , 좌측 중절치 3.7mm down
제1대구치 기준으로 우측은 1.8mm down , 좌측은 1.3mm down입니다.

ANS : 3.9mm down , 3.9mm 전방이동
PNS : 1.5mm up , 4.2mm 전방이동

상악은 CWR을 하며 아래로 & 앞으로 이동합니다.
2)A-P change : +는 전방이동을 뜻합니다.

	16	13	11	21	24	26
차이	+2.3	+1.6	+0.7	+0.1	-0.7	-0.7

3)좌.우 이동 : +는 환자의 악궁 기준으로 좌측이동을 뜻합니다.

	16	13	11	21	24	26
차이	+0.2	+0.6	+1.2	+1.3	+0.8	+0.4

2. Mn. : 하악의 CWR 양은 적어서 전치관 부근 1.5mm. Me.부근 2mm 정도 set-back 합니다.

▲ 图 16-9 颌骨复合体顺时针旋转基于上颌前部降低治疗唇腭裂继发颌骨畸形

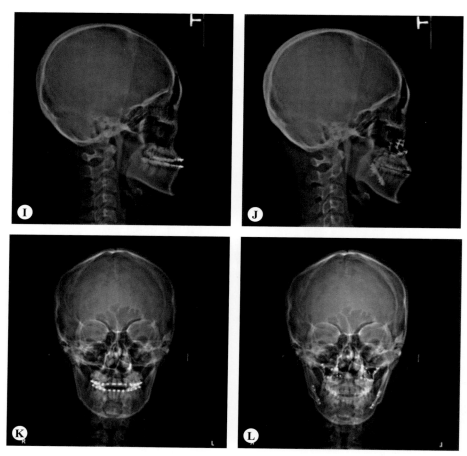

▲ 图 16-9（续） 颌骨复合体顺时针旋转基于上颌前部降低治疗唇腭裂继发颌骨畸形

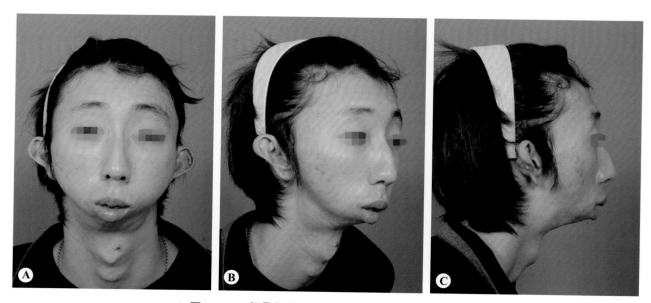

▲ 图 16-10 颌骨复合体逆时针旋转基于上颌后部的降低

严重的骨性Ⅱ类错𬌗畸形伴小下颌。患者在正面观几乎看不到下颌骨，侧面观可以看到严重后缩的下颌骨。患者的主要问题是拥有一个陡峭的咬合面及严重的升支高度发育不足。首先可以通过牵引成骨增加升支及体部的长度，再通过颌骨复合体的逆时针旋转，使上颌后部降低矫正颌骨畸形

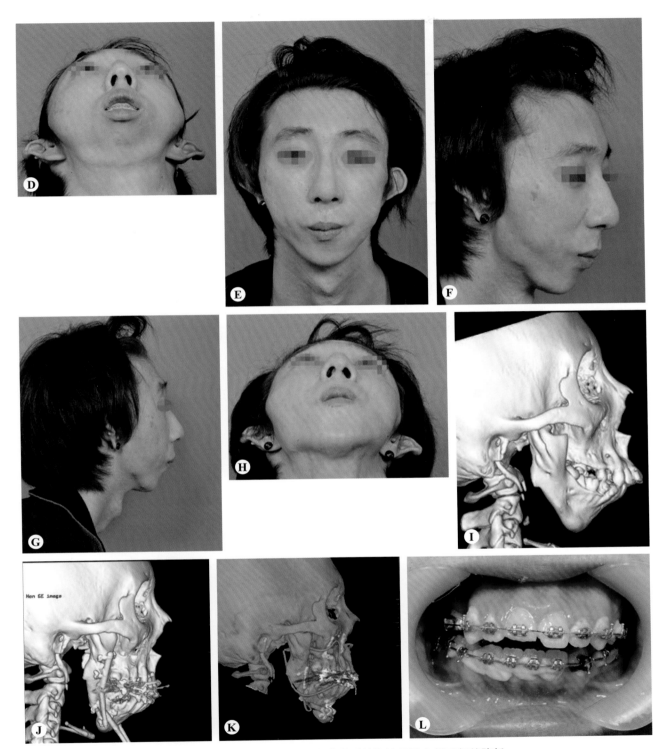

▲ 图 16-10（续）　颌骨复合体逆时针旋转基于上颌后部的降低

严重的骨性Ⅱ类错𬌗畸形伴小下颌。患者在正面观几乎看不到下颌骨，侧面观可以看到严重后缩的下颌骨。患者的主要问题是拥有一个陡峭的咬合面及严重的升支高度发育不足。首先可以通过牵引成骨增加升支及体部的长度，再通过颌骨复合体的逆时针旋转，使上颌后部降低矫正颌骨畸形

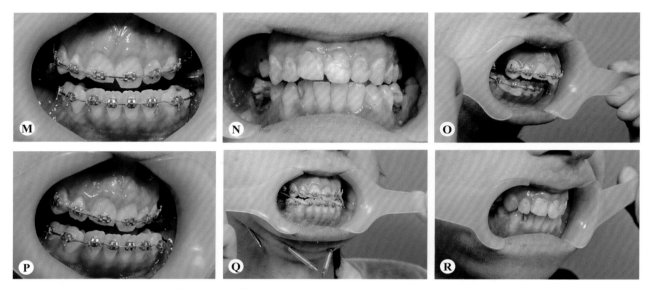

▲ 图 16-10（续）　颌骨复合体逆时针旋转基于上颌后部的降低

严重的骨性Ⅱ类错𬌗畸形伴小下颌。患者在正面观几乎看不到下颌骨，侧面观可以看到严重后缩的下颌骨。患者的主要问题是拥有一个陡峭及严重的升支高度发育不足。首先可以通过牵引成骨增加升支及体部的长度，再通过颌骨复合体的逆时针旋转，使上颌后部降低矫正颌骨畸形

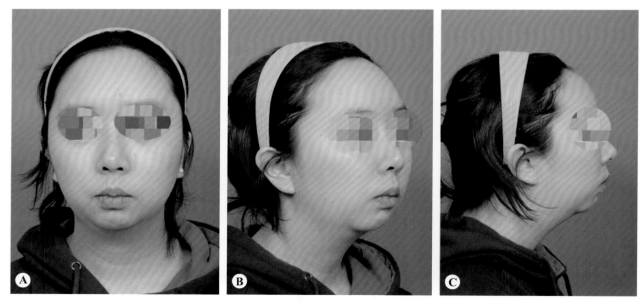

▲ 图 16-11　颌骨复合体逆时针旋转基于上颌前部的升高治疗骨性Ⅱ类错𬌗畸形

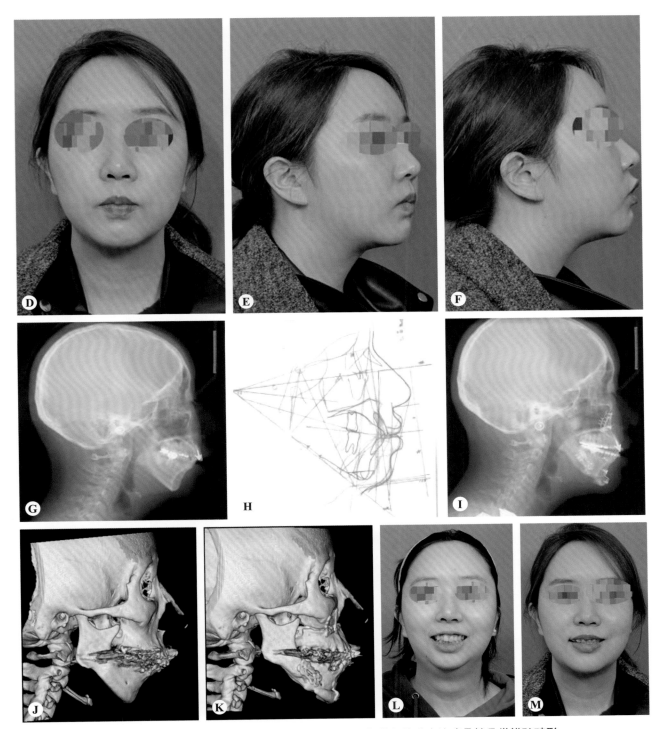

▲ 图 16-11（续） 颌骨复合体逆时针旋转基于上颌前部的升高治疗骨性Ⅱ类错𬌗畸形

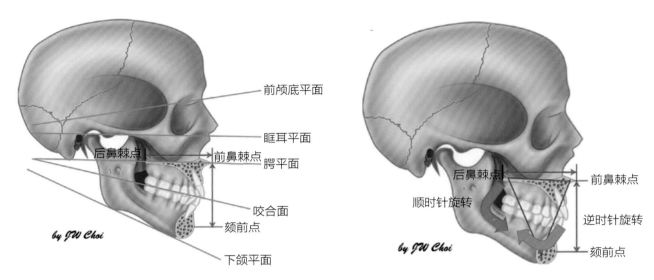

▲ 图 16-12　头颅侧位片中的许多测量平面

咬合面旋转的正颌手术涉及的咬合面的旋转主要依赖于腭平面的旋转，使得上颌后部或者上颌前部抬高或者降低

▲ 图 16-13　上颌后部抬高的咬合面旋转正颌手术

该手术涉及上下颌骨复合体的顺时针旋转。咬合面的旋转是改善患者侧貌的强有力工具

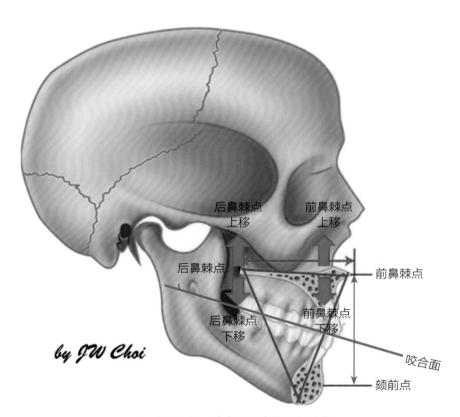

▲ 图 16-14　咬合面改变的正颌手术

上颌骨移动的各个方向，包括上颌骨分块

四、旋转正颌手术的经验总结

传统上，进行正颌手术的目的是矫正牙颌面发育异常。这意味着手术可以同时矫正错𬌗和面部形态。这两种治疗目的都很重要，在手术治疗设计时都需要兼顾。此外，由于这两个治疗目的相互关联，如果一个目的不能达成，另一个就会出现问题。尽管如此，与现代正颌手术中错𬌗矫正相比，这种手术的面部美学效果更受重视。

什么是有吸引力的面容？有吸引力的面容具有均衡的面部比例，良好的对称性，并具有整体的容貌和谐特征。一般来说，亚洲患者的脸颊轮廓凹陷，牙槽突过突，下颌骨或下巴突出。这些特征似乎因种族而异。在白种人中，最常见的正颌手术指征似乎是骨性Ⅱ类牙颌面畸形。然而，在亚洲，大多数需要正颌手术的患者是骨性Ⅲ类牙颌面畸形患者。最近，许多亚洲患者希望拥有白种人面孔，这也是面部轮廓手术在亚洲国家流行的原因。然而，面部轮廓手术在改变整个面部轮廓的能力方面是有限的。手术创造了一个鹅蛋脸，面部轮廓更柔和，但它不能改变整体的面部形貌。在这里，可以应用正颌手术来进一步重塑面部轮廓。

为了实现这些改变，在笔者看来，没有上颌前徙的大幅度MPI是最好的选择之一。大幅度的MPI可使下颌较大幅度的后退，从而创造一个较为小巧的面容，下颌角和下巴不显得突出。上颌前徙常导致鼻翼增宽和牙槽突突度的加重。迄今为止，大幅度MPI被认为有些风险，如减少患者气道容积、上颌后部去骨时增加了血管神经损伤的风险。我们发现PNS降低5~10mm的MPI手术是可行的，并且由此产生的面部形态在骨性Ⅲ类牙颌面畸形的亚洲患者中非常受欢迎。

我们通常将MMC的这种顺时针旋转称为颌骨旋转手术方式。该手术方式可应用于具有接近正常咬合的骨性Ⅲ类牙颌面畸形患者。因此，正颌手术的适应证可能会从传统的骨性Ⅲ类错𬌗畸形患者扩展到与骨性Ⅲ类错𬌗畸形相关的轻度患者。此外，该手术正在应用于有骨性Ⅲ类牙颌面畸形倾向的接近正常咬合的患者。

最近，尽管存在一些争议，但颌骨旋转矫治的概念已应用于美容正颌手术。根据颌骨旋转的理念治疗骨性Ⅲ类牙颌面畸形或者咬合基本正常的亚洲患者，其术后效果优于使用传统上颌前徙获得的效果。此外，随着术前正畸模拟排牙的发展，我们认为有缩短或者省略术前和术后正畸的可能。当然，在尝试这种方法之前，我们担心SFA的稳定性。但是，如果能够克服这些问题，没有术前正畸治疗的正颌手术可能是一种理想的治疗方法。因此，笔者在牙颌面畸形的患者中尝试了这种方法，结果表明，无须上颌前徙的正颌手术是可能的。我们的方法提供了卓越的美学效果，避免了传统方法中上颌前徙后观察到的面部美学恶化，并可以同时调整咬合面角度。然而，严重面部畸形包括严重的反覆盖或非常不稳定的咬合并不适合这种方法。SFA能够避免术前正畸治疗期间出现的面部美学恶化，对于较为繁忙、时间紧迫的患者很有用。当然，大多数正畸医生和正颌外科医生担心大幅度MPI没有上颌前徙而导致气道缩窄。不过我们的结果显示，即使在大幅度的MPI之后也可以有良好的气道容积的维持。正颌手术的首要考虑应该是实现正常的面部美观和咬合。目前的研究结果表明，本报告中描述的无上颌前徙的大幅度MPI适用于亚洲骨性Ⅲ类牙颌面畸形患者，但严重面中部发育不全的患者除外。我们将在接下来的研究中报道更多的长期随访。根据我们目前的观察，正颌手术的适应证可以从传统的骨性Ⅲ类错𬌗畸形患者扩展到轻度骨性Ⅲ类错𬌗畸形的患者。此外，该技术正在广泛应用于具有接近正常咬合和骨性Ⅲ类牙颌面畸形倾向的患者。

与典型的骨性Ⅲ类牙颌面畸形不同，笔者对于唇腭裂继发颌骨畸形的治疗策略有不同的看法。大多数唇腭裂继发颌骨畸形的特征在于面中部后缩的骨性Ⅲ类错𬌗畸形。笔者想强调的是，大多数唇腭裂继发颌骨畸形患者不仅在前后维度上都有缺陷，在垂直维度上也有缺陷。笔者的研究显示，与非唇腭裂相关的牙颌面畸形相比，唇腭裂继发颌骨畸形的前面部高度减小。因此，在治疗唇腭裂继发颌骨畸形时，笔者更喜欢上颌骨顺时针旋转，在PNS高度不变的同时，使ANS下降，使前面部的高度增加。我们将下颌后退时垂直骨切口多余的自体骨，填充于上颌前壁的骨间隙内进行植骨。骨性Ⅱ类牙颌面畸形的传统治疗方法多靠下颌前徙，可能伴有上颌骨上移。然而，利用改变咬合面的正颌手术，笔者还有其他的手术方式选择。一种是ANS升高的逆时针旋转，另一种是PNS降低的逆时针旋转。众所周知，从长期效果来看，第一种手术操作具有较好的术后稳定性。然而，许多外科医生会担心后鼻棘点下降手术的骨骼稳定性。为了克服这个问题，笔者总是将下颌固定非常牢固。笔者对正颌手术骨骼稳定性的看法是：下颌骨稳定性是主要的决定因素。如果我们牢固地固定下颌骨，就可以保持上颌骨的位置。在骨性Ⅱ类牙颌面畸形中进行PNS降低的上颌骨逆时针旋转时，笔者推荐先行下颌手术，行下颌骨固定后，会为PNS的下降提供间隙。根据笔者的经验，笔者大多数接受PNS降低的上颌骨逆时针旋转的患者，术后显示出稳定的结果。但是，尽管如此，由于上颌骨断端接触面较小，因此，骨骼稳定性不如基于ANS抬高的上颌骨逆时针旋转。笔者认为基于咬合面旋转的正颌手术将是现代正颌手术的新模式。

（邱天成　译）

参考文献

[1] Choi JW, Lee JY, Yang SJ, et al. The reliability of a surgery-first orthognathic approach without presurgical orthodontic treatment for skeletal Class Ⅲ dentofacial deformity. Ann Plast Surg. 2015;94:333-41.

[2] Choi JW, Park YJ, Lee CY. Posterior pharyngeal airway in clockwise rotation of maxillomandibular complex using surgery-first orthognathic approach. Plast Reconstr Surg Glob Open. 2015;3:e485.

[3] Jeong WS, Choi JW, Kim DY, et al. Can a surgery-first orthognathic approach reduce the total treatment time? Int J Oral Maxillofac Surg. [Epub ahead of print].

[4] Choi SH, Yoo HJ, Lee JY, et al. Stability of pre-orthodontic orthognathic surgery depending on mandibular surgical techniques: SSRO vs IVRO. J Craniomaxillofac Surg. 2016;44:1209-15.

[5] Choi JW, Lee JY, Oh TS, et al. Frontal soft tissue analysis using a 3-dimensional camera following two-jaw rotational orthognathic surgery in skeletal Class Ⅲ patients. J Craniomaxillofac Surg. 2014;42:220-6.